Der Februarmann

Milton H. Erickson & Ernest L. Rossi

Der Februarmann

Persönlichkeits- und Identitätsentwicklung in der Hypnotherapie

Vollständig überarbeitete deutschsprachige Ausgabe

Übersetzung aus dem amerikanischen Englisch
von Theo Kierdorf und Hildegard Höhr

G. P. PROBST VERLAG
Lichtenau/Westfalen

VERLAGSKONTAKT:
G. P. Probst Verlag GmbH
In den Rauten 3
D-33165 Lichtenau
Tel.: +49(0)5295 99 57 81
eMail: verlag@gp-probst.de

Hinweis: Standards der klinischen Praxis und Behandlungsverfahren ändern sich im Laufe der Zeit, und keine Technik oder Empfehlung kann in jedem Fall und unter allen denkbaren Umständen als garantiert ungefährlich und wirksam bezeichnet werden. Das vorliegende Buch ist als Informationsquelle gedacht und kann keine adäquate Ausbildung und/oder klinische Supervision ersetzen. Weder der Verlag noch die Lizenzgeber können die absolute Richtigkeit, Wirksamkeit oder Angemessenheit irgendeiner konkreten Empfehlung in jeder Hinsicht garantieren. Verlag und Lizenzgeber übernehmen keine Verantwortung für Verluste oder Schädigungen, die angeblich durch Informationen oder Empfehlungen aus diesem Buch entstanden sind.

Für die Inhalte der im Buch angegebenen externen Webseiten übernehmen wir trotz sorgfältiger inhaltlicher Prüfung keinerlei Haftung. Für die Inhalte dieser Seiten sind ausschließlich deren Betreiber verantwortlich.

First Published 1989 by Brunner/Mazel, Inc.
Published 2022 by Routledge
Originaltitel: »THE FEBRUARY MAN – Evolving Consciousness and Identity in Hypnotherapy«

Authorised translation from the English language edition published by Routledge, a member of the Taylor & Francis Group LLC

Übersetzung aus dem amerikanischen Englisch: Theo Kierdorf & Hildegard Höhr, Köln
Umschlaggestaltung: Mareile Gropengießer, Paderborn
Coverfoto: © Piotr Krzeslak – stock.adobe.com
Satz: SpaceType, Köln

ISBN 978-3-944476-52-0

Bibliographische Information der Deutschen Nationalbibliothek
Die Deutsche Nationalbibliothek verzeichnet diese Publikation in der Deutschen Nationalbibliografie; detaillierte bibliografische Daten sind im Internet über *http://dnb.d-nb.de* abrufbar.

Inhalt

Inhaltsverzeichnis der Sitzungen

SITZUNG I – TEIL 1

Herantasten an die therapeutische Hypnose

SITZUNG I – TEIL 2
Die Identität des Februarmannes entsteht

SITZUNG II
Die vielfältigen Ebenen der Kommunikation und des Seins

SITZUNG III
Aktivieren und Nutzen psychodynamischer Prozesse

Übersicht über die Teilnehmer der einzelnen Therapiesitzungen und der Kommentierungsgespräche

Sitzung I – Teil 1
Anwesend 1945: Dr. Milton H. Erickson, Dr. Jerome Fink, Frau Fink, die Klientin (»Miss S« oder »Jane«) und ihre Freundin (»Ann Dey«).
Anwesend 1979 bei der Kommentierung: Dr. Milton H. Erickson, Dr. Ernest L. Rossi und Dr. Marion Moore.

Sitzung I – Teil 2
Anwesend 1945: Dr. Milton H. Erickson, Dr. Jerome Fink, die Klientin (»Miss S« oder »Jane«) und ihre Freundin (»Ann Dey«).
Anwesend 1979 bei der Kommentierung: Dr. Milton H. Erickson, Dr. Ernest L. Rossi, Dr. Marion Moore, Dr. Robert Pearson und ein weiterer, unbekannter Besucher.

Sitzung II
Anwesend 1945: Dr. Milton H. Erickson, Dr. Jerome Fink, die Klientin (»Miss S« oder »Jane«) und Mr. Beatty.
Anwesend 1979 bei der Kommentierung: Dr. Milton H. Erickson, Dr. Ernest L. Rossi und Dr. Marion Moore.

Sitzung III
Anwesend 1945: Dr. Milton H. Erickson, Dr. Jerome Fink, die Klientin (»Miss S« oder »Jane«) und ihre Freundin (»Ann Dey«).
Anwesend 1979 bei der Kommentierung: Dr. Milton H. Erickson und Dr. Ernest L. Rossi.

Sitzung IV
Anwesend 1945: Dr. Milton H. Erickson, Dr. Jerome Fink, die Klientin (»Miss S« oder »Jane«) und ihre Freundin (»Ann Dey«).
Anwesend 1979 bei der Kommentierung: Dr. Milton H. Erickson, Dr. Ernest L. Rossi, Dr. Sandra Sylvester.

Vorwort
von Sidney Rosen, M. D.

Wie gut es tut, Ericksons Stimme wieder zu hören! Und Ernest Rossi, unser zuverlässiger und beharrlicher Coach, schenkt uns, nachdem er mehr als 15 Jahre lang Ericksons Methoden studiert und praktiziert hat, sein reifes Verständnis und macht uns zu Zeugen des Prozesses, durch den er selbst zu seinem Verständnis gelangt ist. Wie in früheren von ihm gemeinsam mit Erickson verfaßten Büchern drängt Rossi sich auch hier nicht zwischen Erickson und den Leser, sondern präsentiert ein Transkript, das uns zu Zeugen der Arbeit Ericksons im Jahre 1945 werden läßt. Auf die für ihn so charakteristische bescheidene Art fungiert er als wißbegieriger Schüler, der Erickson dazu bringt, die Gedankengänge hinter seinen therapeutischen Methoden zu erläutern. Darüber hinaus diskutiert er mit Erickson über viele andere interessante Themen, unter anderem über das Wesen der Therapie, die menschliche Natur, die Entwicklung des Bewußtseins und sogar über die Entwicklung und Funktion von Slang und Obszönität.

Vielleicht war Erickson ein Jahr vor seinem Tode bereit, sich eingehender zu erklären als vorher, so daß es Rossi gelang, sehr direkte Antworten auf einige Fragen zu erhalten, also nicht nur die bunt schillernden, metaphorischen Äußerungen, die Erickson sonst bevorzugte. Diese metaphorischen, »guruhaften« Antworten haben zwar das Denken und die persönliche Entwicklung Hunderter von Studenten zweifellos gefördert, aber wir freuen uns, nun auch einfachere, leichter zu verstehende Erläuterungen zur Verfügung zu haben. Sogar Margaret Mead (1977) schrieb, sie selbst und andere hätten Erickson aufgefordert, ihnen »einfachere, redundantere und langweiligere Darlegungen« an die Hand zu geben. Rossi ist es mit seiner Geduld und Beharrlichkeit schließlich gelungen, Erickson solche einfacheren und klareren Erläuterungen zu entlocken, die uns helfen, das Wesen seiner Arbeit zu begreifen.

Im vorliegenden Buch erleben wir, wie viel Mühe Erickson darauf verwendete, seine Patientin auf Veränderungen vorzubereiten. Und obgleich er dies spielerisch und manchmal auch sehr spontan tat – durch Wortspiele, indem er die Patientin auf dem Kopf stehende Buchstaben und mit beiden Händen gleichzeitig schreiben ließ und indem er sie dazu brachte, im voraus »absolut« darin einzuwilligen, daß sie geheilt werden würde –, hielt er diese Vorbereitungen offensichtlich für unverzichtbar. Gleichzeitig arbeitete er an der »Feinstimmung« der therapeutischen Beziehung, wobei er einerseits fordernd auftrat, aber andererseits auch darauf bedacht war, eine Vertrauensbasis zu schaffen. Wie Rossi bemerkt, ging es Erickson hauptsächlich darum, die *Prozesse* zu initiieren und zu stimulieren, die es Patienten ermöglichen, sich zu verändern. Die Suche nach Einsicht war nur einer dieser Prozesse und vielleicht sogar einer der unwichtigsten. Wenn wir beobachten, wie Erickson seine Patientin zu Einsichten geleitet und ihr hilft, die Verbindung zu ihrer Vergangenheit wiederherzustellen, könnten wir sogar auf den Gedanken kommen, er habe dies hauptsächlich in Reaktion auf *ihre* Überzeugung getan, sie müsse die Vergangenheit verstehen, um geheilt werden zu können.

Erickson hat immer wieder zu uns gesagt: »Der Patient tut die Arbeit. Der Therapeut schafft nur die Voraussetzungen, unter denen der Patient die Arbeit tun kann.« Er arbeitete umsichtig und sorgfältig daran, die notwendigen Voraussetzungen zu schaffen. Deshalb erforschte und nutzte er alle möglichen Elemente der Kommunikations- und Erziehungskunst. Beispielsweise wies er darauf hin, daß es wichtig sei, die evokativen Kräfte und die vielfältigen Bedeutungen von Wörtern – denjenigen des Patienten und der eigenen – zu nutzen. Ein wunderschönes Beispiel für seinen Respekt vor Wörtern ist die Situation, in der er merkt, daß die Patientin beim automatischen Schreiben etwas zu Papier gebracht hat, das man als »leben« (*living*), »geben« (*giving*) und »tauchen« (*diving*) lesen kann. Von dieser Beobachtung ausgehend, plant er sein Vorgehen bei der therapeutischen Arbeit an der Schwimmphobie (»tauchen«) der Patientin. Seinem Vorgehen liegt die Überzeugung zugrunde, nach der Überwindung dieser Phobie werde die junge Frau auch im »Leben« und »Geben« freier und von ihrer Depression befreit sein. Einige Leser mögen das Gefühl haben, Erickson sei bei der Deutung dieses Wortes oder anderer Wörter recht willkürlich vorgegangen. Sogar Rossi wirft ihm an einer Stelle vor, er messe seinen eigenen Schlußfolgerungen zu große Bedeutung bei. Allerdings müssen wir gestehen, daß wir von der Gewissenhaftigkeit, mit der Erickson jedem Ausdruck der Patientin und jeder seiner eigenen Kommunikationen Aufmerksamkeit schenkt, zutiefst beeindruckt sind.

Wir können Erickson hier nicht nur beim gewandten und sorgsamen Umgang mit Wörtern, sondern auch bei der Nutzung vieler Formen indirekter Suggestion beobachten – die er unter anderem als Fragen formuliert. Während dieses »Manipulierens« bittet er die Patientin immer wieder um *Erlaubnis* für seine Interventionen, und er ist stets bereit, auf ihre Reaktion einzugehen und seine Vorgehensweise zu ändern. So erweist er den Respekt, der ein Wahrzeichen seines Umgangs mit Patienten war. Ungeachtet der vielen Schriften über »Ericksons Techniken«, in denen die Brillanz und Genialität des Therapeuten Erickson gefeiert wird, müssen wir, wenn wir Erickson bei seiner Arbeit beobachten, eingestehen, daß uns die Präsenz und die einzigartige Kreativität seiner Patienten noch stärker beeindruckt.

Welchen Wert hat es, in dieser Therapie die Regression als dominierendes Element zu nutzen? Beim Lesen des Buches wurde mir klar, warum Erickson fast jeden Patienten wie ein Kind behandelte! Plötzlich verstand ich, warum er, zumindest in späteren Jahren, von abgedroschenen Witzen, kindischen Rätseln und Spielen so fasziniert schien. Ich nehme heute an, daß er – wahrscheinlich durch seine Arbeit mit erwachsenen Patienten im hypnotischen Zustand der Regression – erkannt hatte, daß wir in eben diesem »kindhaften Zustand« am besten Neues lernen können, am neugierigsten und am besten in der Lage sind, uns zu verändern. Um das Regressionserlebnis des Patienten zu intensivieren, arbeitete Erickson ständig daran, die erstaunlich überzeugende Illusion zu kreieren, er sei ein älterer Mensch, der mit einem kleinen Kind spreche. Er ließ das »Kind« traumatische Erlebnisse reinszenieren und auf sie reagieren, und geleitete es in Gesprächen durch einen Prozeß des Umlernens. Aufgrund dessen mußte das »Kind« seinen Erinnerungen neue, positive Erlebnisse mit einem liebevollen und verständnisvollen Erwachsenen hinzufügen. Diese »korrigierenden Regressionserlebnisse«, so habe ich sie genannt, hatten eine anhaltende Wirkung auf die Patientin, deren Behandlung in diesem Buch beschrieben wird, auch noch nach ihrer Rückkehr in ihr »Erwachsenen-Ich«.

Unter den Reedukationserfahrungen, die das »Kind« in seinen Gesprächen mit dem »Februarmann« durchlebt (Erickson »besuchte« die Patientin im Zustand hypnotischer Altersregression »mehrere Jahre lang« jeweils im Februar), sind einige unter dem Namen »Reframing« oder auch »Umdeutung« bekannt geworden. Das Buch enthält sehr gute Beispiele für diese Methode. So wurde die Patientin von Schuldgefühlen geplagt, weil sie ihrer jüngeren Schwester den Tod gewünscht hatte und sich dafür verantwortlich fühlte, daß sie einmal fast ertrunken wäre. Erickson deutete diese Situation wie folgt um: »Sie haben sich all die Jahre verurteilt, nicht wahr? … Warum? Vielleicht damit Sie einmal zu einem noch besseren und umfassenderen Selbstverständnis gelangen könnten.« (Die Selbstverurteilung wird zu einem Schritt in Richtung Selbstverständnis umgedeutet.) Geschwisterrivalität deutet er wie folgt um: »Auf Helen eifersüchtig zu sein, als sie noch ein kleines Kind war, hatte eine bestimmte Bedeutung. Für Sie als Erwachsene bedeutet Eifersucht etwas völlig anderes. Finden Sie es nicht wichtig, daß ein Baby seinen eigenen

Wert, seine Persönlichkeit und seine Bedürfnisse so wichtig nimmt, daß es sie auf jede ihm mögliche Art verteidigt?«

An einer Stelle im Text legt Rossi Erickson das Verständnis nahe, die Grundlage seiner Hypnosetherapie seien »Abreaktion [emotionale Katharsis] und Umstrukturierung« der mentalen Prozesse des Patienten. Erickson korrigiert ihn: »Keine Umstrukturierung. Man erschließt ihnen [den Patienten] eine umfassendere Sichtweise.« Rossi faßt sein Verständnis in dem Satz zusammen: »Sie (die Hypnose-Therapie) fördert nur eine umfassendere Sicht, die die Patienten von den Einschränkungen und der Enge der kindlichen Sicht befreit.« Dies ist meilenweit von der Überzeugung vieler Therapeuten entfernt, bei der Hypnose handle es sich um eine Art Umprogrammierung.

In der Beschreibung dieser Behandlung können wir die Anfänge einer Methode erkennen, die Jay Haley »Symptomverschreibung« genannt hat. Als die Patientin allem Anschein nach bereit ist, es mit dem Schwimmen doch einmal zu versuchen, verbietet Erickson es ihr. Im Kommentar erklärt er: »Durch das Verschreiben des Symptoms belege ich ihr Schwimmen mit *meinem* Verbot.« Anschließend betont er: »Ja, *mein* Verbot kann ich ändern!« Natürlich hebt er *sein* Verbot [seine Hemmung] in der nächsten Sitzung mit der Patientin wieder auf.

Erickson nennt auch einen interessanten Grund dafür, daß außer dem Therapeuten und der Patientin in der Therapiesitzung noch weitere Personen anwesend sind. »Die Angst vor dem Schwimmen tritt bei Ihnen offenbar in Beziehung zu anderen Menschen auf. ... Sie müssen einige der Ängste, die in Ihren Beziehungen zu anderen Menschen zutage treten und die Sie vor anderen Menschen verbergen, überwinden, indem Sie sie offenlegen, damit klar wird, daß man durchaus leben kann, wenn andere über unsere Ängste Bescheid wissen. ... Wir mögen Menschen dann besonders, wenn wir wissen, daß sie in vielen kleinen Dingen echt sind.« Gruppentherapeuten wissen dies schon lange, aber wir müssen bedenken, daß Gruppentherapie im Jahre 1945 noch sehr ungebräuchlich war.

Ich muß gestehen, daß ich, als ich zum ersten Mal etwas über den Fall des »Februarmannes« las, so wie er in den Büchern *Hypnotherapy*[1] und *Uncommon Therapy*[2] geschildert wird, wie viele andere begeistert war, daß es in dieser Behandlung offenbar zum ersten Mal einem Therapeuten gelungen war, die Erzählung einer Patientin zu verändern. Heute ist mir klar, daß diese Veränderung wie so viele andere, die in einer Therapie erreicht werden, tatsächlich in einer »Erweiterung des

---

1 Erickson & Rossi 1981, *Hypnotherapie*, Pfeiffer, München.

2 Haley 1978, *Die Psychotherapie Milton H. Ericksons*, Pfeiffer, München.

Rahmens« oder einer Ausweitung des Gewahrseins in der Gegenwart, nicht in der Vergangenheit, bestand. Erickson hat immer wieder gesagt: »Die Vergangenheit zu verstehen verändert die Vergangenheit nicht.« Die »Realität« der Altersregression wurde berechtigterweise angezweifelt. Nach meiner Auffassung ist dabei abgesehen vom »Sich-Öffnen« gegenüber echten Erinnerungen oft auch ein starkes Phantasieelement im Spiel. Aber Regression braucht nicht »echt« zu sein, um nützlich sein zu können. Das subjektive Gefühl, jung zu sein, kann es Patienten ermöglichen, Dinge aus einer anderen Perspektive zu sehen. Außerdem kann es den Kontakt zwischen Therapeut und Patient intensivieren und zu therapeutischen Abreaktionen führen.

Vor Abschluß der Therapie pflegte Erickson seinen Patienten zu helfen, feindselige Empfindungen, die sie ihm gegenüber hegten, zum Ausdruck zu bringen. Er hielt das für wichtig, weil Patienten auf ihre Therapeuten oft wütend sind, wenn diese ihnen ihre Symptome weggenommen haben, und weil sie ihre Wut darüber manchmal ausdrücken, indem sie ihre in der Therapie geleistete Arbeit zunichte machen. Auch auf diese Weise zeigt Erickson, wie wichtig es ihm ist, alle therapeutischen Errungenschaften zu erhalten.

Wahrscheinlich werden in den kommenden Jahren mehr kritische Auseinandersetzungen mit Erickson und seiner Arbeit publiziert werden. Selbst diejenigen unter uns, die von ihm »hypnotisiert« waren, werden das Erlebte mit der Zeit in einem anderen Licht sehen. Im Augenblick jedoch erinnere ich mich an ihn mit einem Gefühl der Liebe – obwohl er kein besonders »liebevoller« Mensch im üblichen Sinne war. Mir und vielen anderen hat er seine Liebe und Wertschätzung übermittelt, indem er »es so sagte, wie es ist.« Als ich ihm beispielsweise einmal erklärte, ich wollte lernen, die Dinge zu erleben, statt sie nur mit dem Verstand zu erfassen, antwortete er: »Ihr Verhalten deutet in eine andere Richtung. Sie ziehen es eindeutig vor zu verstehen, statt zu erleben.« Typisch für ihn war, daß er diesem beißenden Kommentar die Suggestion »Aber man kann den Verstand auf verschiedene Arten einsetzen« folgen ließ. Schließlich führte er mich in Trance in ein Erlebnis, in dem Denken *und* Fühlen miteinander verbunden waren. Dabei begann er mit einer hypnotischen Induktion, die anfing: »Ich steige für mein Leben gern auf Berge – und ich frage mich immer, was ich auf der anderen Seite vorfinden werde.« Damit schuf er ein Modell für eine andere Art des »Intellektualisierens« – durch *Staunen*. Erst jetzt, acht Jahre später, ist mir klar geworden, daß er dies damals getan hat!

Für diejenigen unter uns, die bei Erickson studiert haben, gibt es immer wieder Neues zu lernen, während wir uns weiter mit seiner Arbeit auseinandersetzen – insbesondere gilt das für die Auseinandersetzung mit wörtlichen Protokollen seiner Arbeit und seines Denkens, so wie sie in diesem Buch veröffentlicht werden. Der großen Mehrheit der Leser, für die dies vermutlich das erste oder zweite Buch über Erickson, das sie lesen, ist, empfehle ich, es entweder sehr schnell oder sehr langsam zu lesen. Durch schnelles Lesen wird Lesern wahrscheinlich klar werden, warum Erickson in den letzten Jahren so großes Interesse geweckt hat. Es langsam zu studieren hingegen regt zu Gedanken an, die die Arbeit jedes Therapeuten bereichern. Danke, Ernest Rossi, dafür, daß Sie uns dieses Geschenk erschlossen haben.

Sidney Rosen, M.D.,
Präsident der Milton H. Erickson-Gesellschaft
für Psychotherapie und Hypnose, New York.
Autor von *Die Lehrgeschichten von Milton H. Erickson*

Einführung

von Ernest Lawrence Rossi, Ph. D.

Dieses Buch über den »Februarmann« sprengt den Rahmen der typischen Fallgeschichte, wie man sie in der psychotherapeutischen Literatur findet. Sein Inhalt geht über die herkömmlichen Formen von Analyse und Psychotherapie hinaus und konzentriert sich auf Möglichkeiten, Bewußtsein und Identität weiterzuentwickeln. Dr. Milton H. Erickson, den viele für den kreativsten Hypnotherapeuten seiner Generation halten, hat die im vorliegenden Buch dokumentierten einzigartigen Methoden entwickelt. Besonders bemerkenswert und wertvoll an diesem Material ist, daß es sich um die einzige wortgetreue Aufzeichnung einer vollständigen psychotherapeutischen Behandlung aus der mittleren Periode von Ericksons Tätigkeit handelt, also aus einer Zeit, in der sein innovativer Genius in voller Blüte stand.

Darüber hinaus können wir uns glücklich schätzen, daß wir auch über detaillierte Kommentare Ericksons zu diesem Fall verfügen. Sie basieren auf fünfzehnstündigen Gesprächen über die Behandlung und ermöglichen ein tieferes Verständnis der Denkweise und der Methoden Ericksons, so wie es in keiner anderen seiner Publikationen der Fall ist.

Der Februarmann ist eine faszinierende Fallstudie, die Beschreibung einer tiefreichenden Altersregression im Rahmen der Behandlung einer depressiven jungen Frau. Außer unter einer chronischen Depression litt die Patientin auch unter einer starken Wasserphobie, entstanden durch eine tief verdrängte Erinnerung an ein Trauma. Sie glaubte, es sei ihr anzulasten, daß ihre jüngere Schwester als kleines Kind fast ertrunken wäre. Erickson versetzt sich in der Behandlung in die Rolle des unterstützenden »Februarmannes«, der die Patientin in vier langen psychotherapeutischen Sitzungen viele Male »besucht«. In diesen Sitzungen nutzt er klassische hypnotische Phänomene wie Altersregression, Zeitverzerrung, automatisches Schreiben und Amnesie, um Kindheit und Jugend der Frau zu erforschen. Als »Februarmann« schafft er bei ihr Voraussetzungen für die Weiterentwicklung ihrer Erwachsenenpersönlichkeit.

Sehr wahrscheinlich werden keine weiteren derart umfassenden wörtlichen Aufzeichnungen der Arbeit Ericksons aus dieser Zeit auftauchen. Aber selbst wenn das geschehen sollte, würden uns Ericksons eigene ausführliche Kommentare über sein Vorgehen fehlen. Und ohne diese ist es fast unmöglich, seine Arbeit zu verstehen. Deshalb ist dieses Buch sozusagen der letzte Jahrgang Erickson: Weitere erhellende Äußerungen von ihm über die menschliche Natur, die Entwicklung des Bewußtseins, das Wesen psychotherapeutischer Arbeit und die Essenz seiner innovativen hypnotherapeutischen Methoden kann es nicht mehr geben.

Zur Geschichte dieses Buches

Das vorliegende Buch ist im Laufe von über vierzig Jahren entstanden. Seine Anfänge liegen im Jahr 1945, als Erickson eine Krankenschwester bat, sich für eine informelle Demonstration seiner einzigartigen hypnotherapeutischen Methode vor einer kleinen Gruppe von Kollegen und Studenten zur Verfügung zu stellen.[1] Mit dieser Krankenschwester, die wir »Miss S.« und »Jane« nennen werden, fanden insgesamt vier hypnotherapeutische Sitzungen statt. Diese schrieb Miss Cameron [Ericksons damalige Sekretärin] Wort für Wort in Kurzschrift mit und tippte die Stenogramme später mit wenigen Auslassungen unwichtiger Art auf einer Schreibmaschine ab. Im Jahre 1986 konnte ich zu Miss Cameron in Kontakt treten und sie über ihre Erinnerungen an Erickson in jener Zeit befragen. Sie antwortete mit folgendem Brief.

Miss Cameron: Erinnerungen einer Sekretärin

> Wenn man bei einem solchen Anlaß stenographiert, muß man sich sehr stark konzentrieren. Doch ich erinnere mich an die fast unerträgliche Spannung in Dr. Ericksons Büro in Eloise, als sich die Patientin ihre extrem feindseligen Gefühle gegenüber ihrer Familie eingestehen mußte. Mir kam Ericksons Arbeit mit ihr damals wie eine Art emotionaler Chirurgie vor. In der letzten der vier Sitzungen war die Atmosphäre gelöst. Die Patientin lachte häufig und wirkte entspannt und glücklich.

---

1 Die Teilnehmer waren Dr. Jerome Fink, Mrs. Mary Fink, Mr. Beatty und eine Freundin der Probandin, Miss Ann Dey.

Dr. Erickson war wirklich ein großartiger Chef. Er verstand die Grenzen anderer Menschen besser als sie selbst und konnte deshalb besonders gut auf sie eingehen. Meine ersten Tage in seinem Büro haben mich besonders beeindruckt. Offenbar hatte schon länger keine Sekretärin mehr für ihn gearbeitet. In einer Ecke stand ein Tisch mit einem riesigen Berg von Büchern, Papieren und anderen Dingen. Auf dem Stenographentisch lagen Matrizenabzüge, Briefe und anderes, das abgeheftet oder beantwortet werden mußte. Ich machte mich also daran, alles zu lesen und zu ordnen.

An den ersten beiden Tagen diktierte Dr. Erickson mir nur einen einzigen Brief. Im übrigen widmete ich mich dem Lesen und Aufräumen, immer bemüht, möglichst wenige Fragen zu stellen. Dabei ging mir ständig durch den Kopf, daß diese Tätigkeit vielleicht viel zu anspruchsvoll für mich sei. Doch als Dr. Erickson das Büro am Ende des zweiten Tages verließ, sagte er, er freue sich auf die Zusammenarbeit mit mir. Da fühlte ich mich, als sei ich ein paar Zentimeter gewachsen.

Einige Tage später fragte er mich, ob ich zeichnen könnte. Ich gestand ehrlich, ich sei nicht einmal in der Lage, mit einem Lineal eine gerade Linie zu ziehen. Trotzdem ließ er mich eine Illustration abzeichnen, die er in seinen Vorlesungen benutzen wollte. Obwohl das Ergebnis abscheulich war, sagte er, die Zeichnung »erfülle ihren Zweck« und benutzte sie fortan. Jedesmal wenn er sie aus dem Büro mitnahm, schämte ich mich so, daß ich rote Ohren bekam.

Häufig gab Dr. Erickson mir den Auftrag, die verbalen Äußerungen von Patienten zu notieren. Mit Hilfe dieser Aufzeichnungen brachte er später seinen Medizinstudenten bei, verschiedene Arten psychischer Probleme zu unterscheiden. Eine Frau, die seit vielen Jahren in der Klinik in Eloise lebte, äußerte sich immer nur in einzelnen Wörtern oder kurzen Ausdrücken, zwischen denen kein Zusammenhang zu bestehen schien. Diese nette kleine Dame sprach einige Minuten lang mit mir, sagte in dieser Zeit aber nur einen einzigen vollständigen Satz: »Chase und Sohn ist der Name.« Man hätte leicht annehmen können, sie habe im Radio einen Werbespot für Chase und Sanborn-Kaffee gehört, eine damals stark beworbene Marke. Dr. Erickson gelang es, zum tatsächlichen Kern der Sache vorzustoßen. Ein Sozialarbeiter fand heraus, daß die Patientin, die nie verheiratet gewesen war, vor vielen Jahren ein Kind geboren hatte, was in jener Zeit ein entsetzlicher Vorfall gewesen war. Solche Recherchen waren typisch für Ericksons Bemühungen, die Lebenskrisen seiner Patienten zu begreifen.

Die Besucher, die zu Dr. Erickson kamen, um bei ihm zu studieren und mit ihm zu arbeiten, machten meine Tätigkeit besonders interessant. Die Ärzte und Medizinstudenten, die Dr. Erickson damals aufsuchten, waren sehr an Hypnose interessiert und daran, wie er Patienten behandelte, insbesondere solche, bei denen kürzlich Probleme aufgetreten waren. Hielt er einen Vortrag, war der Saal immer brechend voll. Gab er einen bestimmten Zeitpunkt am Nachmittag oder Abend für ein Treffen bekannt, sprach sich das in und um Eloise mit einer Geschwindigkeit herum, die der Nachrichtenübermittlung mit Hilfe von Rauchsignalen und Buschtrommeln deutlich überlegen war. Es war unglaublich. Zur vereinbarten Zeit hatte sich der Vortragsraum dann nicht nur mit Studenten und Einwohnern von Eloise gefüllt, sondern stets war auch eine ansehnliche Zahl Ortsfremder erschienen. Dr. Erickson konnte unglaublich gut mit einer Menschenmenge umgehen. Als langjährige Theaterliebhaberin und kurzzeitige Theaterangestellte bewundere ich ihn deswegen noch heute. Die meisten Schauspieler wären, hätten sie ihm einmal zugeschaut, vor Neid erblaßt.

Ein Hobby Dr. Ericksons interessierte viele seiner Besucher. Auf der Fensterbank hinter seinem Schreibtisch befanden sich Behälter verschiedenster Form und Größe, die er selbst hergestellt hatte, und jeder beherbergte eine andere Kakteenart. Er sagte, Kakteen seien ausgezeichnete Zimmerpflanzen, weil Kinder sie mieden.

Ein Abendessen mit Familie Erickson war immer sehr erfreulich. Frau Erickson war eine charmante Gastgeberin, und jedes ihrer Kinder hatte einen ganz eigenen Charakter. Falls Sie schon einmal gehört haben, was ich nun schildere, bitte ich Sie, es sich trotzdem noch einmal anzuhören. Die Kinder der Ericksons wurden dazu angehalten, zu arbeiten und Geld zu sparen. Als ich in Eloise war, bearbeiteten Bert und Lance den Garten, und die Familie kaufte ihnen ab, was sie dort anbauten. Alle Kinder wurden für ihre Arbeit im Haus und im Garten bezahlt, und am Jahresende erhielten sie zusätzlich einen Bonus in Höhe der Summe, die sie im Jahr auf ihr Sparkonto eingezahlt hatten. Ich fand diese Idee so gut, daß ich jungen Bekannten mit Kindern auch heute noch immer wieder davon erzähle.

Für Dr. Erickson als Sekretärin zu arbeiten war ein besonderes Privileg und eine einzigartige Gelegenheit, zu beobachten und zu lernen. Es war der Höhepunkt meiner Bürotätigkeit. Ich freue mich, daß seine Arbeit so starkes Interesse weckt – was gewiß großenteils Ihren [Rossis] Bemühungen zuzuschreiben ist – und daß sie in der Welt der Zukunft eine wichtige Rolle spielen wird.

Miss Camerons Abschrift der Fallstudie von Miss S. ruhte ungefähr 30 Jahre lang in Ericksons Akten, bis er sie mir für Studienzwecke überließ, als ich Anfang der 70er Jahre bei ihm zu studieren begann. In den ersten Jahren begriff ich die Bedeutung dieses Falls allerdings noch nicht und konnte mir auch nicht erklären, warum Erickson sich immer wieder auf ihn bezog, um einen bestimmten Aspekt seiner Arbeit zu veranschaulichen. Daß der Fall mich derart verwirrte, ist im Lichte der Ansichten von Dr. Jerome Fink leicht zu begreifen. Dieser hatte Erickson auf die Patientin aufmerksam gemacht und beide einander vorgestellt.

Dr. Jerome Finks Sicht von Ericksons Arbeit

Das andere Mitglied der kleinen Gruppe, die diese therapeutische Behandlung miterlebte, war der damalige Assistenzarzt Dr. Jerome Fink. Es folgt ein Bericht über die Entstehung jener therapeutischen Situation.[1]

Fink: Die Patientin, Miss S., war eine ungewöhnlich talentierte und intelligente neunzehnjährige Schwesternschülerin, die ich eigentlich in mein Haus eingeladen hatte, weil sie sich für Psychiatrie interessierte. Sie wollte an jenem Abend hypnotisches Verhalten kennenlernen und an sich selbst erleben. Dies sollte ihr helfen, die elementaren Gesetze der Psychodynamik besser zu verstehen.

Beim einleitenden Gespräch über Hypnose, in dessen Verlauf über »normale« Verhaltensmuster des Trancezustandes gesprochen wurde, fiel auf, daß Miss S. extrem aufmerksam zuhörte. Ich bemerkte bei ihr die sofortige Entwicklung einer starken Übertragung und den deutlichen Wunsch nach einer Trance. Deshalb sagte man ihr, sie habe die Ehre, als erste in Trance versetzt zu werden.

Handlevitation rief bei ihr sofort eine tiefe Trance hervor, und aufgrund der knappen verfügbaren Zeit wurden in schneller Folge verschiedene hypnotische Phänomene induziert. Weniger geeignete Trancemedien verweigern bei zu knapper Zeit häufig die Kooperation. Ich hatte es mir zur Gewohnheit gemacht, unbefangene Versuchspersonen im Rahmen ihrer ersten Tranceerfahrung etwas schreiben zu lassen. Die meisten schreiben in dieser

1 Diese Äußerungen Dr. Finks wurden aus mehreren Gesprächen Finks mit Ernest Rossi und Margaret Ryan zusammengefaßt.

Situation nichts, was einen alten Konflikt aufdecken könnte. Meist notieren sie ihren Namen oder etwas ähnlich Unverfängliches. Miss S. aber schrieb: »Dieser verdammte Krieg.« Um eine verfrühte psychodynamische Konfrontation zu vermeiden, ließ ich das Papier, auf das sie geschrieben hatte, entfernen, und sie wurde nach der Suggestion einer Amnesie für alles, was in der Trance geschehen war, geweckt. Zu ihrer Verblüffung wurde auch demonstriert, daß sie zu automatischem Schreiben in der Lage war. Und dies sollte sich schon bald als für sie sehr wertvoll erweisen.

Einige Tage später, als ich Miss S. auf einer Krankenstation traf, fragte sie mich, was in der Zeit, die durch die Amnesie blockiert war, geschehen sei. Ich antwortete nur vage und ausweichend. Sie fragte hartnäckig weiter und wies, ohne daß es ihr selbst bewußt war, auf ihre »Angst vor Wasser« hin. Mir kam der Verdacht, ihr Unbewußtes könnte auf diese Weise um eine psychotherapeutische Behandlung bitten. Ihre Antworten auf Fragen von mir, die ich so formulierte, daß nur ihr Unbewußtes sie verstehen konnte, bestätigten meine Vermutung. Kurz darauf kam die Freundin von Miss S., »Ann Dey«, zu mir und bat, mit Miss S. zusammen noch einmal an einer Hypnosedemonstration teilnehmen zu dürfen. Daraufhin wurden die erforderlichen Vorbereitungen getroffen.

Weil ich kein regulärer Krankenhausarzt, sondern Assistenzarzt war, wurde Dr. Erickson hinzugezogen. Die junge Frau war plötzlich mit einer Phobie zu mir gekommen. Ich hatte seit meinem zweiten Studienjahr immer wieder mit Milton zusammengearbeitet. Unter seiner Anleitung hatte ich Medizinstudenten in höheren Semestern in Hypnose unterrichtet, obwohl ich selbst noch in den Anfangssemestern war. Milton und ich waren sehr eng befreundet.

Ich hatte immer ein starkes Bedürfnis gehabt, akzeptiert zu werden, und ich wurde außerordentlich geschickt in der Kunst der Hypnose – wahrscheinlich, weil Hypnose so »dramatisch« ist. Schließlich nannten die Leute mich Svengali und fingen an, sich vor mir zu fürchten, weil sie glaubten, Ericksons Intuition färbe auf mich ab, und ich könnte »durch sie hindurchschauen«. In unserer psychoanalytischen Gruppe herrschte damals die Auffassung, wenn man Psychoanalytiker werden wolle, solle man Erickson besser meiden. Es würde zu weit führen, alle Einzelheiten dieser Geschichte hier zu schildern, aber der Konflikt endete mit der Auflösung der psychoanalytischen Gesellschaft von Detroit.

Ryan: Hatten diese Leute etwas gegen Erickson als Person oder gegen seine Arbeit?

Fink: Ich glaube, es ging um seine Art zu arbeiten. Er hatte eine unglaubliche Intuition. Ich war einmal von der Menninger-Klinik zu einem Vortrag vor einer Gruppe von Medizinstudenten eingeladen worden, und ich erinnere mich, daß der dortige Chefarzt zu mir sagte, Erickson sei »verdammt intuitiv«. Er selbst hatte einen Fall drei Monate lang untersucht (es handelte sich um eine katatone Schizophrene), und nachdem Erickson sich die Patientin 30 Sekunden angeschaut hatte, sagte er: »Dieses Mädchen ist eine katatone Schizophrene.« Auf meine Frage, wie Erickson darauf gekommen sei, antwortete er, Erickson habe gesagt: »Vielleicht ist Ihnen aufgefallen, daß sie unbewußt den Daumen von der Handfläche zu den Fingerspitzen bewegt hat. Sie war sich über ihre Ich-Grenzen nicht im klaren. Sie wußte nicht, ob sie an ihren Ellbögen oder außerhalb ihres Körpers landen würde.«

Ich habe im Zweiten Weltkrieg mit Erickson in einem psychiatrischen Untersuchungsteam der Musterungsbehörde zusammengearbeitet und mit ihm dort des öfteren ähnliche Dinge erlebt. Seine Intuition war brillant. Allerdings glaube ich nicht, daß ihm zu der Zeit, als er Miss S. behandelte, schon all die Dinge bewußt waren, die in seinen Gesprächen mit Rossi über diesen Fall anklingen.

Ryan: Dann denken Sie, daß Erickson Dinge tat, zu denen er nur aufgrund seiner Intuition in der Lage war? Sie meinen, daß man im nachhinein theoretisch darüber habe diskutieren können, bedeute nicht, daß Erickson diese Dinge schon zum Zeitpunkt des Geschehens so gesehen habe?

Fink: *Genau.* So war's.

Ryan: Demnach hat Erickson vieles, wovon er sagt, er habe es getan, nicht aus den Gründen getan, die irgendwer sich *nachträglich* zurechtgelegt hat.

Fink: Richtig! Nachher glauben alle, ganz genau zu wissen, warum alles so war, wie es war. Mich hat beim Lesen des Buches irritiert, daß Dr. Rossi im Transkript immer wieder fragt: »Haben Sie das und das getan?« und Erickson darauf mit einem zustimmenden »Uhm« antwortet. Ich halte es für durchaus möglich, daß Erickson sich nie detailliert theoretisch mit dem Fall beschäftigt hat, bis Rossi ihn danach fragte, und daß er dann das, wonach er gefragt worden war, einfach mit »ja« bestätigte.

Zwischen dem 1. Juli 1945 und dem 1. Mai 1946 hat Erickson mir diesen Stapel Transkripte gegeben (die Originalabschriften, auf denen das vorliegende Buch basiert).

Ryan: Erscheinen Ihnen die Transkripte als repräsentativ für das, was in den Sitzungen geschah? Oder empfinden Sie sie als verfälscht?

Fink: Ich bin mir noch nicht ganz sicher. Am Anfang gibt es eine Stelle, wo Dr. Rossi fragt: »Folgen Sie bei so etwas wirklich einem Plan? Warum?! Ich kann einfach nicht glauben, daß Sie das absichtlich getan haben! Ich studiere nun schon sieben Jahre bei Ihnen, und es fällt mir immer noch schwer zu glauben, daß Sie mich nicht mit allen möglichen komplizierten nachträglichen Erklärungen zu Fällen wie diesem zum Narren halten. Und doch liegt dieser über 30 Jahre alte Beweis hier vor uns. Warum fällt es mir so schwer, so etwas zu glauben?« Dr. Rossi hatte meiner Meinung nach völlig recht damit, den Meister fast unumwunden anzuzweifeln. Ich glaube, Erickson hatte zeitlebens das Bedürfnis, immer recht zu behalten, und ich finde, daß Rossi seine Zweifel großartig zum Ausdruck gebracht hat: Viele Gedanken über psychodynamische Prozesse, die in seinen Gesprächen mit Erickson über den Fall anklingen, sind nachträgliche Erklärungsversuche. Erickson war ein außergewöhnlich intuitiver Bursche, und daß er dieses Mädchen geheilt hat, steht außer Frage. Anzweifeln möchte ich, daß er tatsächlich alles, was er damals tat, vorher so genau durchdacht hat.

Ich habe Erickson in jüngeren Jahren sehr gut gekannt. Er und seine Frau Betty waren häufig bei uns zu Besuch. Ich war etwa vier Jahre lang sein Protégé. Irgendwann 1942, im zweiten Jahr meiner medizinischen Ausbildung, fing Erickson an, uns in Hypnose zu unterrichten. Wir wurden damals sehr vertraut miteinander, und er nahm mich sozusagen unter seine Fittiche.

Ich hatte jahrelang eine starke Blockade dagegen, mich in Hypnose versetzen zu lassen. Erickson versuchte es mehrmals sehr engagiert, zweimal mit meiner ausdrücklichen Einwilligung, aber aus irgendeinem Grund ist es nie dazu gekommen, daß er mich in Trance versetzt hat. Warum das so war, weiß ich nicht. Wahrscheinlich hatte ich einen starken Widerstand und ebenso starke Zweifel. Ich wurde aber selbst ein guter Hypnotiseur, obwohl ich mich nicht hypnotisieren lassen konnte.

Ich halte dieses Buch für sehr wertvoll, aber nach meiner Meinung sind einige darin entwickelte Konzepte mit einer gewissen Vorsicht zu genießen. Wie ich bereits erwähnte, war Erickson zweifellos ungewöhnlich intuitiv, aber nach meiner Meinung konnte er zum Zeitpunkt der Behandlung noch nicht alle im Kommentar erwähnten psychodynamischen Vorgänge bewußt erfassen. Er hatte die Patientin vor der ersten langen Sitzung nie gesehen.

Ryan: Könnten einige der im Buch beschriebenen Konzepte trotzdem ihre Gültigkeit haben? Ob Erickson sein Vorgehen nun bewußt geplant hat oder nicht, er könnte die erläuterten Konzepte ja intuitiv genutzt haben.

Fink: Daran besteht kein Zweifel! Er arbeitete tatsächlich so. Aber er war der einzige Mensch im ganzen Land, der so arbeiten *konnte*!

Dieses fesselnde, freimütige Interview mit Dr. Fink weist auf die Grenzen dieser und aller anderen nachträglichen Fallanalysen hin. Wir wissen einfach nicht, inwieweit es möglich ist, das hochintuitive therapeutische Engagement eines brillanten Klinikers im Lichte einer späteren kognitiven Analyse zu verstehen. Viele neuere Untersuchungen legen tatsächlich nahe, daß spätere Rationalisierungen der »linken Hemisphäre« nichts anderes sind als Geschichten, deren Sinn und Zweck es ist, den »rechtshemisphärischen« unbewußten Prozessen (Gazzaniga 1985/1989) einen dem Betreffenden genehmen Sinn zuzuschreiben. Obwohl mir diese Schwierigkeit klar vor Augen stand, habe ich mich weiter bemüht, Ericksons Vorgehensweise zu verstehen.

Der Februarmann-Ansatz

Zwischen 1973 und 1981 habe ich mit Milton Erickson gemeinsam einige Schriften[1] und drei Bücher über Hypnotherapie[2] veröffentlicht. Außerdem habe ich vier Bände gesammelter Schriften[3] von ihm herausgegeben. In dieser Zeit gewann ich einen immer besseren Einblick in seine Art zu denken und begriff allmählich ein wenig von dem riesigen Konstrukt, das er selbst den »Februarmann-Ansatz« genannt hat. 1979 veröffentlichten wir eine Kurzdarstellung des Februarmann-Falls als letztes Kapitel unseres gemeinsam verfaßten Buches *Hypnotherapy: An Exploratory Casebook* (deutsch [1981]: *Hypnotherapie*). In dieser Fallbeschreibung erklärte ich, Erickson habe die Rolle des Februarmannes genutzt, um Patienten, die früh im Leben verschiedene Ebenen der Deprivation erlebt hatten, zu helfen, eine neue Identität und ein neues Bewußtsein zu entwickeln. Diese Methode Ericksons war ein wichtiger Schritt über alle damals existierenden Formen von Psychotherapie hinaus, die sich auf das Analysieren und Durcharbeiten früher entstandener seelischer Probleme beschränkten.

---

1 Erickson & Rossi 1974, 1975, 1976, 1977, 1980.

2 Erickson, Rossi & Rossi 1976/1978 *(Hypnose)*; Erickson & Rossi 1979/1981 *(Hypnotherapie)*, 1981/2004 *(Hypnose erleben)*.

3 Erickson 1980/1995–1998.

Erst nach all diesen Vorarbeiten fühlte ich mich in der Lage, die vier in diesem Buch beschriebenen Therapiesitzungen eingehender zu untersuchen. Ich habe mit Erickson ungefähr 15 Stunden lang über die vier Sitzungen gesprochen, und diese Gespräche wurden vollständig auf Tonträgern aufgezeichnet.[1] Dabei haben wir jedes Wort, jeden Ausdruck und jeden Satz in ermüdender und redundanter Weise durchgearbeitet, um sicherzugehen, daß die Feinheiten seines Vorgehens wirklich angemessen zum Ausdruck gelangen. Einige andere von Erickson ausgebildete Fachleute (Marion Moore, Robert Pearson, Sandy Sylvester) nahmen zeitweise an den Gesprächen teil, stellten Fragen und steuerten ihre Sicht zu unserem sich allmählich herausschälenden Verständnis bei. Die Kommentare habe ich anschließend redigiert und sie Erickson in einer zweiten Gesprächsserie größtenteils vorgelesen, um ihm Gelegenheit zu geben, letzte Unklarheiten zu beseitigen und das Endresultat zu autorisieren.

Diese Entwicklungsstufe des Manuskripts wurde zwischen Frühling und Herbst 1979 abgeschlossen, dem Jahr vor Ericksons Tod. Das Buch sollte unser viertes gemeinsames Projekt werden. Es fehlte nur noch eine Einleitung. Nachdem Erickson im Frühjahr 1980 von uns gegangen war, verfiel ich in einen Zustand der Trauer und fühlte mich acht Jahre lang nicht in der Lage, mich noch einmal mit dem Manuskript zu beschäftigen. Äußerlich lenkte ich mich in dieser Zeit durch die Herausgabe einer Reihe von Bänden über Ericksons Seminare, Workshops und Vorträge ab[2] und indem ich eigenständige Streifzüge in die Psychobiologie der von Erickson so genannten psycho-neuro-physiologischen Grundlage therapeutischer Hypnose unternahm.[3]

In einer Serie von Träumen erschien mir Erickson damals als vierzig- bis fünfzigjähriger Lehrer. Das überraschte mich, weil ich ihn erst in seinen Siebzigern kennengelernt hatte. Als er den Februarmann-Ansatz entwickelte und die Vorträge, Seminare und Workshops hielt, die ich in jenen Jahren der Trauer für die Veröffentlichung vorbereitet hatte, war er jedoch in seinen Vierzigern und Fünfzigern gewesen. Offenbar war ich innerlich dabei, Ericksons Lehre aus der Frühzeit seiner Tätigkeit, in der ich ihn noch nicht persönlich gekannt hatte, zu assimilieren.

1987 fühlte ich mich schließlich in der Lage, mich dem Manuskript aus einer neuen Perspektive zu widmen. Ich wollte herausfinden, ob es immer noch plausibel

---

1 Diese Tonbänder sind für Forschungs- und Studienzwecke bei der Milton H. Erickson Foundation, 2632 E Thomas Road #200, Phoenix, Arizona 85016, erhältlich.

2 Rossi & Ryan 1985, 1986; Rossi, Ryan & Sharp 1984.

3 Rossi 1986b/1991; Rossi & Cheek 1988.

klang und für eine neue Generation von Studenten, die von der schieren Masse der ständig neu erscheinenden Bücher und Schriften über Erickson überwältigt sein mußten, von Wert sein könnte. Während ich dieses Zeugnis des ungeheuer detaillierten Denkens Ericksons nochmals überprüfte, wurde mir klar, daß solch ein Buch zu einem wichtigen Korrektiv gegenüber der Auffassung jener werden könnte, die Ericksons Arbeit als rein intuitiv und völlig exzentrisch bezeichneten. Intuitiv war Erickson sicherlich insofern, als er sich bei der psychodynamischen Exploration eines neuen Falls oft auf seine spontanen unbewußten Assoziationen verließ. Bei einigen seiner unorthodoxen Methoden, »Feldexperimente« zu initiieren, um die phänomenale Realität hypnotischen Erlebens zu erforschen, mag er sogar ausgesprochen exzentrisch gewesen sein. Doch hat er stets darauf bestanden, daß seine immer sorgsam vorbereiteten verbalen und nonverbalen Prozeduren zur Förderung hypnotischen Erlebens ihrem Wesen nach zum Ziel hätten, die unverwechselbare Individualität und die speziellen Potentiale eines Patienten zu nutzen. Ericksons Erläuterungen im vorliegenden Buch sind ein Testament, das die Tiefe und Innovationskraft seines Denkens und seiner therapeutischen Arbeit im Sinne des Utilisationsansatzes[1] zeigt, die darauf zielt, das Bewußtsein zu erweitern und mittels Hypnotherapie die Entwicklung einer neuen Identität zu initiieren.

1 Das Prinzip der Utilisation ist eine therapeutische Grundhaltung, die postuliert, daß alle Ressourcen samt den Möglichkeiten ihrer Nutzbarmachung bereits beim Patienten vorhanden sind. Es geht dabei also um mehr als die jeweils konkrete Situation, in der etwas »ge«- oder »be«-nutzt wird. Anm. d. Übers.

SITZUNG I – TEIL 1

Herantasten an die therapeutische Hypnose

Bei diesem Teil der Sitzung I im Jahre 1945 sind anwesend: Dr. Milton H. Erickson, Dr. Jerome Fink, Mrs. Fink, die Probandin (die auch »Miss S.« und »Jane« genannt wird) und ihre Freundin, »Miss Dey«. Bei der Kommentierung im Jahre 1979 sind zugegen: Dr. Milton H. Erickson, Dr. Ernest L. Rossi und Dr. Marion Moore.

DIE ERSTEN ABSCHNITTE dieser Darstellung sind 40 Jahre nach ihrer Niederschrift durch eine Stenotypistin sehr schwer zu verstehen. Ohne die Stimmcharakteristik und die Körperbewegungen, die den darin enthaltenen Witzen, Rätseln und Spielen entscheidende Bedeutungsnuancen hinzufügen, wirkt das gesprochene und aufgezeichnete Wort sehr verwirrend. Das einleitende Gespräch zwischen Erickson, Dr. Fink und der Probandin[1] dient dazu, auf indirekte Weise ihre Aufmerksamkeit zu gewinnen, sie zu motivieren und zu fesseln (Stufe 1 der Mikrodynamik einer Tranceinduktion, siehe Erickson & Rossi 1976/1980) und dann ihre habituellen bewußten Einstellungen durch Konfusion, Wechsel des Bezugsrahmens, Ablenkung, kognitive Überlastung und eine Serie irriger Folgerungen (*non sequiturs*) außer Kraft zu setzen (Stufe 2 der Mikrodynamik einer Tranceinduktion). Sollte sich der Leser bei dem Versuch, diese ersten Abschnitte zu verstehen, verwirrt und überfordert fühlen, kann er sich damit trösten und sich darüber wundern, wieviel mehr Verwirrung Miss S. selbst empfunden haben muß – so tapfer sie sich auch bemüht, dem assoziativen verbalen Sperrfeuer, dem sie ausgesetzt ist, standzuhalten.[2]

---

1 Der Einfachheit halber wird Miss S. im weiteren Verlauf des Buches als »Patientin« bezeichnet. Anm. d. Übers.

2 Auf fett gedruckte Wörter oder Sätze nehmen die auf die Transkriptabschnitte folgenden Kommentare Bezug.

1.0 *Verwirrung: Assoziationsspiele und Rätsel sollen die Reaktionsbereitschaft fördern und den hypnotischen Prozeß einleiten*

Erickson: ... Um jetzt mal von den Muschelschalen (*cockle shells*) wegzukommen: Wie gefällt Ihnen Gene Autry?

Fink: Natürlich würde ich gern ein Pferd so reiten können wie er. Oder macht das keinen Sinn?[1] Ich hatte wohl einen schlechten Start. Wie mir Gene Autry gefällt?

Erickson: **Was hat das mit einem Garten zu tun?**

Fink: Nun, man bekommt Dünger für den Garten.

Erickson: **Wie kommen Sie von »gestolpert« *(tumbled)* über »Garten« zu »Gene Autry«?**

Fink: Rein schizoid.

Erickson: Können Sie es summen? [Dr. Fink summt *»Drifting Along with the Tumbling Tumbleweed«*.]

Fink: Tumble ... tumbling tumbleweed ... Gene Autry.

Erickson: Ja, das ist es. Er stolpert nicht. Ich habe mich nach seinem Garten erkundigt – Gene Autry singt: »*The Tumbling Tumbleweed*«.

Fink: Ein Lied, das man sich merken sollte.

Erickson: Das ist kein Lied – nur ein Pferd von anderer Farbe!

Patientin: **Ich habe versucht, es zu verbinden mit ...!?** [*Patientin stockt verwirrt.*]

Fink: Und trotzdem habe ich es falsch verstanden.

Erickson: Ich bin mir sicher, daß er sich nicht erinnert. Ihre Bemerkung hätte seine Erinnerung auffrischen müssen. Aber das ist nicht passiert. Deshalb hat er Sie nicht gehört. [*Patientin rückt näher an Miss Dey heran.*]

Fink: Nun, das geht zu meinen Lasten.

Patientin: Was macht sie?

Fink: Sie schreibt einen Brief. An einen Freund.

ROSSI: [1987][2] Die Sitzung beginnt mit einem scheinbar unwichtigen Gespräch, in dem Milton Erickson Dr. Fink fragt, ob er Gene Autry mag (einen bekannten singenden Cowboy jener Zeit).

---

1 Original: *Or doesn't that make horse sense?* – *»horse sense«* hat eine ähnliche Bedeutung wie *»common sense«* (»gesunder Menschenverstand«). Durch den Ausdruck *»horse sense«* stellt Dr. Fink einen assoziativen Bezug zu den zuvor erwähnten Pferden her. Anm. d. Übers.

2 Im Jahr 1987 von Rossi verfaßte Kommentare sind »[1987]« gekennzeichnet.

Dr. Fink antwortet lebhaft, aber mit plumpen Wortspielen über »*horse sense*« und »einen schlechten Start haben«. Dann beginnt Erickson ein Assoziationsspiel, indem er zusammenhanglose Fragen stellt: **»Was hat das mit einem Garten zu tun?«** und **»Wie kommen Sie von ›gestolpert‹ *(tumbled)* über ›Garten‹ zu ›Gene Autry‹?«**

Wie sich dieses einleitende Wortspiel auf das Bewußtsein der Patientin auswirkt, wird sofort klar: Sie ist offensichtlich verwirrt, merkt aber nicht, daß Erickson dies *indirekt* verursacht hat. Dem äußeren Anschein nach spricht Erickson sie nicht einmal an. Ihm ist klar, daß sie zuhört, aber er tut so, als wende er sich nur an Dr. Fink.

Bald darauf werden Anzeichen dafür erkennbar, daß die Patientin sich an dem verwirrenden Assoziationsspiel zu beteiligen versucht, indem sie sagt: **»Ich habe versucht, es zu verbinden mit…!?** [*Patientin stockt verwirrt.*]« Damit zeigt sie, daß sie verwirrt ist – eine ideale Voraussetzung für die Einleitung einer Hypnose, weil ihre Aufmerksamkeit scheinbar auf die von Erickson initiierte Dynamik fokussiert ist. Sie braucht aber eine klärende Orientierung, die sie sich entweder von Erickson oder von Dr. Fink erhofft. Dieses Klärungsbedürfnis deutet darauf hin, daß sie sich nun im Zustand der *Reaktionsbereitschaft* befindet: Sie ist bereit, jede klärende Suggestion[1] zu akzeptieren. Erickson sieht diesen Zustand der Reaktionsbereitschaft als ideale Voraussetzung für die Einleitung eines hypnotherapeutischen Erlebnisses an.

1.1 *Fragen, Konfusion, Nichtwissen und eine Folge unzusammenhängender Äußerungen (»non sequiturs«) als Mittel zur Förderung der Mikrodynamik der Tranceinduktion*

Erickson: Von welcher Farbe ist dieses **Braun**[2]?
Patientin: Keine Ahnung. Ich weiß nur, daß es braun ist.
Erickson: Welche Studie wurde erwähnt?
Fink: Offenbar eine Studie in Braun.
Patientin: Ich bin froh, daß ich weiß, was das Wort bedeutet.

---

1 Hier wohl auch im Sinne von »Angebot, Vorschlag«. Anm. d. Übers.

2 Weil das Wort »*brown*« im Amerikanischen ein riesiges Bedeutungsspektrum hat, ist es unmöglich, alle Bedeutungsnuancen dieses Dialogs in der Übersetzung zu berücksichtigen. Anm. d. Übers.

Erickson: Wer ist tief in Gedanken?[1]
Fink: Ich – ein wogendes, dunkles Braun.
Patientin: Bedeutet das etwas?
Erickson: Nein. Er ist nur vom Klang von Wörtern fasziniert.
Mrs. Fink: Dr. Erickson, woher wissen Sie, daß es Braun ist?
Erickson: Das war leicht, nachdem man mich ihm formell vorgestellt hatte.
Fink: Das war eine Art Giftgrün.
Erickson: **Warum hat Jerry Sie zum automatischen Schreiben aufgefordert?**
Patientin: **Darauf muß ich mir erst eine passende Antwort überlegen.**
Erickson: Wir wollen Jerry jetzt einen ausgezeichneten Hinweis geben. Wie lautete meine Frage doch gleich?
Patientin: Ich glaube nicht, daß ich ihm helfen kann. **Ich habe schon drei oder vier Sätze vorher den Faden verloren.**

ROSSI: Diesen Passagen zu folgen ist schwer, aber völlig klar ist: Die Patientin, Miss S., gesteht erneut ihre Verwirrung ein, indem sie sagt: »**Ich habe schon drei oder vier Sätze vorher den Faden verloren.**« Daran erkennen wir, daß nach und nach die typischen fünf Stufen der Mikrodynamik von Trance und Suggestion[2] eintreten:

(1) Ihre *Aufmerksamkeit ist* auf die Themen, die Sie [Erickson] anschneiden, *fokussiert worden*;
(2) ihre eigenen *habituellen mentalen Einstellungen sind außer Kraft gesetzt*, und sie ist *verwirrt* in ihren verzweifelten Bemühungen, dem Gespräch zu folgen;
(3) sie wird, ohne sich so recht darüber im klaren zu sein, zu *kreativen inneren Suchen* im eigenen Geist angeregt;
(4) die inneren Suchen *aktivieren unbewußte Prozesse*, die
(5) die *Bereitschaft zu einer kreativen hypnotischen Reaktion* (Reaktionsbereitschaft) schaffen.

In diesem Zusammenhang weisen Sie erstmals auf die bevorstehende hypnotische Arbeit hin, indem Sie fragen: »**Warum hat Jerry Sie zum automatischen Schreiben aufgefordert?**« Die Patientin reagiert ratlos (»**Darauf muß ich mir erst eine passende Antwort überlegen.**«),

1 Original: *Who is in a brown study?* – »*A brown study*« = tiefes Nachdenken.
2 Erickson & Rossi 1976/1980, 1979/1981 *(Hypnotherapie).*

woraufhin Sie ihre Verwirrung noch vergrößern, indem Sie umgehend eine weitere nicht unmittelbar auf das Vorangegangene bezogene Äußerung (»*non sequitur*«) darüber folgen lassen, daß Dr. Fink Hilfe erhalten und Ihre Frage beantwortet werden soll.

ERICKSON: Im Leben jedes Menschen sollte es ein wenig Verwirrung geben – und ein wenig Klarheit!

ROSSI: Verwirrung ist notwendig, um die erlernten Einschränkungen zu durchbrechen, damit Neues ins Bewußtsein gelangen kann. Sie setzen diese Verwirrungsstrategie im nächsten Abschnitt durch Fragen und Aussagen fort, die das Gefühl des *Nichtwissens* noch verstärken. Das Nichtwissen initiiert die unbewußten Prozesse der inneren Suche, welche die hypnotische Reaktion des automatischen Schreibens auslösen können.

1.2 Rätsel und kognitive Überlastung; Aktivierung der Potentiale der Patientin; ethische Grundsätze für »Mind-Games«

Fink: Das ist kein warmes Braun, nicht wahr?

Erickson: Ich werde Ihnen die Hilfe geben, die Sie wollen. Sie müssen sie nur annehmen. St. Peter sollte Heilbutt fangen. Warum?

Miss Dey: Das herauszufinden überlassen wir Ihnen. Es wird Sie auf die Spur bringen.

Fink: Könnten Sie mir zwei Buchstaben der Lösung verraten?

Patientin: Jetzt ahne ich es. Ist ziemlich einfach, nicht?

Erickson: Mein Fehler, Jerry.

Fink: Vielleicht ist es St. Andreas.

Erickson: Mein Fehler. Ich werde es korrigieren. Es wäre aber sinnlos verschenkt, wenn ich das jetzt tun würde.

Patientin: Werden Sie so wie jetzt weitermachen?

Erickson: Irgendein armer Kerl brüllte über den Cañon: »Warum?«

Patientin: Jetzt bin ich auch wieder klar.

Erickson: Mary, wenn Sie sehr leiden, kann ich Sie in die Küche mitnehmen und Ihnen erklären, worum es geht.

Fink: Deshalb ist er im Gegensatz zu mir ein Genie.

Miss Dey: Es ist ein Rätsel, nicht wahr?

Fink: Würden Sie eine Frage beantworten?

Erickson: Ja.

Fink: Könnten Sie mir sagen, wie man das Wort buchstabiert?

Erickson: Ich habe Ihre Frage schon beantwortet. Sie haben mich gefragt, ob ich Ihnen eine Frage beantworte, und ich habe »ja« geantwortet. Ist Ihnen das klar?

Fink: Ja, nur zu klar. Mal sehen, ob ich es anders formulieren kann. Ist jedes Wort ein Hinweis auf einen Buchstaben?

Erickson: Glauben Sie, daß er mich dazu bringen will, noch eine Frage zu beantworten, nachdem ich die erste beantwortet habe?

Fink: Uhmm!

Erickson: So ist es. Wie sehr hatte sich dieser Zug denn nun verspätet?

Fink: Ungefähr zwanzig Minuten.

Erickson: Ich dachte schon, Sie würden nie mehr damit rüberkommen.

Fink: Es ist so einfach! Ist das wichtig für das, was jetzt bekannt sein sollte?

Patientin: Gott! Wow! Nun antworten Sie darauf!

Fink: Beantworten Sie es.

Erickson: [*nimmt eine Schreibunterlage*] Aber Sie haben geschaut.

Fink: Das Wort war *schmutzig.*

Erickson: Und was hat das mit dieser Seite zu tun?

Fink: Ach je!

Erickson: Wie würden Sie die Seite beschreiben?

Fink: Wollen Sie damit sagen, in der ganzen Zeit, in der ich versucht habe, das Wort herauszufinden –

Erickson: … habe ich Ihnen durch diesen Satz das Aussehen der Seite beschrieben, und Sie sind immer noch dort und nicht hier.

Fink: Nein, ich bin jetzt genau dort drüben!

Erickson: Also gut. Und was hat das mit Ella Fink zu tun?

Fink: Ich nehme an, wir sind beide blöde Viecher.

Erickson: Das war einfach.

Fink: Sehr einfach.

Erickson: Wie hat Ihnen gefallen, wie er es herausgefunden hat?

Patientin: Es war wunderbar.

Miss Dey: Warum haben Sie von *Sankt* nur das *St.* genommen und den Rest weggelassen?

Fink: Sankt wird »*St.*« abgekürzt.

Erickson: Ich habe St. Peter gesagt, um ihn an das Rätsel zu erinnern, und ich **habe mit dem Erinnerungssignal angefangen und aufgehört, um ihn beim Denken durcheinanderzubringen.**

Fink:	Ich bin dem Muster gefolgt, dem Sie dort gefolgt sind.
Erickson:	Es gab da vier Dinge. Deshalb konnte er es nicht herausbekommen. Wenn ich nur an »St. Peters Frau sollte Heilbutt fangen« gedacht hätte, hätten Sie es vielleicht kapiert.
Fink:	St. Peter hatte keine Frau. Oh, ich Dussel! Wenn er eine gehabt hätte, wäre er der Herrscher des anderen Bereichs gewesen!
Miss Dey:	Haben Sie dafür einen Beweis?
Fink:	Nein, und es interessiert mich auch nicht, mich mit dieser Aussage weiter zu beschäftigen.
Patientin:	Ich möchte immer noch das vierbuchstabige Detail bekommen.
Erickson:	Konstantinopel ist ein langes Wort. Können Sie es buchstabieren? Bedeutet »das« (engl.: *that*) etwas? Das sind vier Buchstaben, nicht wahr?
Patientin:	Es ist so einfach – wenn jemand es einem erklärt.
Fink:	Das war sehr gut.
Erickson:	Sie sind heute Abend sehr kooperativ, Jerry.
Patientin:	Das ist natürlich ein Scherz!
Erickson:	Ich wette, daß es nicht so aussieht.
Patientin:	Nein, das tut es nicht. **Aber es ist so kompliziert.**

ROSSI: [1987] Verwirrung und Unzusammenhängendheit sind in dieser Sitzung so stark, daß man das Ganze für ein sehr chaotisches geistiges Ping-Pong-Spiel halten könnte. Verfolgt man, wie Erickson fröhlich zwischen Dr. Fink und Miss S. hin- und herwechselt, könnte man den Vorgang für ein Spiel halten. Tatsächlich bestand Ericksons Zauber in nicht geringem Maße darin, Patienten zu sorgsam ausgewählten Zeitpunkten zu sagen, welche Art von *Mind-Games* er spielen werde, obwohl er genau das in Wahrheit bereits tat. Meist lag während solcher Erklärungen ein honigsüßer und gleichzeitig sehr wachsamer und fragender Ausdruck auf seinem Gesicht. Wie üblich deckte sein Verhalten auch in diesen Situationen viele Bedeutungsebenen ab, und er beobachtete genau, auf welche der verschiedenen Ebenen seine Probanden reagierten.

Auf einer Ebene machte es ihm großen Spaß, *Mind-Games* zu spielen und mit deren Hilfe die Assoziationsprozesse der Probanden auf Weisen zu verändern, die sie in der Regel nicht durchschauten. Auf einer anderen Ebene waren diese Spiele für ihn eine wichtige Form des *Feldexperi-*

ments[1], durch das er die Natur des Bewußtseins und den hypnotischen Prozeß erforschte. Auf einer dritten Ebene waren seine scheinbar genialen Erklärungen dessen, wie er die assoziativen Prozesse eines Menschen manipulierte, eine klare und offenherzige Demonstration seiner Kunst: Wünschte ein Proband das Spiel fortzusetzen, ermöglichten seine eigenen Erwartungen und sein Glaube an Erickson die Verstärkung der nächsten Schritte des hypnotischen Prozesses.

Dies ist eine interessante Veranschaulichung unserer gerade erst entstehenden Vorstellungen über eine Art *Ethik für Mind-Games.* Ein Grundprinzip dieser neuen Ethik ist, daß der Proband bzw. Patient sich über einige der benutzten Techniken im klaren ist und darin eingewilligt hat, sich dem Prozeß aus zuvor erörterten Gründen zu unterziehen.

Wenn Erickson beschreibt, er »**habe mit dem Erinnerungssignal angefangen und aufgehört, um ihn beim Denken durcheinanderzubringen**«, veranschaulicht er damit, was wir später als *strukturierte Amnesien*[2] bezeichnet haben: Alle Assoziationen zwischen dem Erinnerungssignal am Anfang und am Ende gehen meist in einer *amnestischen Lücke* verloren, was das bewußte Denken des Zuhörers verwirrt und außer Funktion setzt.

Indem die Patientin diesen verwirrenden, aber faszinierenden Abschnitt mit der Feststellung »**Aber es ist so kompliziert**« beendet, läßt sie erkennen, daß sie sich in einem Zustand kognitiver Überlastung befindet. Der Abschnitt demonstriert die gereizte und ermüdend wirkende Ausführlichkeit, mit der Erickson Rätsel und geheimnisvolle Assoziationsspiele zu nutzen pflegte. Er tat dies deshalb so ausführlich, weil er es für ungeheuer wichtig hielt, die Bewußtseinsprozesse der Patienten zu verwirren und gleichzeitig die unbewußten Assoziationsprozesse zu aktivieren, die schließlich die hypnotische Arbeit tun würden. Erickson wies wiederholt ausdrücklich darauf hin, daß dieser Zustand innerer Aktivierung – ein Zustand, in dem die Potentiale von Patienten so stark aktiviert werden, daß therapeutische Arbeit möglich wird – die ideale Voraussetzung für seine hypnotherapeutische Methode sei.[3] Diese Sicht

---

1 Siehe Erickson/Rossi 1980/1995–1998, *Gesammelte Schriften,* GS 1, S. 474–501: Zwei Hypnosetechniken: Die »Überraschungstechnik« und die »Mein-Freund-John-Technik«.

2 Siehe: Erickson/Rossi 1980/1995–1998, GS 4, S. 95–119: Varianten hypnnotischer Amnesie.

3 Siehe Erickson/Rossi 1979/1981 *(Hypnotherapie),* Kapitel 1.

steht in krassem Gegensatz zu der immer noch weit verbreiteten falschen Auffassung, Hypnose sei ein Zustand weitgehender Leere, in dem Hypnotisierte zu passiven Automaten würden, den Suggestionen und Programmierungen eines Hypnotiseurs hilflos ausgeliefert.

1.3 Fragen, Implikationen und Staunen aktivieren indirekt eine frühe Lernhaltung, die ihrerseits automatisches Schreiben fördert

Erickson: **Was ist mit Ihrer Hand los?** Sie hat sich erhoben – und bewegt sich schon auf den Stift zu.

Patientin: Man kann hier nicht einmal Luft holen.

Erickson: Klar können Sie das. Versuchen Sie es einmal.

Patientin: Also gut. Ich habe den Stift also in die Hand genommen – na und? Gestern abend hat sie mich dazu gebracht, aufzustehen und auf den Wecker zu schauen. Ich war ziemlich wütend auf sie.

ROSSI: Was ging tatsächlich vor sich, als Sie fragten, **was mit ihrer Hand los sei**? Hat sich die Hand rein zufällig bewegt, und Sie haben daraufhin die Gelegenheit ergriffen, zu sagen, die Bewegung könne darauf hindeuten, daß sich die Hand auf den Stift zubewege, um mit dem automatischen Schreiben zu beginnen?

ERICKSON: Ja.

ROSSI: Indem Sie einfach diese *Frage* gestellt haben, also indem Sie *impliziert* haben, sie bewege sich möglicherweise, ohne es zu wissen, unbewußt auf den Stift zu, haben Sie eine Verwirrung initiiert, die ihr Bewußtsein außer Funktion setzen und den hypnotischen Zustand herbeiführen könnte, in dem sie auf automatische Reaktionen nur zu warten braucht.

DR. MARION MOORE: Die Patienten *staunen* immer darüber, was Dr. Erickson zu sehen vermag, obwohl sie selbst es noch gar nicht spüren.

ROSSI: Ja, Fragen, die das Bewußtsein des Patienten nicht beantworten kann, sind für die Aktivierung unbewußter Prozesse zweifellos nützlich.

ERICKSON: Als Säugling fängt man an zu lernen, sobald man etwas hört: Man fragt sich dann, was da wohl gesagt wird, was es bedeutet und so weiter.

ROSSI: Durch solche Fragen *aktivieren Sie auch eine Einstellung aus der frühen Kindheit.*

1.4 Fragen, die Erinnerungen aktivieren; Erwartung, die automatische Reaktionsbereitschaft evoziert

Erickson: **Was als Nächstes geschieht, bezieht sich auf etwas außerhalb dieses Raumes.**
Patientin: **Was soll ich tun?**
Erickson: **Was habe ich gesagt?**
Patientin: [*Pause*] Das ist ein sehr guter Stift. [*Totenstille*] Ich staune immer wieder darüber. **Ein ermüdender Prozeß**, nicht wahr?
Erickson: **Gute Arbeit braucht nun einmal ihre Zeit.**
Patientin: Ich muß ihn bitten herzukommen, damit er mit den Supervisoren spricht. Ich weiß, was es ergeben wird. Es wird ja sein. Das ist alles so kompliziert. All die Arbeit, nur um das Ja herauszubekommen. [*»Es« bezieht sich auf das automatische Schreiben.*]
Erickson: Was meinen Sie, was es bedeutet?
Patientin: Ich will das nicht beantworten. Ich glaube nicht, daß es etwas bedeutet.
Erickson: Sie weigern sich, das zu beantworten. **Sie wollen es aber wissen, oder?**
Patientin: **Klar.**

ERICKSON: Wenn ich sage, »**Was als Nächstes geschieht, bezieht sich auf etwas außerhalb dieses Raumes**«, aktiviere ich Erinnerungen an Ereignisse, die nicht in diesem Raum stattgefunden haben.
ROSSI: War das tatsächlich Ihre Absicht, als Sie dies sagten – indirekt Erinnerungen zu aktivieren, die nichts mit diesem Raum zu tun hatten?
ERICKSON: Ja.
ROSSI: Als sie dann fragt: »**Was soll ich tun?**«, antworten Sie darauf mit einer weiteren Frage: »**Was habe ich gesagt?**«, was bei ihr erneut eine innere Suche initiiert. Und weil dies die Verwirrung verstärkt, muß sie sich nun fragen, was Sie ursprünglich gesagt hatten. Deutet es auch Selbstzweifel an und entkräftet damit weiter ihre bewußten Einstellungen (*sets*)?
ERICKSON: Uhmm.
ROSSI: Sie beobachten sehr geduldig ihre Hand. Interessiert und erwartungsvoll verfolgen Sie, ob sie weitere automatische Bewegungen ausführen wird. Sie erklärt, dies sei ein »**ermüdender Prozeß**«, doch Sie verstärken den Prozeß positiv durch die Binsenweisheit »**Gute Arbeit braucht nun einmal ihre Zeit.**« Weil sie dagegen nichts einwenden kann, muß

sie auch die Implikation akzeptieren, daß sie **»gute Arbeit«** leistet – was wahrscheinlich zum automatischen Schreiben führen wird. Dann sagt sie ein wenig ungeduldig, sie wisse, daß die ganze Mühe letztlich darauf hinauslaufe, daß ihre Hand mit »ja« antworte. Sie fragen sie, was das bedeute, aber sie baut eine Abwehrhaltung auf, indem sie sich zu antworten weigert und leugnet, daß es etwas bedeutet. Sie erkennen diese Wahrheit ihres Erlebens an und versuchen dennoch, sie durch ihre natürliche Neugier zu motivieren, indem Sie fragen: **»Sie wollen es aber wissen, oder?«** Sie antwortet darauf: **»Klar«** und revidiert dadurch praktisch ihre vorherige Äußerung, »es« (das automatische Schreiben) bedeute nichts, und wahrscheinlich ist sie in diesem Moment völlig offen dafür, eine neue Bedeutung aufzunehmen.

ERICKSON: Ja.

1.5 Fragen für die weitere Förderung des automatischen Schreibens

[*Die Patientin schreibt auf die für automatisches Schreiben charakteristische langsame, zögerliche Art »Ja«.*]

Erickson: Ich werde Ihnen jetzt eine Frage stellen, und Sie geben darauf die erste Antwort, die Ihnen einfällt. Steht das **Ja** im Widerspruch zu etwas, das Sie vorher gesagt haben?

ROSSI: Sie wissen tatsächlich nicht, ob das **Ja** zu etwas, das sie vorher gesagt hatte, im Widerspruch steht. Sie initiieren einfach erneut eine innere Suche, um das automatische Schreiben weiter zu fördern.

ERICKSON: Ja.

1.6 Widerspruch und Verwirrung auf der bewußten Ebene vertiefen automatisch die innere Suche und die Trance

Patientin: Ich werde nein sagen.

Erickson: Antworten Sie diesmal mit einem Wort. Steht es im Widerspruch zu etwas?

Patientin: Nein.

Erickson: Hängt es mit etwas, das Sie gesagt haben, zusammen?

Patientin: Ja. Das ergibt keinen Sinn.

Erickson: Wurde es anderswo als hier gesagt?

Patientin: Nein.
Erickson: Wurde es nur hier gesagt?
Patientin: **Ja.**
Erickson: Nur hier?
Patientin: **Nein.**

ERICKSON: Ihr letztes **Ja** und ihr **Nein** widersprechen einander.
ROSSI: Ihr Bewußtsein ist also in diesem Moment völlig verwirrt.
ERICKSON: Richtig!
MOORE: Diese Verwirrung vertieft ihre innere Suche, wodurch automatisch ihre Trance vertieft wird.
ROSSI: Praktisch keine Ihrer Fragen und Aussagen in diesem und im folgenden Abschnitt kann ihr Verstand mühelos beantworten. Deshalb wird der hypnotische Zustand aktiviert: Ihr Bewußtsein und ihre Intentionalität sind ein wenig zur Seite gedrängt, und sie wartet auf Antworten, die sie durch die in ihr aktivierten unbewußten Suchen und Prozesse erreichen sollen.
ERICKSON: Ja.

1.7 Weitere Widersprüche, Verwirrungen und die Bewußt-Unbewußt-Doppelbindung vertiefen die Trance; Zwei-Ebenen-Reaktionen mit Ja und Nein; der hypnotische Zustand

Erickson: Ist das, was Sie zuletzt gesagt haben, die Wahrheit, oder gibt jene andere Antwort die Wahrheit zutreffender wieder?
Patientin: Ja. Aber man kann über nichts nachdenken. Ich habe nur die Möglichkeit, ja oder nein zu sagen.
Erickson: Hat das irgendwas mit Schmerz von hier abwärts zu tun [*deutet auf die Schulter der Patientin*]?
Patientin: Nein.
Erickson: Hat es etwas mit Schmerz von hier aufwärts zu tun?
Patientin: Nein.
Erickson: **Haben Sie etwas vergessen?**
Patientin: Ja. Fragen Sie mich nicht was. Ich weiß es nicht.
Erickson: **Hat es mit etwas zu tun, das Sie vergessen haben?**
Patientin: Ja.
Erickson: **Glauben Sie, daß Sie es vergessen haben?**
Patientin: Nein.

Erickson: **Haben Sie es vergessen?**
Patientin: **Ja. Es ergibt keinen Sinn.**
Erickson: Tut es nicht? Würden Sie gern mit sich selbst darüber diskutieren?
Patientin: Nicht besonders.
Erickson: Wäre es denn kein Spaß?
Patientin: Ja.
Erickson: Mal sehen, was Sie darauf antworten. Ergibt es einen Sinn?
Patientin: Nein.
Erickson: Schauen Sie, was Ihre Hand schreibt.
Patientin: Wahrscheinlich ist es »Ja«.
Erickson: Sie sagt immer, was Sie nicht sagen.
Patientin: Meistens. Ich weiß, was sie sagen wird.

Erickson: Man beachte die widersprüchliche Folge von Ja- und Neinantworten auf meine Fragen. Auf »**Haben Sie etwas vergessen?**« antwortet sie »ja«; auf »**Hat es mit etwas zu tun, das Sie vergessen haben?**« antwortet sie ebenfalls »ja«. Aber wenn ich dann fortfahre mit »**Glauben Sie, daß Sie es vergessen haben?**«, sagt sie »nein«. Dann insistiere ich mit »**Haben Sie es vergessen?**«, und sie antwortet: »**Ja. Es ergibt keinen Sinn.**« Sie selbst erkennt den Widerspruch.
Rossi: Widerspricht sie sich, weil sie verwirrt ist?
Erickson: Ja.
Rossi: Wenn ich es mir genauer anschaue, wirkt es, als könnte ihre Verwirrung damit zusammenhängen, daß sie in einer Bewußt-Unbewußt-Doppelbindung gefangen ist. Sie antwortet von zwei verschiedenen Reaktionssystemen oder Ebenen aus auf die gleiche Frage abwechselnd mit ja und nein, nämlich von der Ebene des Bewußtseins und der des Unbewußten aus. Ihre Ja-Antwort könnte ihre bewußte Reaktion sein: Sie weiß, daß ihr Bewußtsein etwas vergessen hat. Ihre Nein-Antwort in Reaktion auf die Frage »**Glauben Sie, daß Sie es vergessen haben?**« könnte ihre unbewußte Reaktion sein, die anerkennt, daß das Unbewußte nichts vergessen hat.

Alles in allem deuten ihre Verwirrung, das innere Suchen und das automatische Schreiben darauf hin, daß sie in den hypnotischen Zustand eintritt, in dem sie ohne bewußte Intentionalität antwortet – obwohl Sie nicht mit Hilfe eines formellen Rituals eine Trance induziert haben.

1.8 Nutzung von Überraschung zur Förderung des inneren Fokus und der inneren Suche; das Wesen von Ericksons Hypnose ist, Potentiale zu wecken und erlernte Einschränkungen zu entkräften

Erickson: Wir könnten hier unterbrechen. Werden Sie heute abend überrascht sein?
Patientin: Ja.
Erickson: Wer wird es schaffen?
Patientin: Sie.
Erickson: Also ich.
Patientin: Ja.
Erickson: **Sie werden helfen?**
Patientin: Ja.
Erickson: Sonst noch jemand?
Patientin: Dr. Fink.
Erickson: Was sagt Ihre Hand? Wird noch jemand anders helfen?
Patientin: Wahrscheinlich sagt sie ja.

ROSSI: Auch hier fokussieren Sie mit Hilfe des Phänomens der Überraschung auf innere Prozesse. Sie glaubt, daß die Überraschung von außen kommen wird – von Ihnen oder von Dr. Fink. Die meisten Patienten suchen außerhalb von sich nach Lösungen. Sie jedoch implizieren, die Lösung werde aus ihr kommen, indem Sie ihr eine Frage stellen, die in Wahrheit eine Feststellung ist (»**Sie werden helfen?**«). Sie versuchen weiter, einen nach innen gerichteten Fokus zu fördern, indem Sie sie fragen, was ihre Hand wohl sagen wird, weil das automatische Schreiben ihre Aufmerksamkeit auf Reaktionen in ihrem Inneren richtet – wo die Symptomauflösung stattfinden wird.

ERICKSON: Ja. Ich möchte etwas aus ihr hervorlocken. Sie weiß nicht, was es ist, und ich weiß nicht, was es ist. Deshalb bringe ich sie dazu, sich zu widersprechen und zuzugeben, daß jemand anders helfen könnte. Das impliziert, daß sie, ganz gleich woher – von mir oder von sich selbst – die Information erhalten wird. Ich versuche also zu verhindern, daß sie die Information bezogen auf einen bewußt gewählten Standpunkt bekommt. Ich möchte nicht, daß sie die Information aufgrund der Annahme erhält, Dr. Fink oder ich werde sie ihr geben.

ROSSI: Sie initiieren in ihr einen allgemeinen Suchprozeß, der nicht durch ihre bewußten Bezugsrahmen beeinflußt wird. Bei der Erickson-schen Hypnotherapie geht es nicht darum, Patienten etwas einzutrichtern, sondern etwas wird evoziert, ohne daß ihre eigenen bewußten Bezugsrahmen und ihre erlernten Einschränkungen dies beeinflussen. Das ist sehr wichtig, weil die Öffentlichkeit und auch viele Fachleute immer noch glauben, Hypnose werde benutzt, um Menschen wie geistlose Automaten zu steuern oder zu programmieren.
MOORE: Eine irrige Vorstellung.
ROSSI: Hypnotherapie zielt darauf, aus dem Inneren von Patienten ungefilterte Antworten und Potentiale hervorzulocken. Sehen Sie das auch so?
ERICKSON: Ja! [*Erickson erzählt nun von einem Kriminalisten, der aufhörte, einen Lügendetektor zu benutzen, als er merkte, daß Hypnose ihm bessere Dienste leistete, wenn er Fragen stellte, die (1) alle Möglichkeiten zu antworten einschlossen, (2) Verwirrung stifteten und (3) sowohl abschlägige als auch bestätigende Antworten zuließen.*]

1.9 Einleiten einer indirekten Suche nach einer traumatischen Erinnerung: »Sei nicht bereit zu antworten«; Ericksons Intuition als unbewußte Reaktion auf minimale Hinweise

Erickson: Wir können hier unterbrechen. **Mir wäre lieb, wenn Sie nicht bereit wären, diese Frage zu beantworten: Gibt es an diesen Blumen etwas, das Sie nicht mögen?**
Patientin: Ja.
Erickson: Werden Sie es schreiben?
Patientin: Nein.
Erickson: Sie werden das also nicht schreiben?
Patientin: Nein.
Erickson: Sind Sie sicher?
Patientin: Ich sollte nicht ja sagen, aber ich tue es doch.
Erickson: Ich möchte, daß Sie etwas versprechen.
Patientin: Also gut, ich verspreche.
Erickson: Wenn Sie versprechen würden, nicht den Bus nach Hause zu nehmen, was würden Sie dann tun?
Patientin: Ich würde einen Bus nach Hause nehmen.

Erickson: Aber wenn Sie es wirklich versprechen würden, was täten Sie dann?
Patientin: Ich würde wahrscheinlich gehen.
Erickson: Und wenn Sie in die Stadt müßten, was würden Sie dann tun?
Patientin: Ein Taxi oder eine Straßenbahn nehmen.
Erickson: Warum nähmen Sie lieber ein Taxi?
Patientin: Straßenbahnen mag ich nicht besonders.
Erickson: Spricht sonst noch etwas für Taxis?
Patientin: Sie sind schneller.
Erickson: Sie sind schneller, nicht wahr? Sie bringen einen viel schneller ans Ziel. Indem Sie versprechen, nicht mit dem Bus zu fahren, wären Sie also tatsächlich schneller in der Stadt, nicht wahr? Gut.
Patientin: Hier liegt irgendwas in der Luft.
Erickson: Ich werde jetzt Dr. Fink die Führung übernehmen lassen. Bisher habe ich die Fäden in der Hand behalten. Nun schauen wir uns mal eine Weile an, was er macht. Was meinen Sie, wird er tun?
Patientin: Schwer zu sagen.
Erickson: Kann man es sagen?
Patientin: Ja. Oh, Mann!

ROSSI: Was soll diese merkwürdige Aufforderung bezwecken, sie solle **nicht bereit sein, diese Frage** über Blumen **zu beantworten**?
ERICKSON: *Blumen* ist das entscheidende Wort, falls es in ihrem Geist etwas gibt, das sie unterdrückt hat. Blumen werden im allgemeinen als angenehm empfunden. Es gibt aber oft auch an grundsätzlich angenehmen Dingen ein paar Einzelheiten, die man nicht mag.
ROSSI: Ich kann Ihnen nicht folgen.
ERICKSON: Ich nehme an, Betty [*Ericksons Frau*] hat vergessen, daß ihr Lieblingshund, Roger, gestorben ist. Sie mochte Roger sehr, aber sie mochte ihn nicht tot. Deshalb vergaß sie Roger völlig.
ROSSI: Dinge, die wir nicht mögen, sind also oft mit Dingen, die wir mögen, verbunden.
MOORE: So wie Dornen an der Rose.
ROSSI: Sie bringen Sie also dazu, nach etwas zu suchen, das sie nicht mag – nach irgendeiner Art von traumatischer Erinnerung, die ihr lieb und wert ist?
ERICKSON: Ja, dies ist eine Möglichkeit, nach einer traumatischen Erinnerung Ausschau zu halten, ohne daß ihr Bewußtsein es bemerkt.

ROSSI: Dann ist das eine indirekte Methode, nach einer traumatischen Erinnerung zu suchen?!
MOORE: Indem man den Patienten die Arbeit allein tun läßt.
ROSSI: Dann ist die Formulierung **»nicht bereit zu antworten«** in Wahrheit eine indirekte Suggestion [Aufforderung], nach »dem Unterdrückten« zu suchen. Sie aktiviert tendenziell Phase 3 unseres Paradigmas der Mikrodynamik der Tranceinduktion und Suggestion – die unbewußte innere Suche.

[1987] Ericksons vollständige Aussage, **»Mir wäre lieb, wenn Sie nicht bereit wären, diese Frage zu beantworten: Gibt es an diesen Blumen etwas, das Sie nicht mögen?«**, könnte seine unglaubliche Intuition veranschaulichen. Denn ganz am Ende dieser Fallgeschichte werden wir sehen, daß die Patientin unter einer Angst vor Blumen litt, über die sie sich nicht im klaren war; sie assoziierte Blumen mit der von ihr zunächst als Hauptproblem bezeichneten Angst vor Wasser.

Was genau ist Intuition? Erickson hat sie als unbewußte Reaktion auf minimale Hinweise beschrieben. In der Situation, um die es hier geht, könnten wir beispielsweise annehmen, Erickson habe in seinem Büro unbewußt eine minimale negative Verhaltensreaktion der Patientin auf Blumen aufgefangen. Vielleicht hatte er bei ihr ein leichtes Stirnrunzeln bemerkt oder daß sie es vermied, Blumen anzuschauen, oder die Nasenlöcher aufblähte, um den Duft der Blumen nicht zu riechen. Ericksons unbewußter, »intuitiver« und assoziativer Prozeß brachte diese minimale negative Reaktion der Patientin dann durch die obige Äußerung/Frage auf die Ebene des Bewußtseins, wobei weder er noch die Patientin die tiefere Bedeutung der Blumen schon begriff.[1]

[1979] Milton, haben Sie das alles wirklich vorher bedacht? Haben Sie es geplant, um eine traumatische Erinnerung aufzudecken? Wußten Sie zu diesem Zeitpunkt schon, daß die Ursache des Problems eine verdrängte traumatische Erinnerung war?
ERICKSON: Nein, ich habe nur gesucht.
ROSSI: Aber was hat Sie zu genau diesem Zeitpunkt dazu gebracht, mit

---

1 Siehe Erickson/Rossi 1980/1995–1998, GS 1, Teil II, mit vielen Beispielen für Ericksons Nutzung minimaler Hinweise.

der Suche nach einer traumatischen Erinnerung zu beginnen? Hat Ihnen Dr. Fink vorher etwas über das Problem erzählt?

ERICKSON: Nein, Dr. Fink kannte das Problem nicht. Er hatte nur das Gefühl, daß mit ihr etwas nicht stimmte. Sie war Krankenschwester in seinem Team und wirkte hin und wieder deprimiert. Sie war keine reguläre Patientin der Klinik.

1.10 Wie man dem Verstand von Patienten kleine Siege ermöglicht; die vielfältigen Ebenen der Reaktion und Bedeutung

Fink: Sind Sie auf alles vorbereitet, was jetzt für Dr. Erickson gesagt und getan werden muß?
Patientin: Nein, ich werde ihn weiter verwirren.
Fink: Wollen Sie ihn weiter verwirren?
Patientin: Ja.
Fink: Wollen Sie mich verwirren?
Patientin: Ja.
Fink: Wollen Sie auch sich verwirren?
Patientin: Nein.
Fink: **Nehmen Sie jetzt ein Taxi?**
Patientin: Ja. **Ich weiß nicht, was das bedeutet.**

ROSSI: Die Patientin scheint den Spielstil aufgegriffen zu haben. Sie versucht nun, den Spieß umzudrehen und *Sie* zu verwirren.

ERICKSON: Oh ja, sicher, man läßt Patienten bei solchen Spielen immer gewinnen und läßt sie aus jeder *unwichtigen* Schlacht als Sieger hervorgehen.

ROSSI: Wichtig ist hier, daß Dr. Fink sie dazu bringt, klar zu sagen, daß sie *nicht* über sich selbst verwirrt sein will. Sie will es also wissen – was immer das »es« sein mag, über das wir alle gerätselt haben. Dann wird sie gefragt: »**Nehmen Sie jetzt ein Taxi?**«, eine Frage, die auf der bewußten Ebene völlig sinnlos ist. Auf unbewußter Ebene steht sie jedoch wahrscheinlich in Beziehung zu der indirekten Suche nach einer traumatischen Erinnerung, die im vorherigen Abschnitt initiiert wurde. Deshalb antwortet ihr Unbewußtes sofort mit einem klaren Ja – was bedeutet, daß sie sich nun mit Riesenschritten der Auflösung des Rätsels bezüglich einer traumatischen Erinnerung nähert. Ihr Bewußtsein fügt dem dann als Nebensatz einen Ausdruck ihrer Verwirrung – »**Ich weiß nicht, was das bedeutet**« – hinzu.

Dies demonstriert wunderbar, daß man therapeutische Ziele mit Hilfe vieler Bedeutungsebenen erreicht. Auf einer Ebene wirkt die obige Transaktion wie ein oberflächlicher und etwas redundanter Austausch, der mit der scheinbar völlig verqueren und sinnlosen Taxi-Frage endet. Auf einer anderen Ebene jedoch fungiert der wörtliche Inhalt des Dialogs wie eine Art Code für die tieferen Bedeutungen, um die es in Wahrheit geht. Die Patientin bestätigt das Phänomen der multiplen Ebenen durch ihre abschließende Äußerung, die den Konflikt zwischen ihrem bewußten und ihrem unbewußten Verständnis des Geschehens in ihrer Therapie veranschaulicht.

1.11 Förderung einer traditionellen Induktion hypnotischen Schlafs durch Verwirrung; Nutzung einer Metapher und indirekten assoziativen Fokussierens zur Einleitung eines Gesprächs über Depression

Fink: Denken Sie an etwas, das mit Ichabod Crane[1] zusammenhängt?

Patientin: Nein.

Fink: **War das auch ein Taxi?**

Patientin: Ja.

Fink: Machen Sie damit weiter.

Patientin: **Ich habe sogar das ursprüngliche Thema vergessen.**

Fink: Schlafen Sie nun tief. Gleiten Sie tief hinab in tiefen Schlaf. Schlafen Sie weiter. Sie können sogar die Augen schließen und tiefer und immer tiefer gehen. Schlafen Sie weiter tief. Und schlafen Sie gut, sehr gut, sehr tief und sehr gut. Damit Sie in noch viel tieferen Schlaf sinken, können Sie alles ausblenden außer den Stimmen von Dr. Erickson, mir und Ihnen selbst. Sinken Sie tiefer und immer tiefer in den Schlaf. Und schlafen Sie weiter tief und gut. Sie sind ruhig und schlafen tief und gut. Sinken Sie noch tiefer, tiefer und tiefer, und schützen Sie diesen Schlaf. Schlafen Sie auf Ihre Art, damit Sie alles erreichen können, was Sie möchten. Und schlafen Sie ruhig, vertrauensvoll und sehr entspannt. Tief und gut. Initiieren Sie diesen Schlaf. Schlafen Sie weiter, tiefer und immer tiefer.

---

1 Ichabod Crane ist eine Gestalt aus *The Legend of Sleepy Hollow*, einer Schauergeschichte von Washington Irving.

Erickson: Und schlafen Sie weiter sehr tief. Ein sehr tiefer und guter Schlaf. Wir entfernen diesen Stift, damit Sie noch tiefer schlafen und sich noch behaglicher fühlen. Und wir nehmen dieses Blatt Papier weg, damit Sie noch besser schlafen. Und es hat einen Sinn und Zweck, daß Sie einschlafen. Und Sie werden diesen Zweck auf angenehme Weise erreichen. Und Sie werden wirklich sehr tief schlafen und nur Dr. Fink und mich hören. Sie werden nur vage das Gefühl haben, daß alles gut ist, so wie es ist, und daß es auch weiterhin gut sein wird. Ist das gut so?
Patientin: Ja.
Erickson: Und es wird Sie nicht stören, wenn ich mit Dr. Fink rede, nicht wahr?
Patientin: Nein.

ROSSI: Was bedeutet die Frage über Ichabod Crane?
ERICKSON: Er war ein furchtsamer und bedrückter Mann in dunklen Kleidern. Dies ist ein potentieller Eröffnungszug, der ihr die Möglichkeit geben soll, sich über ihre Depression zu äußern, falls sie möchte.
ROSSI: Es ist ein Beispiel für indirektes assoziatives Fokussieren. Ichabod Crane wird durch die Frage »**War das auch ein Taxi?**« mit der Taxi-Metapher in Verbindung gebracht. Indem sie »ja« antwortet, bestätigt sie im Grunde, daß sie sich dem Bereich ihres Problems rasch nähert.
ERICKSON: Ja, und es ist auch eine Art, sie zu verwirren, denn sie gesteht schließlich ein: »**Ich habe sogar das ursprüngliche Thema vergessen.**«
ROSSI: Sie befindet sich offenbar in einem verwirrten Zustand, aber gleichzeitig in einem Zustand der Reaktionsbereitschaft, wenn sie zugibt, sie habe das ursprüngliche Thema vergessen. Dr. Fink kann offenbar der Versuchung nicht widerstehen, die Gelegenheit zu nutzen und plötzlich mit dem Enthusiasmus eines Anfängers eine direkte traditionelle hypnotische Induktion einzuleiten, indem er der Patientin suggeriert, sie solle einschlafen. Es muß als paradox erscheinen, daß in den vielen vorangegangenen Abschnitten kunstvolle Vorbereitungen zur Aktivierung assoziativer Prozesse getroffen werden, und nun geschieht das genaue Gegenteil, indem sie plump aufgefordert wird einzuschlafen. Dieses Paradox löst sich jedoch auf, wenn man bedenkt, daß Schlaf auch nur als eine weitere Metapher (und als indirekte Suggestion) verstanden werden kann, die das Bewußtsein dazu bringt, sein Bestreben, sich selbst steuern zu wollen, aufzugeben und dem Unbewußten mehr

Spielraum zu lassen, um die initiierten Assoziationsprozesse zum Ausdruck zu bringen.

1.12 Die implizite Direktive und ein unwillkürliches Verhaltenssignal für die Trancetiefe: Verringerung von Widerstand durch »Sie werden, oder werden Sie es nicht?«

Erickson: Ich finde, Sie sollten noch einige Minuten schlafen, bis Sie wirklich spüren, daß Sie auf eine für Sie selbst, Dr. Fink und mich befriedigende Weise schlafen. **Und das werden Sie, oder werden Sie es nicht?** Schlafen Sie einfach weiter tief und gut. Und wenn Sie das Gefühl haben, daß Sie wirklich gut schlafen, wird sich Ihre rechte Hand erheben, um es mir mitzuteilen. Und jetzt erhebt sich Ihre Hand, nicht wahr?

Patientin: Ja.

ROSSI: Sie signalisieren ihr hier mit einer impliziten Direktive (Anweisung), daß sich ihre rechte Hand heben wird, wenn sie »tief schläft«. Sie benutzen ständig unwillkürliche Signale dieser Art, um herauszufinden, ob Patienten auf Ihre Suggestionen reagieren und für den nächsten Schritt bereit sind. Gibt die Patientin zu, daß sie »wirklich tief schläft«, zeigt sie dadurch in Wahrheit ihre Bereitschaft, mit Ihnen zu kooperieren, und ist wahrscheinlich in der Lage, die nächste Suggestion anzunehmen.

ERICKSON: Ja. Ich benutze hier ganz bewußt eine Wortfolge, die ich mir genau überlegt habe: »**Und das werden Sie, oder werden Sie es nicht?**«[1]

ROSSI: Warum haben Sie sich das so genau überlegt?

ERICKSON: Ich möchte verhindern, daß sie »*nein*« oder »*nicht*« sagt. Falls sie das Gefühl hat, sie sollte »*nein*« oder »*nicht*« sagen, habe ich ihr diese Möglichkeit genommen, indem ich das Wort »nicht« schon selbst benutzt habe. Ich habe es ihr abgenommen.

ROSSI: Sie haben dadurch jedes »*nicht*« oder »*nein*« entkräftet, jede Negativität und jeden Widerstand, die sie Ihnen und demgegenüber, womit Sie sie konfrontiert haben, empfunden hat. Hatten Sie zu diesem Zeitpunkt das Gefühl, daß von ihr Widerstand ausging?

ERICKSON: Nein, aber sie zögerte.

---

1 englisch: *And you will, will you not?*

1.13 Fördern einer das Handeln begünstigenden geistigen Einstellung sowie einer neuen Lernhaltung durch horizontal und vertikal verkehrtes Schreiben: Die Handlungsmetapher

Erickson: Würden Sie gern lernen, Ihre Hand schnell zu bewegen? Ich möchte, daß Sie sich darin üben, Ihre Hand frei, leicht und auf eine für Sie angenehme Weise zu bewegen. Das ist sehr leicht, nicht wahr? Nehmen wir nun einmal an, Sie würden mir auf eine leichte und angenehme Weise andere Bewegungen mit der Hand vorführen. Jetzt kommen wir zu Fingerbewegungen. Nehmen Sie manchmal Ihren Ring vom Finger? Schlafen Sie weiter, aber ziehen Sie den Ring aus und stecken ihn dann wieder an den Finger. Ziehen Sie ihn nicht ganz vom Finger – nur zur Hälfte. Und ziehen Sie ihn nun wieder an. Sie können beide Hände jetzt frei, leicht und angenehm bewegen. Noch etwas anderes – Sie können diesen Stift nehmen und Ihren Geburtstag aufschreiben. Nicht das Jahr, nur den Tag. Gut so. Und jetzt schreiben Sie das rückwärts. Es ist ziemlich schwierig, das so schnell zu tun. Machen Sie so etwas oft? Möchten Sie noch etwas anderes ausprobieren?

Patientin: Ja.

Erickson: Versuchen Sie einmal, so zu schreiben, daß die Schrift auf dem Kopf steht. Das haben Sie wunderbar gemacht, nicht wahr? Haben Sie das zum ersten Mal versucht? Ich werde Ihnen den Stift jetzt in die andere Hand geben, und Sie sollen Ihren Geburtstag jetzt rückwärts schreiben. Gut. Glauben Sie, daß Sie das auch schneller könnten? Ich werde Ihnen ein wenig helfen. Nehmen Sie diesen Stift in die eine Hand und den da in die andere; und schreiben Sie dann mit beiden Händen. Das ist wirklich sehr schön geworden. Möchten Sie es gern sehen, wenn Sie wieder aufgewacht sind? Gut, dann bewahren wir dieses Blatt auf. Übrigens, nebenbei bemerkt, Sie wissen ja gar nicht, welches es ist, weil Ihre Augen nicht offen waren. Stimmt's?

Patientin: Ja.

ROSSI: Warum geben Sie ihr den merkwürdigen Auftrag, rückwärts und auf dem Kopf zu schreiben?

ERICKSON: Ich führe eine bestimmte *Handeln* begünstigende geistige Einstellung (engl.: *a **do** mental set*) ein.

Rossi: Eine geistige Einstellung, die begünstigt, daß man etwas Ungewöhnliches tun kann: eine die Exploration fördernde neue Lernhaltung.
Erickson: Ja. Versuchen Sie es doch selbst einmal. [*Erickson leitet Rossi dazu an, mit jeweils einem Stift in beiden Händen gleichzeitig rückwärts und vorwärts zu schreiben. Rossi lacht, als er merkt, daß die Übung in ihm einen eigenartigen neugierigen Zustand hervorruft, daß er sich fragt, was als nächstes geschehen wird, und daß er ein Bedürfnis nach weiterer Anleitung durch Erickson verspürt.*]
Rossi: Sie setzen ihre habituellen *mentalen Bezugsrahmen* außer Kraft, indem Sie ihr das *physische Erlebnis* ermöglichen, auf eine Weise zu schreiben, die sich völlig von unserer gewohnten Schreibfähigkeit unterscheidet. Rückwärts und auf dem Kopf zu schreiben ist tatsächlich eine Art *Handlungsmetapher* für das Erlernen einer neuen Art zu denken. Deshalb kommen Patienten in die Therapie: Sie wollen aus ihren erlernten Begrenzungen ausbrechen und neue Arten zu leben entwikkeln. Aber woher haben Sie die Idee, bei Patienten eine exploratorisch orientierte neue Lernhaltung zu fördern?
Erickson: Aus der Grundschule.
Rossi: Aufgrund der Fragen, die Sie darüber hatten, wie Ihre eigenen Empfindungen und Wahrnehmungen funktionieren?
Erickson: Teilweise. Ich habe dort aber auch bemerkt, daß es unter Kindern Rechtshänder und Linkshänder gibt – und darüber habe ich viel nachgedacht.

1.14 *Zwei-Ebenen-Kommunikation: Posthypnotische Suggestion bezüglich Faszination, Verantwortlichkeit und Behagen beim Umgang mit Leid; Umdeutung eines Traumas mit Hilfe strukturierter Aufgaben*

Erickson: Denken Sie, es würde Sie faszinieren, sich nach dem Aufwachen den Kopf darüber zu zerbrechen, welche Hand was geschrieben hat? Wir werden das Blatt unter diesen Schreibblock legen, und Sie müssen mich daran erinnern, daß ich es später wieder hervorhole. Sie können diese Verantwortung übernehmen. **Sollte ich es vergessen, werden Sie dafür sorgen, daß ich daran erinnert werde, okay?** Schlafen Sie jetzt fest?

Patientin: Ja.

Erickson: **Wahrscheinlich gewinnen Sie allmählich den Eindruck, daß Sie Ihr Ziel erreichen können**, so wie Sie *Januar* rückwärts und auf dem Kopf stehend geschrieben haben. Es ist wirklich schwierig, nicht wahr? Und Sie können tatsächlich im Schlaf viel mehr verstehen als im Wachzustand, ist es nicht so? Und Sie werden sich dabei wohlfühlen, oder etwa nicht? **Ist es nicht angenehm, sich gut dabei zu fühlen? Sich hinsichtlich von Dingen gut zu fühlen, die Ihnen im wachen Zustand Schmerzen bereiten könnten?**

Erickson: Nun orientiere ich sie darauf hin, Verantwortung für ihre eigenen Produktionen zu übernehmen, deren Entstehung zu erraten sie nach dem Aufwachen faszinieren wird.
Rossi: Sie nutzen hier Zwei-Ebenen-Kommunikation: Auf einer Ebene sprechen Sie über die Schreibübung der Patientin, auf einer anderen Ebene über das faszinierende Wiederauftauchen ihrer traumatischen Erinnerung – für die sie nun die Verantwortung übernehmen kann. Und falls jemand etwas vergißt, werden Sie das sein, nicht die Patientin (»**Sollte ich es vergessen, werden Sie dafür sorgen, daß ich daran erinnert werde, okay?**«)
Erickson: Ja. Meine abschließenden Bemerkungen in diesem Abschnitt lauten: »**Wahrscheinlich gewinnen Sie allmählich den Eindruck, daß Sie Ihr Ziel erreichen können.**« und: »**Ist es nicht angenehm, sich gut dabei zu fühlen? Sich hinsichtlich von Dingen gut zu fühlen, die Ihnen im wachen Zustand Schmerzen bereiten könnten?**« Damit sage ich ihr, daß sie sich wegen dieser traumatischen Erinnerung nicht unwohl zu fühlen braucht.
Rossi: Sie deuten das Trauma um. Dadurch wird aus etwas, das man verbergen und vergessen muß, etwas, woran man sich mit Behagen erinnern kann – so wie die Patientin auf eine für sie angenehme Weise gelernt hat, auf eine neue Art zu schreiben.

1.15 Verwirrung, die etwas Negatives in etwas Positives verwandelt; Entkräften erlernter Einschränkungen und die Mikrodynamik der Trance; Prozeß versus Inhalt als Essenz von Ericksons Ansatz

Erickson: Erinnern Sie sich an das *Ja*, das geschrieben wurde, als Sie wach waren? Wissen Sie, worauf es sich bezog?
Patientin: Nein.
Erickson: Möchten Sie es vielleicht raten?

Patientin: Nein.
Erickson: **Haben Sie nein gesagt?**
Patientin: Ja.
Erickson: Also gut. Soll ich Ihnen sagen, was ich im Sinn hatte?
Patientin: Ja.

ERICKSON: Achten Sie darauf, wie in dieser Folge von Antworten zwei Nein in ein Ja umgewandelt werden, indem ich sage: »**Haben Sie nein gesagt?**«
ROSSI: Folgen Sie bei so etwas wirklich einem Plan? Warum?! Ich kann einfach nicht glauben, daß Sie das absichtlich getan haben! Ich studiere nun schon sieben Jahre bei Ihnen, und es fällt mir immer noch schwer zu glauben, daß Sie mich nicht mit allen möglichen komplizierten nachträglichen Erklärungen zu Fällen wie diesem zum Narren halten. Und doch liegt dieser über 30 Jahre alte Beweis hier vor uns. Warum fällt es mir so schwer, so etwas zu glauben? [*Erickson und Moore lachen herzhaft über Rossis Unglauben.*] Vielleicht fällt es mir deshalb so schwer, es zu glauben, weil sich die meisten Therapeuten immer noch auf den Inhalt des Gesagten konzentrieren, statt auf die Nutzung der Prozesse der mentalen Dynamik, so wie Sie es hier tun. Es wirkt fast ein bißchen banal zu glauben, daß zwei Negativantworten, die durch eine Bedeutungsverschiebung in eine positive Antwort umgewandelt werden, die Art von Bedeutung haben können, die Sie hier implizieren. Welchen Sinn hat es, solche Negativa in ein Positivum zu verwandeln? Neutralisieren Sie auch hier einen negativen Widerstand oder was?
ERICKSON: Am Ende des nächsten Abschnittes sehen Sie, wie Miss S. eingesteht, daß sie zwar nicht bewußt, aber *unbewußt versteht.*
ROSSI: Schaffen Sie durch das Umwandeln der Negativantworten in eine positive Antwort die Voraussetzung dafür, daß sie das akzeptieren kann?! Das wäre sehr typisch für Ihre Vorgehensweise. Irgendwann muß sich der Patient eingestehen, daß das Unbewußte mehr weiß – daß *im Unbewußten die Symptomauflösung und der Wandel stattfinden.*[1] *Die bewußten Einstellungen und erlernten Einschränkungen von Patienten werden auf diese Weise neutralisiert, und die Mikrodynamiken der inneren Suche und der unbewußten Prozesse fördern eine hypnotische Reaktion.*

1 Erickson & Rossi 1979/1981 *(Hypnotherapie).*

1.16 *Tranceinduktion durch Assoziation ohne Gewahrsein: Unbewußtes Verstehen; subtile Trance auf mehreren Ebenen und Übertragungsphänomene*

Erickson: **Haben Sie, als Sie wach waren, geglaubt, Sie seien nie hypnotisiert worden?** Haben Sie jemals diesen Glauben gehabt? Ich habe meine Frage so zu formulieren versucht, daß Sie unbewußt verstehen würden. Hatten Sie jemals dieses Gefühl?

Patientin: Ja.

Erickson: Und das schmerzt von hier aufwärts?

Patientin: Ja.

Erickson: Haben Sie bewußt verstanden?

Patientin: Nein.

Erickson: Haben Sie unbewußt verstanden?

Patientin: Ja.

Erickson: Hat es Ihnen etwas ausgemacht, daß ich das wußte?

Patientin: Nein.

Erickson: Ich werde nun Dr. Fink bitten, noch ein wenig mit Ihnen zu arbeiten. Ist es für Sie in Ordnung, wenn ich in Ihrer Gegenwart mit ihm rede?

Patientin: Ja.

Erickson: Und auch, daß er mit mir redet?

Patientin: Ja.

Erickson: Werden Sie zuhören?

Patientin: Ja.

Erickson: Könnten Sie auch nicht zuhören?

Patientin: Ja.

Erickson: Wenn Sie zuhören, und es stellt sich heraus, daß das, worüber wir reden, uninteressant ist, dann hören Sie einfach nicht zu. Sie brauchen nicht zuzuhören, nicht wahr? Aber Sie können, wenn Sie wollen. Also gut. [*Zu Dr. Fink:*] Was fällt Ihnen zum Thema Neuorientierung ein?

Fink: Ich habe an Neuorientierung in Zusammenhang mit der Einführung adäquater Einstellungen gedacht.

Erickson: [*Zur Patientin*] Wissen Sie, worüber wir gesprochen haben?

Patientin: Ja.

Erickson: Wie fühlten Sie sich dabei? Ist es in Ordnung?

Patientin: Ja.

ROSSI: Sie fragen die Patientin: »**Haben Sie, als Sie wach waren, geglaubt, Sie seien nie hypnotisiert worden?**« War da noch eine andere Tranceinduktion, die ich nicht mitbekommen habe?
ERICKSON: Nun, wenn sie in Trance war, wird sie auch weiter in Trance sein.
ROSSI: Wie bitte?
MOORE: Wenn Patienten bei Ihnen einmal formell oder informell in einer Trance gewesen sind, sind sie, sobald Sie wieder mit ihnen arbeiten, in einer partiellen Trance. Wenn sie diese Art von Antworten geben, befinden sie sich wahrscheinlich in einer Trance zweiten oder dritten Grades – wie auch immer Sie das nennen mögen. Schon das Stellen verwirrender Fragen induziert die Trance erneut, nachdem sie schon einmal zwischen Milton und ihr induziert wurde.
ROSSI: Jetzt verstehe ich – man muß es mir nur immer wieder um die Ohren schlagen! [*Schallendes Gelächter*] Sobald ein Therapeut mit dem Tranceverhalten eines Patienten assoziiert worden ist, besteht eine dauerhafte Verbindung zwischen diesem Therapeuten und dem schon einmal erreichten veränderten Bewußtseinszustand der Trance des Patienten. Der Therapeut kann die Trance indirekt erneut induzieren, indem er die gleiche Stimmcharakteristik, das gleiche Verhalten, die gleiche Art zu fragen oder was auch immer nutzt, um durch Assoziation die frühere Trance zu evozieren. Der Patient kann sich der späteren Trancezustände bewußt sein oder auch nicht. Oft sind solche späteren Trancen so subtil oder kurzlebig, daß Therapeut *und* Patient ihrer gar nicht bewußt werden, sofern sie nicht intensiv nach Mikrotranceindikatoren Ausschau halten. Die subtilen und intermittierenden Tranceerlebnisse zweiten und dritten Grades können zu den verschiedensten mißverstandenen Übertragungs- und Gegenübertragungsreaktionen zwischen Therapeuten und Patienten führen – gerade *wegen* des damit verbundenen mangelnden Gewahrseins.[1]

1 Einen Überblick über die vielen Verhaltensanzeichen, die auf diese subtilen kurzzeitigen Trancezustände hindeuten, derer sich die meisten Menschen nicht bewußt sind, gibt Rossi 1986a.

1.17 *Affektbrücke, Dissoziation, Rätsel, Mind-Games und ihre Nutzung zur Einleitung einer Altersregression*

Erickson: Ich möchte, daß Sie sich daran erinnern, wie Sie sich *fühlten*, als Sie das erste Mal Januar für mich geschrieben haben. Ich möchte, daß Sie sich so lebhaft daran erinnern, daß Sie das Gefühl haben, Sie würden das Wort in diesem Augenblick schreiben. Erinnern Sie sich daran, bis Sie spüren, wie Ihre Hände schreiben – bis Sie tatsächlich das Schreiben spüren. *Fühlen* Sie weiter so deutlich, wie Sie wissen, wo Sie sind, und machen Sie sich klar, daß es viele Dinge gibt, die Sie so tun können. [*Patientin schreibt.*] Das war ein angenehmes Erlebnis, nicht wahr?

Patientin: Ja.

Erickson: Und als Sie es rechtshändig und linkshändig und auf dem Kopf stehend geschrieben haben, **ist es Ihnen doch nicht so erschienen, als würden Sie nur Ihren Geburtstag aufschreiben, oder?**

Patientin: Nein.

Erickson: Es war, als würden Sie eine Aufgabe erledigen. Es gibt ja eine Menge Dinge in Ihrem Erleben, die Sie wie eine Aufgabe erledigen können, nicht wahr? Wie eine Aufgabe, die erledigt, angeschaut und verstanden und später gelesen werden muß. Ist es nicht so? Ich habe heute Abend mit Dr. Fink ein Spiel gespielt, in dem es um den Satz geht, den ich verfaßt habe. Die Rätsel waren ein hübsches Spiel, nicht wahr? Das Erleben eines Menschen enthält viele Rätsel, nicht wahr? Und ich schlage Ihnen vor, daß Sie sie als Rätsel verstehen, mit denen man sich zum **Spaß und mit Befriedigung** beschäftigen kann. Irgendwann entdeckt man, wie einfach es ist, das Rätsel zu lösen, und wie befriedigend das ist. **Gestern abend haben Sie eine Menge vergessen.** Sie haben den März 1945 vergessen, den Februar 1945, den Januar 1945 und sogar den Dezember 1944, nicht wahr?

Patientin: Ja.

Erickson: Sie könnten das noch einmal tun, oder?

Patientin: Ja.

Erickson: Und Sie könnten es sehr, sehr umfassend tun, nicht wahr? **Und schon wenn Sie nur daran denken, fühlen Sie sich ein wenig benebelt,** nicht wahr? **Wahrscheinlich werden Sie sich deshalb fragen, wer ich bin.** Ist es nicht so?

Patientin: Ja.

ROSSI: Zu Beginn dieses Abschnitts bitten Sie die Patientin, sich daran zu erinnern, wie sie sich *fühlte*, als sie zum erstenmal »Januar« für Sie schrieb. Sie benutzen somit eine *Affektbrücke* (Watkins 1949), um zu einer Erinnerung aus neuerer Zeit zu gelangen und dadurch eine *Altersregression* zu ermöglichen. Dies gelingt Ihnen, indem Sie durch horizontal und vertikal verkehrtes Schreiben einen *dissoziativen Prozeß* einleiten, was bewirkte, daß es der Patientin **nicht so erschien, als würde sie nur ihren Geburtstag aufschreiben.** Sie assoziieren dies mit den Rätseln vom Anfang der laufenden Therapiesitzung, um weiter neutralisierende Verwirrung zu stiften und der Patientin zu empfehlen, beim Lösen der Rätsel **Spaß und Befriedigung** zu empfinden (was gleichzeitig beinhaltet, daß sie ihre eigene Psychodynamik versteht).

Wenn Sie sagen: **»Gestern abend haben Sie eine Menge vergessen«**, bedeutet das dann, daß Sie schon vorher eine Sitzung mit ihr hatten?

ERICKSON: Ja. Tut mir leid, aber die Transkripte sind chronologisch leider nicht völlig korrekt.

ROSSI: Das macht nichts. Wichtig ist, daß wir einen genauen Überblick über die Ereignisfolge bekommen. Unseren Lesern sollte klar sein, daß es schon vor der hier beschriebenen Therapiesitzung eine Sitzung mit Miss S. gab, die nicht aufgezeichnet wurde. Da es sich nicht um eine reguläre Patientin handelte, haben Sie beim ersten Treffen mit ihr wahrscheinlich nicht geahnt, daß Sie mit dieser jungen Frau so wichtige hypnotherapeutische Arbeit in Angriff nehmen würden. Wir sind Ihnen sehr dankbar dafür, daß Sie zu diesem zweiten Treffen[1] eine Stenotypistin hinzugezogen haben.

Dann fahren Sie fort mit: **»Schon wenn Sie nur daran denken, fühlen Sie sich ein wenig benebelt«**, was die einschränkenden bewußten Einstellungen erneut depotenziert und die Patientin in die innere Suche hineinkatapultiert. Den Abschluß bildet ein ziemlich rätselhafter Hinweis: **»Wahrscheinlich werden Sie sich deshalb fragen, wer ich bin.«** Das vertieft die innere Suche, gibt ihr gleichzeitig eine bestimmte Richtung und verknüpft die Suche mit einer Erwartung. Damit haben Sie alle erforderlichen Vorbereitungen für die erste Altersregression und für die Einführung des Februarmannes im nächsten Abschnitt getroffen.

---

1 Die im Buch als »erste« bezeichnete Sitzung ist im Grunde das »zweite« Treffen. Anm. d. Übers.

SITZUNG I – TEIL 2

Die Identität des Februarmannes entsteht

Bei diesem Teil der Sitzung im Jahre 1945 anwesend: Dr. Milton H. Erickson, Dr. Jerome Fink, die Patientin, die auch als »Miss S.« und »Jane« bezeichnet wird, sowie die Freundin der Patientin, »Miss Dey«. *Bei den Kommentierungsgesprächen im Jahre 1979 anwesend:* Dr. Milton H. Erickson, Dr. Ernest L. Rossi, Dr. Marion Moore, Dr. Robert Pearson und ein weiterer Teilnehmer unbekannter Identität.

1.18 Der Februarmann wird vorgestellt. Phase eins: Die Dynamik der Altersregression

Erickson: Aber auf die eine oder andere Weise werden Sie merken, daß Sie in Sicherheit sind, daß da jemand ist, den Sie kennen und dem Sie vertrauen können, von dem Sie wissen, daß er **bei Ihnen sein wird**, daß Sie mit ihm reden und dem Sie die Hand geben können. Und Menschen die Hand zu geben haben Sie gelernt, als Sie noch sehr jung waren, nicht wahr. Sie haben gesehen, wie große Leute einander die Hand gaben, oder nicht? Es ist schrecklich schwer für Sie, sich daran zu erinnern, wann Sie das [Händeschütteln] zum ersten Mal gesehen und seine Bedeutung verstanden haben. **Es ist schrecklich schwer für Sie, sich daran zu erinnern, wann Sie das allererste Mal jemandem die Hand geschüttelt haben. Es ist sehr schwer, sich daran zu erinnern – an den Tag, nachdem Sie zum ersten Mal jemandem die Hand geschüttelt haben. Und wenn Sie ein paar Dinge vergessen, die Sie erlebt haben, seit Sie das erste Mal jemandem die Hand geschüttelt haben, kommen Sie dieser Erinnerung allmählich immer näher und näher, ist es nicht so?** Nun möchte ich, daß Sie etwas erraten. Meinen Sie, Sie können mir sagen, welcher Monat im Augenblick ist?

Patientin: Februar. [Tatsächlich ist März. Wie die folgenden Abschnitte zeigen werden, ist Miss S. in diesem Moment zu einem Zeitpunkt in ihrer frühen Kindheit zurückgekehrt.]

Erickson: Das simple Reden darüber, wann sie das erste Mal jemandem die Hand schüttelte, hat eine unbewußte Suche nach dieser Erinnerung eingeleitet, auch wenn diese nicht das Bewußtsein erreicht. Diese innere Suche fördert den Prozeß der Altersregression, den ich strukturiere.
Rossi: Dann bestätigen Sie, wie schwer es ist, »**sich daran zu erinnern, wann Sie das allererste Mal jemandem die Hand geschüttelt haben.**« Darauf reagiert die Patientin wahrscheinlich mit innerlicher Zustimmung. Sie muß auch zugeben, daß »**es sehr schwer ist, sich daran zu erinnern – an den Tag, nachdem Sie zum ersten Mal jemandem die Hand geschüttelt haben.**« Somit befindet sie sich zu diesem Zeitpunkt in einer starken Ja-Haltung.
Erickson: Ich bereite sie durch diese Suche nach frühen Erinnerungen auf die Altersregression vor.
Rossi: Dann fügen Sie die für die Altersregression entscheidende Suggestion hinzu: »**Und wenn Sie ein paar Dinge vergessen, die Sie erlebt haben, seit Sie das erste Mal jemandem die Hand geschüttelt haben, kommen Sie dieser Erinnerung allmählich immer näher und näher, ist es nicht so?**« Diese wichtige Suggestion geht ganz natürlich aus den vorangegangenen hervor und perpetuiert die Ja-Haltung. Im übrigen kann die inhärente Logik dieser Suggestion nicht angezweifelt werden: Die Patientin kommt der Erinnerung tatsächlich »näher und näher«, weil all die Amnesien, die sie seit dem ersten Handschütteln entwickelt hat, praktisch zu weißen Flecken in ihrer Erinnerung geworden sind. Die Zeit weicht tatsächlich auf eine frühere Altersstufe zurück, und die Patientin befindet sich in einem Zustand der Altersregression (wie wir im nächsten Abschnitt sehen werden).

Die Dynamik der Altersregression, so wie sie in diesem Abschnitt dargestellt wird, beinhaltet demnach etwas mehr, als daß die Patientin in Trance versetzt und ihr mitgeteilt wird, sie befinde sich nun in einer Zeit, in der sie jünger war. Die komplexe Sequenz verläuft etwa so:

(1) Die erste und zweite Phase der Mikrodynamik der Trance werden aktiviert, wenn Sie ihre Aufmerksamkeit fixieren und ihre habituellen

geistigen Einstellungen neutralisieren. Daß dies eingetreten ist, lassen eindeutige Anzeichen für extreme Reaktionsbereitschaft erkennen, was bedeutet: Sie folgt Suggestionen so umfassend, daß sie sich in Widersprüche verwickelt, ohne es zu merken.

(2) Durch verwirrende Aufgaben, die eine frühe Lernhaltung aktivieren, bauen Sie eine *Affektbrücke* zu frühen Erinnerungen auf.

(3) Sie stellen Fragen, die (a) ihr Bewußtsein nicht beantworten kann und die (b) sie weiter auf ihre frühesten Kindheitserinnerungen und die Lernerfahrungen, die sie in jener Zeit gemacht hat, hin orientieren (beispielsweise auf die Erinnerung daran, wie sie das erste Mal jemandem die Hand gegeben hat).

(4) Es folgt eine wichtige Suggestion, durch die Sie vorsichtig versuchen, konträre Prozesse in einen Zustand der Balance zu bringen – was wir an früherer Stelle als *Nebeneinanderstellen von Gegensätzen* (*apposition of opposites*) bezeichnet haben.[1] Sie verweisen auf all die Dinge, die sie *vergessen* hat, seit sie zum erstenmal jemandem die Hand gegeben hat, was sie paradoxerweise immer näher an eine frühe *Erinnerung* heranbringt. In ihrem instabilen mentalen Zustand *nutzen* Sie *ihr gesamtes Vergessen*, um plötzlich eine *frühe Erinnerung* hervorzuholen und eine *Altersregression* auszulösen.

Wenn wir annehmen, daß es eine mentale Verfassung gibt, die Erinnern und Vergessen steuert, können wir sagen, daß Sie eine Möglichkeit, sie zu aktivieren, entdeckt haben. Der Erinnerns-Vergessens-Prozeß wird mit einen Zustand entstehender Reaktionsbereitschaft verbunden und dann plötzlich über den Kanal Ihrer Suggestion entladen. Dies ist die Essenz hypnotischer Suggestion: *Durch Depotenzierung der habituellen Einstellungen (oder erlernten Einschränkungen) werden bei Hypnotisierten bestimmte mentale Mechanismen aktiviert (wodurch ein Zustand der Reaktionsbereitschaft entsteht) und entlang des Kanals der Suggestion entladen.* Der beschriebene Vorgang ist deutlich komplexer als die simple direkte Suggestion, die man in der Vergangenheit zu nutzen pflegte. Weil diese notorisch unzuverlässig war, haben viele Psychologen angezweifelt, daß die Altersregression ein echtes hypnotisches Phänomen sei. Zwar stellt Ihr Ansatz wesentlich höhere Anforderungen an einen

1 Siehe Erickson & Rossi 1979/1981 *(Hypnotherapie)*.

Hypnotiseur, er könnte aber zuverlässigere Resultate nach sich ziehen, sofern andere Therapeuten lernen, ihn zu nutzen.

Ich frage mich, ob es ein neurologisches Modell gibt, das uns bei dieser Arbeit unterstützen könnte? Meinen Sie, Karl Pribrams holographische Methode (Pribram 1971) könnte dabei von Nutzen sein?

ERICKSON: Ja, ich weiß aber nicht genug darüber.

1.19 *Phase zwei der Entstehung der Identität des Februarmannes: Der Therapeut sucht in der Altersregression des Patienten nach Orientierung*

Erickson: Welches Jahr haben wir? Februar 1929 – stimmt das?

Patientin: Weiß ich nicht [*Ihre Stimme klingt bei dieser und den folgenden Antworten kindlich*].

Erickson: Du[1] weißt es nicht.

Patientin: Nein.

Erickson: Ist es dir wichtig?

Patientin: Nein.

Erickson: Möchtest du herausfinden, um welches Jahr es sich handelt? Kannst du schreiben?

Patientin: Nein.

Erickson: Du kannst nicht schreiben?

Patientin: Nein.

Erickson: Aber du kannst sprechen, oder?

Patientin: Ja.

Erickson: Und es ist doch Februar?

Patientin: Ja.

Erickson: Und weißt du auch, woher du weißt, daß Februar ist?

Patientin: Nein.

Erickson: Ich weiß es. Ich weiß, woher du weißt, daß Februar ist. Soll ich es dir sagen? Soll ich es dir jetzt sofort sagen oder soll ich noch damit warten? Möchtest du es gerne wissen?

Patientin: Ja.

---

1 Die deutsche Übersetzung wechselt im Dialog Ericksons mit der Patientin dann zum »Du«, wenn letztere sich auf der kindlich-unbewußten Ebene befindet. Es ist allerdings nicht immer möglich, eindeutig festzustellen, wo der Wechsel im Sinne dieser Logik optimal plaziert ist. Anm. d. Übers.

Erickson: Wir reden miteinander, nicht wahr? Weißt du, wer ich bin? Kennst du meine Stimme?
Patientin: Nein.
Erickson: Würdest du mich erkennen, wenn du die Augen öffnen und mich anschauen würdest?
Patientin: Ich glaube nicht.

Rossi: Aufgrund der vorangegangenen Arbeit vermuten Sie, daß ihre Altersregression sie in den Februar 1929 zurückgeführt hat. Sie kann das aber nicht bestätigen, weil sie in ein Alter zurückgekehrt ist, in dem sie noch nicht schreiben kann und nicht einmal weiß, woher sie weiß, daß Februar ist. Sie konnten also zwar auf die Altersregression hinarbeiten, hatten aber keinen Einfluß darauf, in welche Zeit sie regredieren würde. Ist das so weit korrekt?
Erickson: Ja.
Rossi: Daß sie sich tatsächlich in einer Altersregression befindet, wird erneut bestätigt, als sie abstreitet, Sie zu kennen oder Ihre Stimme zu erkennen. Dem ersten Hinweis auf einen Wechsel Ihrer Identität (Abschnitt 1.17: »**Wahrscheinlich werden Sie sich deshalb fragen, wer ich bin.**«) folgt nun der erste wichtige Schritt beim Auslöschen Ihrer realen Identität. Diese neu entstandene Anonymität, die in diesem Moment aber noch sehr instabil ist, gibt Ihnen genügend Raum, um die Altersregression der Patientin zu erforschen und zu verstärken.

1.20 *Phase drei der Entstehung der Identität des Februarmannes: Aufbau einer angenehmen Beziehung; Stimmdynamik und Erforschung der Altersregression mit Hilfe von realen Objekten und von Spielen*

Erickson: Nun, das ist gut so, nicht wahr? **Am Klang meiner Stimme kannst du erkennen, daß du mich wahrscheinlich sehr mögen wirst.** Ich lege jetzt deine Hände auf deinen Schoß, und zwar so. Und ich lege zwei Dinge dort hin – eins zwischen den kleinen Finger und diesen Finger, und eins zwischen diesen Finger und diesen Finger. Und jetzt sollst du mir sagen, was die gelben Dinger in deiner Hand sind. Dazu mußt du wohl die Augen öffnen, nicht wahr?
Patientin: Ja.
Erickson: Öffne die Augen und sag mir, was das für gelbe Dinger sind, die du siehst.

Patientin: [*Öffnet die Augen*] Sieht aus wie Gold.
Erickson: Deute mit deiner linken Hand darauf. Siehst du da etwas? Was ist es?
Patientin: Ring.
Erickson: Ist sonst noch etwas Gelbes da?
Patientin: Nein.
Erickson: Vielleicht etwas Silbernes?
Patientin: Ich kann Silber nicht von Gold unterscheiden.
Erickson: Ist das hier Silber?
Patientin: Ich glaube Gold.
Erickson: Und das?
Patientin: Gold.
Erickson: Was sind das für Dinger?
Patientin: Stifte.
Erickson: Woher weißt du das?
Patientin: Weil … [*die Stimme wird noch deutlicher kindlich*].
Erickson: Weißt du jetzt, woher du weißt, daß Februar ist?
Patientin: Nein.
Erickson: Möchtest du, daß ich es dir sage? Was ist vorigen Monat passiert?
Patientin: Omi ist nach Hause gefahren.
Erickson: Was war vorigen Monat mit dir?
Patientin: Ich bin hiergeblieben.
Erickson: Aber wie war es mit deinem Geburtstag?
Patientin: Ich hatte Geburtstag.
Erickson: Das war doch vorigen Monat, oder? Und wie heißt der Monat, in dem du Geburtstag hast?
Patientin: Januar.
Erickson: Du bekommst solche Sachen schnell heraus. Das kannst du ziemlich gut, meinst du nicht auch?
Patientin: Manchmal.

Rossi: Sie setzen hier eine sanfte, angenehme Stimme ein, so wie Menschen es tun, wenn sie zu einem Kind besonders nett sein wollen. Das verstärkt den Zustand der Altersregression, in dem sie sich befindet. Dann erforschen Sie ihre Altersregression mit Hilfe eines einfachen Spiels: Sie plazieren zwei Objekte zwischen ihren Fingern. Eines ist offenbar ein Ring, das andere ein Stift (oder mehrere Stifte). Die Antworten auf Ihre einfachen Fragen über die Objekte bestätigen (»ratifizie-

ren«), daß sie sich im Zustand der Altersregression befindet, und damit beginnt eine Sequenz einfacher Fragen und Antworten, in deren Verlauf Sie allmählich gezielter nach dem Alter fragen, in dem sie sich befindet, und sich außerdem nach ihrem Geburtstag und danach, was in ihrem Leben vor sich geht, erkundigen. Sie erforschen nun den Zustand der Altersregression und suchen nach Situationen in ihrer Kindheit, die eine therapeutische Intervention erfordern könnten.
ERICKSON: Ja.

1.21 *Erster »Besuch« des Februarmannes: Posthypnotische Suggestionen erzeugen ein Gefühl der Sicherheit und Unbeschwertheit, das zur Grundlage der »neuen« Beziehung wird*

Erickson: Soll ich das aufgreifen? **Hast du Lust zu raten, wer ich bin?**
Patientin: Ich weiß nicht.
Erickson: Kannst du es nicht erraten? **Soll ich dir ein wenig helfen?**
Patientin: Du siehst aus, als hätte ich dich schon mal gesehen.
Erickson: **Du wirst mich irgendwann wiedersehen. Immer wieder. Das verspreche ich dir. Eines Tages wirst du mir einen Witz erzählen, und das wird dir Freude machen.** Erzählst du gern Witze?
Patientin: Ich kenne keine.
Erickson: Du lachst gerne, oder?
Patientin: Uhmm.
Erickson: Ich verspreche dir, daß ich dich irgendwann in einer fernen Zeit besuchen werde und daß wir dann viel lachen werden. Glaubst du mir das?
Patientin: Uhmm.

ROSSI: Das ist der Gipfelpunkt Ihrer sorgsamen Bemühungen, für sich selbst in Beziehung zu Miss S. eine neue Tranceidentität zu kreieren. In der Phase 1 (Abschnitt 1.18) haben Sie eine Erwartung erzeugt, daß jemand kommen wird, »**der bei Ihnen sein wird**«. In Phase 2 (Abschnitt 1.19) haben Sie eine Anonymität kreiert, derentwegen die Patientin Sie nicht mehr als Dr. Erickson identifizieren kann. In Phase 3 (Abschnitt 1.20) versichern Sie ihr, daß es völlig in Ordnung ist, wenn sie Sie nicht erkennt, denn: »**Am Klang meiner Stimme kannst du erkennen, daß du mich wahrscheinlich sehr mögen wirst.**« In diesem Abschnitt etablieren Sie klar Ihre neue therapeutische Rolle durch die Fragen: »**Hast**

du Lust zu raten, wer ich bin?« und »**Soll ich dir ein wenig helfen?«** sowie durch die Feststellungen: »**Du wirst mich irgendwann wiedersehen. Immer wieder. Das verspreche ich dir. Eines Tages wirst du mir einen Witz erzählen, und das wird dir Freude machen.«**

Obwohl Sie immer noch eine gewisse Anonymität aufrechterhalten – denn Sie verraten der Patientin weder Ihren Namen noch den Hintergrund Ihrer Beziehung zu ihr –, vermitteln Sie ihr doch einen skizzenhaften Eindruck von der Art des Kontakts zwischen Ihnen. Sie geben ihr damit praktisch posthypnotische Suggestionen und bereiten so Ihr wiederholtes Erscheinen während ihrer im Zustand der Altersregression wiedererlebten Kindheit vor. Schon das bloße Versprechen, sie immer wieder zu besuchen, hat für die Patientin einen therapeutischen Wert, denn weil ihr Vater früh starb, war sie als Kind sehr einsam. Das beiläufige Erwähnen von Witzen impliziert, daß Ihre künftigen Besuche einen fröhlichen und leichtherzigen Charakter haben werden, was ebenfalls in krassem Gegensatz zu ihrer emotionalen Situation in der Kindheit steht. Sie bemühen sich sehr, ihrem kindlichen Gemüt gerecht zu werden, und Sie sagen nur eben genug – und in der Art von Sprache, die sie verstehen kann –, um ihr zu vermitteln, daß sie sich auf Ihre Besuche verlassen kann und daß sie angenehm verlaufen werden. Wenn sie am Schluß dieses Abschnitts sagt, sie glaube Ihnen, was Sie gesagt hätten, ist Ihre neue therapeutische Trancerolle ratifiziert und die Grundlage für die weitere Beziehung geschaffen.

1.22 Umgang mit dem zuerst berichteten Kindheitstrauma: Nutzung der Implikation, daß »die Dinge sich ändern werden«, mittels eines therapeutischen Gleichnisses und der Relativität des Alters

Erickson: **Was, glaubst du, wirst du tun, wenn du erwachsen bist?**

Patientin: Nichts. Einfach einen reichen Mann heiraten, sagt Mami.

Erickson: Meinst du, es würde dir Freude machen, in die Zukunft zu schauen und zu sehen, wie es dir ergehen wird?

Patientin: Ja.

Erickson: Meinst du, du mußt hart arbeiten?

Patientin: Ja.

Erickson: Warum meinst du das?

Patientin: Muß doch jeder, oder?

Erickson: Auch wenn du einen reichen Mann heiratest, ja. Gibt es etwas, das du nicht magst oder nicht verstehst?
Patientin: Oh, da gibt es vieles.
Erickson: Was denn?
Patientin: Ach, ziemlich viele Dinge.
Erickson: Erzähl' mir von einer Sache – von der, die dir am meisten Sorgen macht.
Patientin: **Wo ist Papi hingegangen, als er starb?**
Erickson: Weißt du das wirklich nicht?
Patientin: Bin mir nicht sicher.
Erickson: Möchtest du es gerne sicher wissen?
Patientin: Ja.
Erickson: So etwas sollte man einem kleinen Mädchen wie dir erklären, damit du es verstehen kannst, ja?
Patientin: Uhmm.
Erickson: Wenn du älter und größer geworden bist, **muß diese Erklärung verändert werden**, nicht wahr? Denn du verstehst dann andere Dinge. Als dein Papi starb, ist er in den Himmel gekommen. Das ist die Erklärung, ja?
Patientin: Das haben sie gesagt.
Erickson: Und als du noch sehr klein warst, hat man dir auch erzählt, Gott sei ein großer, freundlicher alter Mann. Stimmt's? Meinst du, daß deine Mami Gott auch so sieht?
Patientin: Nein.
Erickson: Sie ist älter, ja? Und sie versteht viele Dinge. Kleine Kinder gehen zur Schule und lernen »eins und eins ist zwei«, und das ist für sie schwer. Und wenn sie lernen: »zwei und zwei ist vier«, ist das noch schwerer für sie. Glaubst du, daß das für deine Mami auch schwer ist?
Patientin: Nein.
Erickson: Für sie ist es sehr leicht, weil sie viel mehr weiß. Meinst du, ein Kind hat Unrecht, wenn es sagt, es sei schwer, eins und eins zusammenzuzählen?
Patientin: Ja.
Erickson: Es hat nicht unrecht, weil das für das Kind tatsächlich schwer ist. Meinst du, deine Mami hat unrecht, wenn sie sagt, daß das leicht ist?
Patientin: Nein.
Erickson: Es ist leicht für die Mami und schwer für das Kind. Also: Du brauchst als Kind die Erklärung, daß Papi in den Himmel gekommen ist, und wenn du älter und größer geworden bist, verstehst du noch genauso wie

vorher, aber du verstehst mehr und besser. Es ist aber tatsächlich immer noch das gleiche. Ist das eine Antwort auf deine Frage?

Patientin: Ja [*zögernd*].

Rossi: Indem Sie diesen Abschnitt mit der Orientierungsfrage »**Was glaubst du, wirst du tun, wenn du erwachsen bist?**« einleiten, verstärken Sie wieder durch Implikation ihren Zustand der Altersregression. Dann fangen Sie an, nach den Arten von hypnotherapeutischer Intervention zu »fischen«, die erforderlich sind, weil das eigentliche Ziel der Behandlung darin besteht, ihr zu helfen, sich bei der Vorstellung wohlzufühlen, daß sie selbst als Mutter Kinder großziehen wird. Können Sie etwas über das Sprachkonzept von Kindern sagen und über das Grundprinzip Ihrer Vorgehensweise in diesem Abschnitt?

Erickson: Für ein Kind ist »eins und eins« schwer und »zwei und zwei« noch schwerer zu lernen. Für eine Mutter hingegen ist das nicht schwer. Aber auch für sie war das schwer, als sie noch ein Kind war. Und so *verändern sich die Dinge, wenn man erwachsen wird.*

Rossi: Vieles wird dann leichter. Sie beantworten also die Frage, die Ihre Patientin offenbar seit langem quält, »**Wo ist Papi hingegangen, als er starb?**«, mit einer therapeutischen Analogie, die sie in ihrem kindlichen Bezugsrahmen verstehen kann. Gleichzeitig geben Sie ihr eine indirekte therapeutische Suggestion in Form der Aussage, daß »**diese Erklärung verändert werden muß**«, wenn sie erwachsen geworden ist.

1.23 Hypnotherapie als Methode zur Förderung des einzigartigen Lernmusters jedes Menschen; Burts Selbstentwöhnung; die unbeantwortbaren Fragen der Kindheit; emotionale Sicherheit durch die Metapher der unbewußten Weisheit des Körpers; der Utilisationsansatz

Erickson: Möchtest du noch eine andere Frage stellen? Oder gibt es noch etwas anderes, das du sagen möchtest, weil es dir viel Kummer macht?

Patientin: Da gibt es viele Dinge.

Erickson: Erzähle mir doch noch von einer Sache.

Patientin: Es macht mir eigentlich keine richtigen Sorgen, aber woher wissen Vögel, wie sie zurückkommen?

Erickson: Weil Vögel eben bestimmte Dinge wissen. Woher weiß denn ein Baby, daß es schlucken muß?

Patientin: Weiß ich auch nicht. Das tut es einfach.

Erickson: Und wenn du Durst hast, braucht dir doch auch niemand zu erklären, daß du etwas trinken mußt, oder? Du wächst von Anfang an damit auf. Und wenn etwas auf deine Augen zukommt, schließt du sie, nicht wahr? Hat dir irgendwann jemand gesagt, daß du das machen mußt? Du lernst es einfach. Und wie hat dein Haar gelernt, nur auf deinem Kopf zu wachsen? So wächst es nun einmal bei uns Menschen. Das ist das Schöne daran. Manchmal haben wir Hunger auf Fleisch und Kartoffeln, und manchmal mögen wir beides nicht. Hat dir dein Magen jemals erklärt, warum das so ist?

Patientin: Ich weiß nicht.

Erickson: Und wenn du zu lange spielst, was sagt dann dein Körper? Er sagt, du sollst schlafen gehen, nicht wahr? Hat dir jemals jemand gesagt, wie man schläft?

Patientin: Nein.

Erickson: Wir sind einfach so. Und genauso wissen die Vögel, wann sie zurückkommen und wann sie fortfliegen müssen, und die Blätter wissen, wann sie von den Bäumen fallen und wann sie neu austreiben müssen. Und aus dem gleichen Grund wissen die Blumen, wann sie aufblühen müssen. Ist das nicht eine schöne Welt?

Patientin: Ja.

Erickson: Ich beantworte hier die unbeantwortbaren Fragen der Kindheit.

Rossi: Warum tun Sie das in diesem Moment?

Erickson: Kinder haben unendlich viele Fragen. Deshalb weise ich darauf hin, daß unser Körper uns sagt, wann wir wachsen sollen. Manchmal sagt er uns, daß wir kein Fleisch oder keine Kartoffeln wollen, aber daß wir *trotzdem* hungrig sind. So kann man den Fokus von der eigenen Unfähigkeit, Fragen zu beantworten, auf das Wissen des Körpers lenken. Unser Haar weiß, wie es wachsen kann.

Rossi: Sie kann ein starkes Gefühl emotionaler Sicherheit empfinden, wenn ihr klar ist, daß die Antwort auf ihre psychischen Probleme aus ihrem Inneren kommen kann, auch wenn ihr Bewußtsein das nicht weiß.

Erickson: Ja, [ein Beispiel dafür habe ich selbst erlebt.] Burt [*einer von Ericksons Söhnen*] wurde noch mit der Flasche ernährt. Eines morgens wachte er hungrig auf. Ich machte seine Flaschennahrung fertig, aber als ich zurückkam, um den Kühlschrank zu öffnen, hörte ich ein lautes Getöse! Burt hatte auf einen Stuhl am Tisch gesessen und mich beobachtet. Irgendwie waren sämtliche Babyflaschen auf den Boden gefallen und zerbrochen! Also holte ich neue Flaschen und bereitete erneut die Flaschennahrung zu. Diesmal beobachtete ich Burt genau, während ich mich daran machte, die Kühlschranktür zu öffnen, und plötzlich sah ich, wie er den Behälter mit den Flaschen vorsichtig in Richtung der Kante seines Stuhls zog. Ich unterbrach ihn dabei [um zu verhindern, daß die Flaschen ein zweites Mal hinunterfielen]. Daraufhin kletterte Burt von seinem Stuhl, ging ins Eßzimmer, setzte sich an den Tisch und sagte: »Ich habe Hunger.« Er hatte sich selbst entwöhnt. Keine Flaschen mehr!! Und er hatte sich gründlich entwöhnt!

ROSSI: Das Zertrümmern der Flaschen war also seine Methode!

ERICKSON: [*erzählt nun weitere Geschichten darüber, wie jedes seiner Kinder eine völlig eigene Methode hatte, die Erwachsenen wissen zu lassen, wann sie entwöhnt waren. Großes Gelächter in der Gruppe, zu der nun Dr. Robert Pearson neu hinzugekommen ist.*]

PEARSON: Ich jetzt großer Junge!

ERICKSON: Jedes Kind hat ein individuelles Verhaltensmuster.

ROSSI: Jeder Mensch hat ein einzigartiges Lernmuster. Ihre Hypnotherapie versucht, diese Muster zu aktivieren, statt Patienten fremde Inhalte oder Ideen einzutrichtern. Viele Therapeuten arbeiten immer noch nach der traditionellen Methode, den Patienten ihre eigenen Ansichten aufzudrängen.

MOORE: Wenn dies wirklich verstanden würde, käme es [im Bereich der Hypnotherapie] zu einer Revolution.

ROSSI: Milton, würden Sie bitte etwas zu der Ansicht sagen, daß *Ihre hypnotherapeutische Methode – einschließlich all der indirekten Formen von Suggestion, die sie nutzt – darauf abzielt, die einzigartigen Lernprozesse jedes Patienten zu aktivieren, statt ihm die Vorstellungen des Therapeuten aufzudrängen?*

ERICKSON: Ja. Woher will ich wissen, ob meine Vorstellungen eine Wirkung erzielen werden?

ROSSI: Das ist eine schöne Zusammenfassung des Wesens Ihrer Methode: Sie aktivieren Prozesse, von denen Sie sicher sind, daß sie wirken werden, weil sie zum Patienten gehören. Sie zwingen dem Patienten nicht Ihre eigenen Vorstellungen auf, weil Sie nicht wissen können, wie diese auf einen anderen Menschen wirken. Ihnen ist sicher klar, daß es sehr schwer ist, diese Idee praktizierenden Psychotherapeuten zu vermitteln, weil es viel leichter ist, einem Patienten zu sagen: »Ich möchte, daß Sie sich mit dieser oder jener Sache befassen.« Sie hingegen machen es völlig anders. [In diesem Augenblick ergreift ein Besucher unbekannter Identität das Wort.]

BESUCHER: Geben Sie den Prozessen nicht tatsächlich eine andere Richtung? Zumindest manchmal versuchen Sie, Patienten dazu zu bringen, ihre eigenen Prozesse auf eine andere Weise zu nutzen, als sie es vorher getan haben. Ich selbst nehme gewöhnlich an, daß Patienten irgendwann eine schlechte Gewohnheit entwickelt haben.

ROSSI: Eine erlernte Einschränkung.

BESUCHER: Lenken Sie die Prozesse nicht in eine neue Richtung, Dr. Erickson?

ERICKSON: *Nachdem man [als Hypnotherapeut] die Prozesse evoziert hat, kann der Patient sie nutzen. Das führt zu einer spontanen Korrektur.*

MOORE: Ist es das, was ich getan habe, als ich vor einigen Jahren für eine meiner Patientinnen die Rolle des Herrn August gespielt habe? Ihr Vater war gestorben, als sie acht Jahre alt gewesen war. Deshalb stellte ich mich [während einer Altersregression in der Hypnotherapie] als »Herr August« vor. Herr August erklärte ihr, wie sie davon träumen könnte, daß sie zusammen den Zoo besuchen, auf einen Spielplatz gehen und sich gemeinsam an andere Orte begeben, daß Herr August ihr kleine Dinge kaufe, ihr kleine Gefälligkeiten erweise, ihr die Aufmerksamkeit entgegenbringe, nach der sie sich als Kind nach dem Tod ihres Vaters gesehnt hatte. Aber *es waren ausnahmslos ihre eigenen Träume und ihre eigenen Ideen darüber, was Herr August mit ihr und für sie tat.*

ERICKSON: *Ihre eigenen Ideen!* Als ihr Vater gestorben war, muß sie etwas in dieser Art gedacht haben.

MOORE: Aber sie wird wohl in ihren Träumen auch noch etwas anderes gedacht haben, womit sie sich auf andere Weise [bewußt] nicht mehr konfrontieren wollte.

ERICKSON: Ja.

1.24 *Wie man auf naturgemäße Weise Einschränkungen, Vorwände und schlechte Angewohnheiten beseitigt; Überraschung und Nichtwissen als Kennzeichen unbewußter Arbeit; therapeutische Gleichnisse für psychische Entwicklung*

Erickson: Macht dir noch etwas anderes viel Kummer? Etwas, wovor du Angst hast?

Patientin: **Ich möchte nicht fortgehen.**

Erickson: Was glaubst du, wohin du gehen wirst?

Patientin: Weiß ich nicht.

Erickson: Hast du viel Angst davor? Was glaubst du, was passieren wird?

Patientin: Weiß ich nicht.

Erickson: **Ich habe dir gesagt, daß ich dich immer wieder besuchen werde.** Und ich halte meine Versprechen. Deshalb werde ich wiederkommen. Weißt du das?

Patientin: Ja.

Erickson: **Ich habe dir gesagt, daß ich dich immer wieder besuchen werde.** Und ich halte meine Versprechen immer. Deshalb wirst du selbst dann, wenn du fortgehst, wiederkommen.

Patientin: Bestimmt?

Erickson: Noch einmal zu den Dingen, die du magst und möchtest. Es ist völlig egal, ob wir hier oder da drüben sind, nicht wahr? Glaubst du, daß du irgendwann ein anderes Haus mögen wirst?

Patientin: Nein.

Erickson: Magst du alle Menschen, die du kennst?

Patientin: Nein.

Erickson: **Meinst du, daß du jemals andere Menschen mögen wirst?**

Patientin: Ja.

Erickson: Hältst du genauso viel von den Menschen, die du jetzt kennst?

Patientin: Vielleicht.

Erickson: Meinst du nicht, daß du einige von ihnen mehr mögen könntest als einige von denen, die du zwar magst, aber nicht so sehr?

Patientin: Ja.

Erickson: Ich nehme an, so ist es tatsächlich. Du magst dieses Haus. Glaubst du, daß du jemals lernen wirst, ein anderes Haus zu mögen?

Patientin: Vielleicht. Ich will aber nicht.

Erickson: Du willst es nicht? Ich denke, es ist sehr schön, ein Haus zu haben, das man mag, wenn man ein Kind ist; ein Haus, das man mag, wenn man größer geworden ist; ein Haus, das man mag, wenn man erwachsen ist. Ich denke, es ist schön, ein Haus zu haben, das man mag, wenn man alt ist. Ist das nicht schön?

Patientin: Ich denke ja.

Erickson: So wird es dir wohl ergehen. Ich hoffe, daß es so sein wird. Ich hoffe, daß du jedesmal, wenn du etwas Wichtiges und Gutes erlebst, viele neue Dinge kennenlernen wirst – Dinge, die du ebenso magst, wie die Dinge, die dich im Augenblick umgeben. **Du wirst eine Menge Dinge haben, von denen du jetzt nicht einmal weißt, daß du sie genauso mögen wirst wie dieses Haus – zwar auf andere Weise, aber mögen wirst du sie.** Dieses Haus hat ganz bestimmte Eigenarten, die du magst, und auch viele andere Dinge werden Eigenarten haben, die du sehr magst. Du verstehst das, nicht wahr?

Patientin: Ja.

Erickson: »**Ich möchte nicht fortgehen**«: Was bedeutet das?

Rossi: Sie genießt es, hier zu sein?

Erickson: [*Erzählt eine Geschichte über eine seiner Töchter, die wegen ihres Geburtstags traurig war, weil ihr klar wurde, daß ihre Kindheit endete.*] »Ich möchte nicht fortgehen« wird in solchen Situationen oft gesagt. Unsere Patientin möchte nicht aus der Welt des kleinen Mädchens in die Welt des großen Mädchens wechseln.

»**Ich habe dir gesagt, daß ich dich immer wieder besuchen werde**«, versichert ihr, daß sie mich auch dann, wenn sie fortgeht [das heißt, selbst wenn sie erwachsen ist], immer noch hat.

Ihre Ja-Antwort auf meine Frage »**Meinst du, daß du jemals andere Menschen mögen wirst?**« verstärkt ihr Erwachsenwerden: Wenn sie erwachsen ist, wird es Menschen geben, die sie mag.

Rossi: [1987] Erickson beendet diesen Abschnitt mit einer therapeutischen Metapher des Inhalts, daß man für jede Lebensphase ein angemessenes Haus (eine Weltsicht) haben muß. Als Ausgleich dafür, daß sie erwachsen werden muß, wird sie »**eine Menge Dinge haben, von denen du jetzt nicht einmal weißt, daß du sie genauso mögen wirst wie dieses Haus – zwar auf andere Weise, aber mögen wirst du sie.**« Dies ist eine Art zeitlich nicht klar abgegrenzter, indirekter Suggestion, derzufolge sie, wenn sie älter sein wird, viele Dinge bereichern werden, von denen sie noch nichts weiß. *Nichtwissen* fungiert als indirekte Suggestion, damit das Unbewußte seine kreative Arbeit unabhängig von den Einschränkungen, die ihr Bewußtsein entwickelt hat, tun kann. Sie wird in ihrem späteren Leben nicht auf die Einschränkungen aus ihrer Kindheit festgelegt sein. Sie wird über ihre erlernten Einschränkungen hinauswachsen!

1.25 Umdeutung von Ängsten und Schmerz mittels der Konzepte der Relativität des Alters: Evozieren erlernter Konzepte des Wandels im körperlichen, geistigen und emotionalen Bereich. »Ausagieren« als Verhaltensstarrheit; die Ethik der Förderung geistiger Aktivitäten im Gegensatz zu geistiger Manipulation; der erste Hinweis auf eine bestehende Schwimmangst

Erickson: Macht dir etwas Sorgen? Hast du vor etwas Angst?

Patientin: Vor vielen Dingen. Ich habe Angst vor dem **großen Hund an der Ecke.** Und ich gehe nicht gern schwimmen.

Erickson: Wie alt ist dieser Hund jetzt?

Patientin: Weiß ich nicht. Er ist sehr groß.

Erickson: Was meinst du, wie du als Erwachsene über den Hund denken wirst? **Und was wirst du dann mit dem Hund machen?**

Patientin: **Über ihn lachen.**

Erickson: Und trotzdem wirst du noch daran denken, daß du einmal Angst vor ihm hattest. Aber du wirst dann einfach über ihn lachen, ja?

Patientin: Ja.

Erickson: Ist es schlecht, Angst vor ihm zu haben?

Patientin: Ich mag Angst nicht.

Erickson: Du möchtest dir nicht gern einen Zeh stoßen. Meinst du denn, daß du erwachsen werden kannst, ohne dir jemals einen Zeh zu stoßen?

Patientin: Das wäre schön.

Erickson: Wärest du denn nicht froh, wenn sich bei dir ein Zahn lockern würde, auch wenn es weh täte?

Patientin: Ja.

Erickson: **Weil das bedeuten würde, daß du erwachsen wirst.** Aber meinst du nicht, daß sich jeder mal einen Zeh stoßen muß, einfach um zu wissen, wie das ist?

Patientin: Ja.

Erickson: **Vielleicht wirst du irgendwann einmal mit einem kleinen Mädchen darüber sprechen, daß es sich einen Zeh gestoßen hat. Dann würdest du sicher gern wissen wollen, wie es sich anfühlt, wenn man sich einen Zeh gestoßen hat.** Ist es nicht so?

Patientin: Ja.

Erickson: Ich meine nicht, daß es Spaß macht, sich einen Zeh zu stoßen. Aber ich bin trotzdem froh, daß ich das einmal erlebt habe, weil ich jetzt weiß, wie weh das tut. Und wenn jemand darüber spricht, weiß ich, wovon er redet. Findest du das nicht auch?

Patientin: Ja.

ERICKSON: Durch das Erreichen ihres jetzigen Alters hat sie gelernt, daß sie zukünftigen Veränderungen in ihrem Körper nicht wird entkommen können. Ein Kind lernt, daß es zwar noch zu klein ist, um die Tischplatte zu erreichen, daß es aber schon bald groß genug dafür sein wird. Es hat schon gelernt: »Es gab einmal eine Zeit, da konnte ich noch nicht krabbeln – dann gab es eine Zeit, da konnte ich krabbeln; es gab einmal eine Zeit, da konnte ich nicht laufen – und dann kam eine Zeit, da konnte ich laufen.« Und *man bezieht alles auf dieses erlernte Konzept der Veränderung.*

ROSSI: Sie evozieren und verstärken ständig das erlernte Konzept des Wandels, das aus unserer Lebenserfahrung resultiert.

ERICKSON: Und ich sorge dafür, daß es permanent präsent ist. [*Erickson erzählt nun Beispiele von Teenagern, die Hilfe benötigen, um zu lernen, die Realität der positiven Veränderungen zu akzeptieren, die ständig in ihrem Körper, ihren Emotionen und ihrem Verständnis stattfinden.*[1]]

ROSSI: Daß wir den ständigen Wandel unserer eigenen Natur zu akzeptieren lernen, ist wesentlich für unsere geistige Gesundheit.

ERICKSON: Ja. Das Kind kann die Realität körperlicher Veränderungen zu erkennen lernen, aber die Realität affektiver und kognitiver Veränderungen zu verstehen ist viel schwerer, weil diese so abstrakt sind.

ROSSI: Die meisten Erwachsenen sind sich über die affektiven und kognitiven Veränderungen, die bei ihnen selbst stattfinden, auch nicht im klaren. Wenn sie wütend sind, agieren sie ihre Wut aus; sind sie deprimiert,

---

1 In Kapitel 5 von Erickson/Rossi 1980/1995–1998, GS 6, S. 202–347: »Eine neue Identität ermöglichen«, sind zahlreiche Beispiele für Ericksons Umgang mit dieser Thematik aufgeführt.

agieren sie passiv die Depression aus. Wir könnten das *Ausagieren* als eine Art *Verhaltensrigidität* bezeichnen: Uns ist nicht klar, daß sich der Zustand, den wir derzeit erleben, verändern wird, und wir wissen nicht, wie wir diese Veränderung fördern und lenken können. Was bleibt uns da noch, außer den Zustand auszuagieren, als handle es sich um eine autonome Funktion?

[1987] In diesem Abschnitt beginnt Erickson auch mit dem *Reframing* der Ängste der Patientin im Sinne des Konzepts der Altersrelativität, das er schon früher eingeführt hatte (siehe Abschnitt 1.22): So wie es für ein Kind anders als für einen Erwachsenen schwer ist, eins und eins zu addieren, ängstigt der »**große Hund an der Ecke**« das Kind, wohingegen der Erwachsene über das Tier lacht. Ebenso deutet Erickson den Schmerz, den ein lockerer Zahn verursacht, im Sinne seiner Bedeutung für das Erwachsenwerden um (»**weil das bedeuten würde, daß du erwachsen wirst.**«), und er deutet den Schmerz, der entsteht, wenn man sich einen Zeh stößt, im Hinblick auf die relationale und experientielle Bedeutung oder Wertigkeit eines solchen Vorfalls um (»**Vielleicht wirst du irgendwann einmal mit einem kleinen Mädchen darüber sprechen, daß es sich einen Zeh gestoßen hat. Dann würdest du sicher gern wissen wollen, wie es sich anfühlt, wenn man sich einen Zeh gestoßen hat.**«).

Diese Art des Umdeutens könnte den Eindruck erwecken, sie stehe zum vorangegangenen Abschnitt (1.23) in Widerspruch, wo Erickson vehement dafür eintrat, es sei wichtig, bei Patienten psychische Prozesse zu initiieren, *ohne* neue Ideen und Inhalte hinzuzufügen. Wir haben Erickson während der Fallbesprechung nicht aufgefordert, diesen potentiellen Widerspruch aufzuklären. Wenn ich jetzt im Jahre 1987 über diesen Punkt nachdenke, kann ich mir vorstellen, welche wichtige Differenzierung Erickson wahrscheinlich angeführt hätte, um zu zeigen, daß er auch in diesem Fall nur etwas evoziert hat, statt der Patientin etwas aufzudrängen: Er evozierte in ihr latentes Wissen, indem er Gedanken formulierte, die in ihr präsent, aber nicht aktiv (und somit unbewußt) waren. Dies wird durch die Antworten der Patientin auf Ericksons »neue« Ideen bestätigt. Beim ersten Reframing formuliert sie in Reaktion auf Ericksons Frage (»**Und was wirst du dann mit dem Hund machen?**«) selbst die neue Idee (»**Über ihn lachen.**«). Auf die folgenden beiden Umdeutungen, bei denen Erickson typische Kindheitserlebnisse wie Zähneverlieren und Sich-den-Zeh-Stoßen als Metaphern benutzt, reagiert die Patientin bereitwillig zustimmend. Ihr sofortiges und uneingeschränktes Ja in beiden Fällen legt nahe, daß Erickson tatsächlich nur sozusagen »den Lichtschalter betätigt« – also nicht die Glühbirne eingeschraubt hat.

Damit kommen wir zu einer wichtigen konzeptionellen Differenzierung zwischen ethisch fragwürdigen Manipulationstechniken wie Gehirnwäsche und ethisch akzeptablen Möglichkeiten, die natürliche geistige Aktivität zu fördern, wie beispielsweise Reframing. Ethisch fragwürdige Techniken geistiger Manipulation zwingen einem Menschen ihm fremde oder gar für ihn schädliche Ideen durch Ausüben von Druck, durch Deprivation oder durch negative Stimuli auf. Eine ethisch vertretbare Förderung natürlicher geistiger Aktivität hingegen macht *Ideen bewußt, die bei einem Menschen vorhanden, ihm aber nicht bewußt sind. Dies geschieht mittels impliziter therapeutischer Wirkungen, welche die Potentiale des Patienten, sich selbst zu verstehen und sich frei für ein Verhalten zu entscheiden, zu aktivieren vermögen.*

1.26 Posthypnotische Suggestion als Mittel therapeutischer Erforschung der Zukunft: Die Schwimmphobie wird erkannt; Zeitverzerrung ermöglicht wiederholte Besuche des Februarmannes

Erickson: Und du schwimmst nicht gerne?
Patientin: Nein.
Erickson: Warum?
Patientin: Weiß ich nicht.
Erickson: Was passiert denn beim Schwimmen?
Patientin: Menschen ertrinken.
Erickson: Kennst du jemanden, der ertrunken ist?
Patientin: Nein, aber sie ertrinken trotzdem.
Erickson: Hattest du selbst schon einmal Wasser im Mund und in der Nase?
Patientin: Schon oft.
Erickson: Hattest du da schreckliche Angst?
Patientin: Ach, nicht so schrecklich.
Erickson: Wenn ich dich später einmal wiedersehe, werden wir uns die Hand geben – irgendwann einmal. Möchtest du mich wiedersehen?

Patientin: Ja.

Erickson: Wann sollen wir uns denn wieder treffen? **Nach deinem nächsten Geburtstag?** Fändest du das schön?

Patientin: Ja.

Erickson: **Bei unserem nächsten Treffen sollst du mir ein bißchen mehr über das Schwimmen erzählen und es mögen. Wirst du das tun?**

Patientin: Ja.

Erickson: Bei unserem nächsten Treffen wird dein nächster Geburtstag schon vorüber sein.

Patientin: Aber ich bin dann nicht hier.

Erickson: Wo du auch bist, ich besuche dich. Das ist ein Versprechen. In Ordnung? Meinst du, ich kann dieses Versprechen halten? Vielleicht solltest du jetzt die Augen schließen und dich ein wenig ausruhen. Bei unserem nächsten Treffen geben wir uns wieder die Hand.

Rossi: Das ist Ihr erster Vorstoß zu ihrer Schwimmphobie, die in zukünftigen Sitzungen zu einem wichtigen Thema therapeutischer Arbeit werden wird. Sie spüren in diesem Moment die Bedeutung der Thematik und geben der Patientin deshalb vorsichtig eine posthypnotische Suggestion, derzufolge sie bei einem künftigen Zusammentreffen mit dem Februarmann ausführlicher über ihre Schwimmphobie berichten wird: »**Bei unserem nächsten Treffen sollst du mir ein bißchen mehr über das Schwimmen erzählen und es mögen.**« Möchten Sie in diesem Zusammenhang noch etwas über Ihre Vorbereitung sagen? Wir sind momentan noch immer bei Ihrem ersten Besuch als Februarmann bei ihr, der fünf Abschnitte vorher [1.21] begann, und Sie werden ihr in der laufenden therapeutischen Sitzung noch viele »Besuche« als Februarmann abstatten.

Erickson: Das Händeschütteln mit ihr ist entscheidend.

Rossi: Das Händeschütteln wird zu einem Signal dafür, daß der Februarmann sie zu einem späteren Zeitpunkt (»**Nach deinem nächsten Geburtstag?**«) erneut in Trance besuchen wird. Bei jedem Händeschütteln statten Sie ihr einen Besuch als Februarmann ab – es kommt dann erneut zu einer minimalen therapeutischen Begegnung. Auf diese Weise können Sie viele therapeutische Besuche in einer einzigen hypnotherapeutischen Sitzung unterbringen. In Realzeit erfolgen die einzelnen Besuche in sehr kurzen Abständen, doch im subjektiven Zeiterleben der

Patientin in Trance können zwischen den einzelnen Besuchen Wochen, Monate oder Jahre liegen.

ERICKSON: Ja.

FINK: [*Der folgende Kommentar wurde im Jahre 1987 eingefügt, als Dr. Fink das gesamte Manuskript durchsah.*] Zunächst möchte ich darauf hinweisen, daß es hier nicht nur um eine Schwimmphobie ging – die wäre auch nicht annähernd so wichtig gewesen. Es handelte sich um eine Phobie, die *Wasser im allgemeinen* betraf. Zeitweilig konnte dieses Mädchen weder duschen noch baden; sie wusch sich jahrelang nur mit einem Waschlappen oder Schwamm! Wenn sie in einem Auto über eine Brücke fuhr, saß sie gelähmt vor Angst da!

1.27 *Der zweite »Besuch« des Februarmannes: Ratifikation des ersten »Besuchs« als Erinnerung an eine frühere Trance; Ratifikation eines erfolgreichen Reframings; Ursprung der Identität des Februarmannes in den Assoziationsprozessen der Patientin*

Erickson: [*Begrüßt die Patientin mit Handschlag*] Hallo! Ob du dich wohl noch an mich erinnerst?

Patientin: Ja.

Erickson: **Erinnerst du dich an mich? Wann habe ich dich denn schon einmal gesehen?**

Patientin: **Das war vor langer Zeit.**

Erickson: Kannst du dich daran erinnern, wann das war?

Patientin: Ja.

Erickson: Wann war es?

Patientin: Im Februar – nach meinem Geburtstag.

Erickson: Und in welcher Zeit sind wir jetzt?

Patientin: Im Februar.

Erickson: Werde ich immer im Februar kommen?

Patientin: Vielleicht.

Erickson: Es würde mich nicht überraschen. Unser erstes Zusammentreffen war doch ganz nett, und du hast dich sicher noch daran erinnern können, nicht wahr?

Patientin: Ja.

Erickson: Was denkst du über unser Treffen damals?

Patientin: Es war schön.

Erickson: Meinst du, daß es auch diesmal schön wird?

Patientin: Ja.
Erickson: Wie geht es dem Hund?
Patientin: Ich weiß nicht.
Erickson: Ich glaube, daß er eigentlich ein guter Hund war. Aber du mochtest ihn wohl nicht, oder?
Patientin: **Ich werde eines Tages zu ihm gehen und ihn treten.**

Rossi: [1987] Erickson gibt das Handschüttelsignal und initiiert so den zweiten Besuch des Februarmannes. Er fragt die Patientin, ob sie sich an ihn erinnert, um wieder Rapport zu ihr herzustellen. Da sie sich erinnert, ihn »vor langer Zeit« getroffen zu haben, bestätigt (»ratifiziert«) sie die Tatsache, daß der erste Besuch nun zu einer Erinnerung in ihrer Trancevergangenheit geworden ist. Es ist erstaunlich, wie ruhig, subtil und indirekt es Erickson gelungen ist, diese »Erinnerung« an die Vergangenheit einzupflanzen. Er gibt dabei keinerlei direkte hypnotische Befehle wie »Das ist unser zweites Zusammentreffen, kleines Mädchen. Es ist jetzt Februar, ein Jahr nach unserem ersten Treffen, dem Beginn meiner Freundschaft mit dir als Februarmann. Du hast nun therapeutisch wirkende Erinnerungen angenommen, die nach deinem Aufwachen als reale Erinnerungen fungieren werden.«

Im Gegenteil! Erickson hat sich nie als Februarmann bezeichnet. Er hat der Patientin nur eine posthypnotische Suggestion gegeben und ein Signal für einen späteren Besuch festgelegt. Daraufhin haben die Assoziationsprozesse der Patientin die Führung übernommen und »beschlossen«, daß der nächste Besuch ein Jahr später wieder im Februar stattfinden solle, weil das offenbar erforderlich war. *Die Patientin selbst entschied, daß die Besuche im Februar stattfinden würden, und somit war sie es auch, die Erickson die Identität des Februarmannes gab.*

Hatte der erste Besuch irgendeinen therapeutischen Wert gehabt? Man beachte, wie Erickson dies subtil prüft, indem er die Patientin nach dem ängstigenden Hund fragt, über den sie beim ersten Besuch gesprochen hatten. Sie sagt nun: »**Ich werde eines Tages zu ihm gehen und ihn treten.**« Demnach beginnt das Reframing, das Erickson zwei Abschnitte vorher (1.25) durchgeführt hat – wobei er implizierte, ihre Angst vor dem Hund werde sich »auswachsen« –, Wirkung zu zeigen. Spontane Bemerkungen von ihr zeigen, daß sie mittlerweile aufgrund ihrer zunehmenden Ich-Stärke zu erkennen in der Lage ist, daß sie den

Hund tatsächlich »**eines Tages treten**« können wird. Nachdem er den spontanen und angemessenen Prozeß, mit dem sie Suggestionen nutzt, die mit ihren Erinnerungen an die »Vergangenheit« verbunden sind, auf diese Weise ratifiziert hat, beginnt Erickson den im nächsten Abschnitt wiedergegebenen Dialog mit einer Frage, die zu einer weiteren Exploration führt – welche ebenfalls ausschließlich durch die Assoziationsprozesse der Patientin gesteuert wird und die dazu dient herauszufinden, worüber sie und er als nächstes reden werden.

1.28 Enthüllung der verdrängten traumatischen Erinnerung an eine Situation, in der die Schwester der Patientin fast ertrunken wäre: Separieren von Denken, Fühlen und Tun bei den anfänglichen Untersuchungen des traumatischen Materials im Unterschied zur traditionellen Katharsis

Erickson: **Worüber sollen wir sonst noch sprechen?**
Patientin: Magst du Kapac?
Erickson: Was ist Kapac?
Patientin: Eine Stadt. Weißt du nicht, was damit los ist? Sie ist nicht gut.
Erickson: Warum?
Patientin: Ich mag sie nicht.
Erickson: Du bist ziemlich gewachsen.
Patientin: Ein bißchen.
Erickson: Machst du jetzt etwas anders als bei unserem ersten Treffen?
Patientin: Ja.
Erickson: Was denn?
Patientin: Ich kann schreiben. Ich kann Druckschrift, und das ist fast schon Schreiben.
Erickson: Das ist wirklich eine gute Methode, wenn man Schreiben lernen will. Sonst noch etwas? Weißt du, wo wir sind?
Patientin: Kapac. Ich mag es nicht. Es ist zu klein.
Erickson: Glaubst du, daß du immer hier bleiben wirst?
Patientin: Uhmm!
Erickson: Meinst du, daß wir uns noch einmal treffen werden?
Patientin: Oh, das weiß ich nicht.
Erickson: **Sollten wir noch über etwas anderes sprechen?**
Patientin: Schwimmen.
Erickson: Was ist mit dem Schwimmen?

Patientin: Du hast mich gefragt, warum ich nicht gern schwimme. Dazu ist mir etwas eingefallen. Als meine kleine Schwester Helen einmal in einen Bottich voller Wasser fiel, wurde sie ganz blau. Ich habe sie hineinfallen lassen – ich hatte versucht, sie zu tragen.

Erickson: Wie geht es Helen jetzt?

Patientin: Gut.

Erickson: Hast du herausgefunden, was du wirklich getan hast? Was hast du ihr angetan?

Patientin: Nichts.

Erickson: Wurdest du ausgeschimpft?

Patientin: Nein.

Erickson: Hast du dich schlecht gefühlt?

Patientin: Ich habe geweint.

Erickson: Schrecklich viel geweint?

Patientin: Ja.

Erickson: Was willst du deswegen machen?

Patientin: Ich hätte nicht darüber nachgedacht, wenn du mich nicht dazu aufgefordert hättest.

Erickson: Jetzt bist du froh, daß du es mir erzählt hast, oder nicht? Wie alt warst du, als das passiert ist?

Patientin: Ungefähr drei. Vielleicht auch vier – ich erinnere mich nicht genau.

Erickson: Mochtest du Helen damals?

Patientin: Ich dachte, daß ich sie mochte.

Erickson: Wie ist es ihr danach ergangen?

Patientin: Mami hat sie auf den Arm genommen und ihr auf den Rücken geklopft.

Erickson: Hat ihr das wehgetan?

Patientin: Nein.

Erickson: Warum hat Mami ihr auf den Rücken geklopft?

Patientin: Wahrscheinlich um sie zum Atmen anzuregen.

Erickson: Hat Helen Wasser in den Mund bekommen?

Patientin: Ja. Sie hat gehustet. Viel gehustet.

Erickson: Hast du schon einmal etwas geschluckt, wovon du würgen und husten mußtest?

Patientin: Ja.

Erickson: Ist das nicht schrecklich? Ziemlich unangenehm.

Patientin: Es war auch noch dreckiges Wasser.

ROSSI: [1987] Erickson beginnt diesen Abschnitt mit der allgemein gehaltenen Frage: »**Sollten wir noch über etwas anderes sprechen?**« Sein Sondieren wird mit einer Assoziationskette belohnt, die zur Enthüllung einer verdrängten traumatischen Erinnerung führt: Die Patientin hätte im Alter von drei oder vier Jahren einmal versehentlich fast ihre kleine Schwester ertränkt. Erickson enthüllt diese Erinnerung beiläufig durch die subtile Testfrage: »**Worüber sollen wir sonst noch sprechen?**« Die Frage dient dazu herauszufinden, ob seine posthypnotische Suggestion zwei Abschnitte vorher die beabsichtigte Wirkung erzielt hat. Dort (1.26) sagte er: »**Bei unserem nächsten Treffen sollst du mir ein bißchen mehr über das Schwimmen erzählen und es mögen.**«

Im vorliegenden Abschnitt reagiert die Patientin auf jene frühere Suggestion, indem sie sich an die Situation erinnert, in der ihre kleine Schwester fast ertrunken wäre. Aber warum führt sie dabei nicht das große Drama der Emotionen und Tränen und des Schmerzes auf, das Patienten angesichts traumatischer Erinnerungen so häufig zur Schau stellen? Man achte auf den letzten Teil von Ericksons Suggestion: »**Und es mögen**« bedeutet, daß sie nicht den Schmerz zu durchleben braucht, der mit traumatischen Erinnerungen gewöhnlich verbunden ist. Sie kann sich auch ganz »sachlich« und ohne verzerrende emotionale Auswirkungen an das Ereignis erinnern.

Dieses Vorgehen unterscheidet sich stark von dem traditioneller Psychotherapien, die zur emotionalen Katharsis übergehen, bevor die Situation wirklich verstanden ist. Erickson war während seines ganzen Berufslebens von etwas fasziniert, das er als Separierung oder Dissoziation von Denken, Fühlen und Tun bezeichnete.[1] Diese Methode ermöglichte Patienten Einblicke in eine verdrängte traumatische Situation (Denken), ohne dem Einfluß der damit verbundenen verwirrenden Affekte (Fühlen und Tun) ausgesetzt zu sein. Auf der Grundlage des so entwickelten soliden Verständnisses konnten sie dann eine angemessene Katharsis durchleben – wie in späteren Abschnitten dieser Fallgeschichte dokumentiert wird.

---

1 Siehe »Eine audio-visuelle Demonstration ideomotorischer Bewegungen und Katalepsie: Ein Umkehr-Setting zur Erleichterung der hypnotischen Induktion« (Erickson & Rossi 1981/2004 [*Hypnose erleben*], S. 203 ff). Dort ist eine detaillierte Analyse dieser Art von Dissoziation zu finden.

1.29 Die therapeutische Metapher »Rose und Dornen«: Fehler als normaler Bestandteil des Erwachsenwerdens und Lernens; Fragen, kontrastierendes Nebeneinanderstellen von Positivem und Negativem und Nebeneinanderstellen von Gegensätzen zwecks Evokation der Umdeutungskorrelate der Patientin

Erickson: Glaubst du, Helen wird deswegen [*hustet*] etwas Böses erleiden?

Patientin: Nein.

Erickson: Es war wirklich schön, sie husten zu hören.

Patientin: Sie hat auch geweint.

Erickson: Meinst du, es ist schlecht, daß das passiert ist?

Patientin: Ja.

Erickson: Was würdest du denken, wenn ich meine, daß es nicht schlecht war?

Patientin: Sie war ganz blau.

Erickson: Ich glaube, du verstehst da etwas nicht. Hast du dir schon wieder den Zeh gestoßen?

Patientin: Ja.

Erickson: Hat dir das viel ausgemacht?

Patientin: Nein.

Erickson: Denkst du, daß du Fehler machen wirst, bis du erwachsen bist? Und was wirst du mit diesen Fehlern anfangen? Daraus lernen?

Patientin: So ähnlich – und sie vergessen.

Erickson: Hast du schon einmal eine hübsche purpurrote Blume gepflückt, und dann waren Dornen daran?

Patientin: Ja, einmal.

Erickson: Was für eine Art von Blume war das?

Patientin: Eine Rose.

Erickson: Es ist sicher unangenehm, auf diese Weise zu lernen, daß Rosen stechen. Aber bist du nicht froh darüber, daß du das so gelernt hast? Sonst hättest du dich irgendwann noch viel schlimmer stechen können. **Du wolltest die Rose nicht verletzen, nicht wahr? Sie gefiel dir einfach, und du wolltest sie pflücken. Hast du nicht im Grunde etwas Gutes dadurch gelernt? Und hast du nicht im Grunde etwas Gutes über dich und Helen gelernt, als du sie ins Wasser gestoßen hast?**

Rossi: Ihre erste therapeutische Initiative ist, das Trauma durch eine simple Metapher umzudeuten: Die Patientin hat ebensowenig Schuld an dem »Fehler«, den sie im Umgang mit ihrer jüngeren Schwester machte, wie sie Schuld an dem Fehler hatte, daß sie eine Rose pflücken wollte und sich dann an deren Dornen verletzte. Statt zu versuchen, die Patientin direkt davon zu überzeugen, daß sie nichts »Böses« getan hat, benutzen Sie eine Metapher, in der sowohl ihre Freiheit von Schuld (**»Du wolltest die Rose nicht verletzen, nicht wahr? Sie gefiel dir einfach, und du wolltest sie pflücken.«**) als auch eine positive Lernerfahrung (**»Hast du nicht im Grunde etwas Gutes daraus gelernt?«**) zum Ausdruck kommt.

Die therapeutische Metapher der Rosen und ihrer Dornen evoziert eine Ja-Haltung gegenüber positivem Lernen durch ein schmerzhaftes Erlebnis. Das ist eine sehr typische, naturgemäße Art zu lernen – wir alle haben unzählige Male etwas Wichtiges und Gutes durch eine schmerzhafte Erfahrung gelernt. Die Rosen-Dornen-Metapher aktiviert oft eine Haltung für *Deutero-Lernen* (Bateson 1979/1985), die wir alle »beiläufig« im alltäglichen Leben entwickelt haben.

Dann bringen Sie die Metapher mit dem Trauma der Patientin in Verbindung, indem Sie fragen: **»Und hast du nicht im Grunde etwas Gutes über dich und Helen gelernt, als du sie ins Wasser gestoßen hast?«** – *wodurch ihre unbewußten Prozesse dazu angeregt werden, ihre eigenen Umdeutungskorrelate zu suchen.* Diese Aktivierung erreichen Sie teilweise durch kunstvolles Nebeneinanderstellen der positiven, angenehmen Erfahrung, »etwas Gutes über dich und Helen« zu lernen, und unumwundenes Benennen des traumatischen Erlebnisses, »als du sie ins Wasser gestoßen hast«. Dieses Nebeneinander fungiert wie eine neue Assoziationsbrücke, die ihre bisherige Deutung des Unfalls als ganz und gar bösartig neutralisiert. Wir werden jedoch im nächsten Abschnitt sehen, daß bei diesem Unfall noch andere Dynamiken wirksam waren, die dazu führten, daß das Ereignis zu einem psychischen Trauma wurde.

ERICKSON: [*Nickt zustimmend.*]

ROSSI: Sie benutzen häufig solche scheinbar einfachen Metaphern, die ein Kind auf seiner eigenen Erfahrungsebene gut verstehen kann. Erfüllen diese Metaphern ihren Zweck nicht, so ist die Situation offenbar komplizierter.

1.30 Umdeuten eines Traumas mit Hilfe von therapeutischen Analogien und informellen Syllogismen

Patientin: Ich hätte sie nicht auf den Arm nehmen sollen.

Erickson: Du hast doch etwas gelernt, nicht wahr? Hättest du erst versucht, sie auf den Arm zu nehmen, wenn sie schon älter und schwerer gewesen wäre, und hättest du sie dann fallenlassen, hätte sie sich viel schwerer verletzt. Das wäre viel schlimmer gewesen, als sie in die Wanne zu stoßen.

Patientin: Sie war ganz blau.

Erickson: Was glaubst du, was es mit diesem Blausein auf sich hatte?

Patientin: Sie wäre fast gestorben.

Erickson: Warst du schon einmal zu lange im Wasser?

Patientin: Ja.

Erickson: Bis deine Zähne klapperten? Wie sahst du da aus?

Patientin: Bläulich.

Erickson: Hast du da geglaubt, daß du sterben wirst?

Patientin: Nein.

Erickson: Glaubst du [immer noch], daß Helen blau wurde, weil sie dabei war zu sterben?

Patientin: Aber sie hat gehustet. Und Mami hatte schreckliche Angst.

Erickson: Hast du auch schon mal gehustet?

Patientin: Ja.

Erickson: Wärest du da fast gestorben?

Patientin: Nein.

Erickson: Blausein und Husten bedeuten also nicht, daß man stirbt, nicht wahr? Meinst du nicht auch, es ist gut, das zu wissen? Solltest du es dir vielleicht merken?

Patientin: Ja.

Rossi: Sie versuchen hier mit Hilfe therapeutischer Analogien erneut umzudeuten, wie Ihre Patientin das Beinahe-Ertrinken ihrer kleinen Schwester versteht. Sie ist damit aber nicht zufrieden. Im nächsten Abschnitt offenbart sie, warum dieser Unfall für sie zu einem so schweren psychischen Trauma wurde.

Fink: [1987] Nach meiner Meinung gab es bei dieser Phobie eine Reihe von Faktoren, die einer Gleichung ähnelten – und diese Sicht mag ein wenig psychoanalytisch sein. Erstens bestand zwischen der Patientin und ihrer Schwester Helen eine starke Geschwisterrivalität. Und es war auch kein reiner Zufall, daß die Patientin ihre Schwester in den großen Waschbottich stieß, in dem sie selbst zu baden pflegte. Sie stieß Helen in den Bottich, und das Baby wurde blau, hustete und wäre fast ertrunken. Vielleicht entspricht meine Darstellung nicht genau dem realen Handlungsverlauf, aber soweit ich mich erinnere, war die Mutter ihr gegenüber wegen des Vorfalls ziemlich aufgebracht.

Dazu kam noch ein anderer Vorfall, an dem der Vater der Patientin beteiligt war, bei dem später Tuberkulose diagnostiziert wurde. Beim Schwimmen (wahrscheinlich im Michigan-See, der sehr kalt ist), hustete er einmal sehr stark und wurde blau. Sechs bis acht Monate später starb er. Deshalb hatte die Patientin die Gleichung »Wasser = *husten, blauwerden* und *sterben*« aufgestellt. Aufgrund dessen entwickelte sie eine Phobie, die *jede Form* von Wasser einschloß. Wie ich bereits erwähnte, konnte sie weder duschen noch baden. Sie wusch sich nur mit einem Waschlappen oder Schwamm.

1.31 Umdeuten eines befürchteten Verlustes mütterlicher Liebe mit Hilfe von volkstümlicher Sprache und therapeutischen Gleichnissen. Verringert Hypnose Konflikt zwischen den Gehirnhälften?

Erickson: Gibt es sonst noch etwas, worüber wir sprechen sollten?

Patientin: Ja. Meinst du, Mami hat uns lieb?

Erickson: Was hältst du denn davon, mir zu sagen, was du selbst glaubst?

Patientin: Ich weiß es nicht.

Erickson: Das kannst du sagen, weil es dir leicht fällt, mit mir zu reden, nicht wahr? Und weil du mir gegenüber sehr ehrlich sein kannst. Ist dir eigentlich klar, daß du mir die Antwort auf die Frage, ob deine Mami dich lieb hat, schon gegeben hast? Wie hat sich deine Mami wohl gefühlt, als sie Helen auf den Rücken klopfte?

Patientin: Sie hatte schreckliche Angst.

Erickson: Und wenn du diesen ekligen alten Hund zittern, würgen und husten sähest, was würdest du dann tun?

Patientin: Einfach weglaufen.

Erickson: Hättest du dann schreckliche Angst und würdest dich schlecht fühlen?

Patientin: Nein.

Erickson: Aber deine Mami hatte Angst und fühlte sich schlecht, nicht wahr?

Patientin: Ja.

Erickson: Sie hatte Helen lieb, das weißt du selbst. Hättest du den Hund gemocht, hättest du nicht gewollt, daß er hustet. Hast du dich gefreut, als Helen kalt und blau war?

Patientin: Nein.

Erickson: Hattest du da auch Angst?

Patientin: Ja.

Erickson: Hat deine Mami wegen dir auch manchmal Angst?

Patientin: Ich glaube nicht.

Erickson: Du glaubst nicht. Vielleicht kannst du dich an etwas erinnern.

Patientin: Sie ermahnt uns immer, uns Regenmäntel anzuziehen.

Erickson: Warum sind ihr die Regenmäntel so wichtig? Damit ihr nicht hustet – damit ihr euch nicht erkältet. Und warum will sie nicht, daß ihr krank werdet?

Patientin: Weil wir dann nicht zur Schule gehen könnten.

Erickson: Warum sollt ihr denn zur Schule gehen?

Patientin: Wir müssen etwas lernen.

Erickson: Ist es dir wichtig, daß der Hund etwas kann? Daß er irgendwelche Tricks lernt?

Patientin: Nein.

Erickson: Das ist dir egal, weil du ihn nicht magst. Und warum möchte eure Mami, daß ihr in die Schule geht und dort etwas lernt?

Patientin: Sie mag uns.

Erickson: Bist du dir da sicher?

Patientin: Ja.

Erickson: Gibt es im Moment sonst noch etwas zu besprechen?

Patientin: Ich glaube nicht.

Erickson: Ich werde wiederkommen und dich wieder besuchen. Möchtest du, daß ich das tue? Meinst du, Februar ist eine gute Zeit? Der nächste Februar? Wie war das doch gleich? Ich habe vorigen Februar mit dir gesprochen und jetzt wieder. Vielleicht kannst du mir im nächsten Februar wieder ein paar Dinge erzählen. Dieses Mal hast du mir erzählt, daß du über etwas nachgedacht hast, das du vergessen hattest. Wirst du dich nächsten Februar an ein paar andere Dinge erinnern? Das wirst du erst im nächsten Februar herausfinden. Nicht wahr? Das war ein sehr schönes Treffen. Ich freue mich, daß du so gewachsen bist.

Patientin: Ich wachse aus allen Kleidern heraus.
Erickson: Wahrscheinlich bist du jetzt müde. Ruhe dich ein wenig aus. Schlaf' ein bißchen.

ERICKSON: Wir sehen hier den Unterschied zwischen dem Verhalten eines Erwachsenen und eines Kindes.
ROSSI: Sie unterscheiden also zwischen beiden? Warum?
ERICKSON: Ihre Mutter hat das Richtige getan, und [ihr kindliches Verständnis der Situation ist falsch].
ROSSI: Ich nehme an, daß Sie einen befürchteten Verlust der Mutterliebe umgedeutet haben. Würden Sie das bestätigen?
ERICKSON: [*Nickt zustimmend*] Ich nehme an, die Verlustdrohung ist ein Mißverständnis des Kindes.
ROSSI: Diesem Abschnitt können wir entnehmen, daß ihre frühe Wahrnehmung, die Liebe ihrer Mutter verloren zu haben, die eigentliche Ursache des anhaltenden psychischen Traumas war, das aufgrund des Beinahe-Ertrinkens-Unfalls entstand. Sie bemühen sich beim Versuch der Umdeutung dieses frühen Gefühls, die Liebe der eigenen Mutter verloren zu haben, sehr behutsam um die Auswahl therapeutischer Analogien, die den Bezugsrahmen eines Kindes nicht sprengen. Indem Sie am Schluß erwähnen, sie sei sehr gewachsen, geben Sie dem »Besuch« zum Schluß eine positive Tönung, und das Bekenntnis der Patientin, daß sie aus ihren Kleidern herauswächst, weist darauf hin, daß sie Ihren Suggestionen folgt – und daß sie (so ist zumindest zu hoffen) Ihre therapeutischen Analogien annimmt. Ist das in Ihren Augen die Grundlage der therapeutischen Veränderung, die schließlich zur Auflösung ihres Traumas und zur »Heilung« ihrer Schwimmphobie führt?
ERICKSON: Sie erleben soeben die Erleuchtung. Im Volksmund sagt man: »Es dämmert Ihnen«.
ROSSI: Ich verstehe. Sind diese therapeutischen Analogien, die Sie in volkstümlicher Sprache präsentieren, die Grundlage für die Umstrukturierung der Bezugsrahmen der Patientin und die Heilung ihrer Phobie?
ERICKSON: Ja!
ROSSI: Sie benutzen die volkstümliche Sprache, um die Veränderung zu festigen.
ERICKSON: Der »Volksmund« ist die Sprache, die man als Erwachsener sogar mit Kindern gemeinsam hat.

PEARSON: Deshalb ist es schwerer, Kindern die Grammatik und später die Hochsprache beizubringen.
ROSSI: Ich nehme an, die volkstümliche Sprache ist auch ein Appell an die rechte Gehirnhälfte.
ERICKSON: [*Erzählt nun von den Konzepten, die seine eigenen Kinder über das Erwachsenwerden entwickelten. Eines Tages, als die Familie zum Schwimmen ging, sagte einer seiner jüngeren Söhne zu einem älteren Sohn: »Mensch, Burt, du wirst älter!« Burt antwortete daraufhin: »Älterwerden läßt die Schamhaare wachsen.«*]
PEARSON: Ich finde es faszinierend, daß eine der wichtigsten Eigenarten der Hypnose sein könnte, daß sie den »Streit« zwischen der rechten und linken Hemisphäre beilegt – was schon an und für sich ein Gleichnis ist. In Hypnose ist keine Hemisphäre in der Lage, zur anderen nein zu sagen. Dadurch wird die Angst verringert, die durch den zwischen den beiden Hemisphären tobenden Kampf entsteht, bei dem die eine zur anderen sagt: »Du bist verrückt, weil du diesen Standpunkt hast.« Hypnose hilft zu vermitteln, daß *jeder* Standpunkt seine Gültigkeit hat.
ROSSI: Hypnose gesteht den beiden Hemisphären ihren jeweils eigenen Aktionsbereich zu und verhindert so, daß die andere Hemisphäre störend eingreifen kann. Weil der dissoziative Aspekt der Hypnose den permanenten Streit oder Konflikt zwischen den beiden Hemisphären verringert, können die Einsichten beider besser genutzt werden. Diese Hypothese experimentell zu überprüfen wäre sicherlich interessant.

1.32 *Der dritte »Besuch« des Februarmannes: Festigung der hypnotischen Realität und des therapeutischen Bezugsrahmens durch Fragen, Wortspiele, Witze und Amnesie: Erzeugung hypnotischer Realitäten*

Erickson: [*Nach einer kurzen Pause gibt Erickson für den dritten Besuch des Februarmannes in dieser Sitzung das Handschüttelsignal.*] Hallo.
Patientin: Wie geht's dir?
Erickson: Mir geht es gut. Und dir?
Patientin: Auch gut.
Erickson: Sollte mir etwas an dir besonders auffallen?
Patientin: Ich bin schrecklich gewachsen.
Erickson: Findest du das schade?
Patientin: Nein.

Erickson: Zu wachsen ist aufregend und macht Spaß, nicht wahr? Wo sind wir?

Patientin: Bei Onkel Quimby.

Erickson: Wer bin ich?

Patientin: Weiß ich nicht. Ich habe dich aber schon mal getroffen.

Erickson: Wann war das?

Patientin: Im Februar.

Erickson: Hast du mich davor auch schon mal getroffen?

Patientin: Ja, vor vielen Monaten.

Erickson: Wie wirst du mich nennen? Februarmann?

Patientin: Klar.

Erickson: Erinnert dich das an etwas? Erinnerst du dich, daß ich dir vor langer Zeit gesagt habe, wir würden uns wiedersehen?

Patientin: Daran erinnere ich mich.

Erickson: Wie war das noch … du würdest mich wiedersehen, mir die Hand schütteln …

Patientin: Ich könnte mit dir sprechen.

Erickson: Und sogar mit mir lachen. Ich bin der Februarmann!

Patientin: Das ist doch kein richtiger Witz.

Erickson: Aber du hast gelacht. Und das war ein richtiges Lachen. Kennst du einen guten Witz?

Patientin: Weißt du, wie Eddie sein Auto nennt? Pfützenhopser (engl.: *puddle jumper*), weil er immer genau mitten in allen Pfützen *(puddles)* landet.

Erickson: Wenn es Bindfäden (engl.: *cats and dogs*) regnet, springt das Auto mitten in einen Pudel (engl: *poodle*)? Hast du schon einmal einen Pudel gesehen?

Patientin: Meinst du *Pfütze (puddle)* oder *Pudel (poodle)*?

Erickson: **Worüber sollen wir diesmal sprechen?** Darüber, wie du wächst? Oder über etwas anderes?

Patientin: Über etwas anderes. Jeder wächst.

Erickson: Ich wachse nicht.

Patientin: Aber du bist ja schon erwachsen.

Erickson: Worüber sollen wir sprechen?

Patientin: Worüber möchtest du denn sprechen?

Erickson: Über alles, was dich glücklich macht und was dir hilft, das Leben besser zu verstehen. Was hältst du vom Rauchen? Meinst du, daß du einmal rauchen wirst?

Patientin: Nein. Tante Maria sagt, das ist schrecklich.

Erickson: Ich finde das Rauchen schrecklich gut. Wie alt bist du jetzt?

Patientin: Acht.

Erickson: Worüber sollen wir sprechen?

Patientin: Also, in der Schule hat sich nichts geändert. Weißt du was? Onkel Quimby und Tante Maria passen auf die Kinder von anderen Leuten auf. Wenn sie Kinder mögen, warum haben sie dann selbst keine? Sie kümmern sich um die Kinder von anderen.

Erickson: Manche Leute bekommen nicht, was sie gern haben möchten. Kluge Leute versuchen, Dinge zu tun, die ihnen helfen, so glücklich zu sein, wie sie wären, wenn sie das hätten, was sie gern haben würden. Deine Tante und dein Onkel mögen Kinder, nicht wahr, und sie haben keine eigenen. Und trotzdem werden viele Kinder glückliche Erinnerungen an sie haben.

Patientin: Jetzt verstehe ich es.

Erickson: Ist das nicht gut? Und möchten wir das nicht alle? Daß Kinder mit guten Erinnerungen an uns aufwachsen? Bist du dir sicher, daß sie keine Kinder haben? Auf eine sehr spezielle Weise haben auch sie Kinder. Ist es nicht so? Und die Erinnerungen dieser Kinder an sie werden alle glücklich sein.

ERICKSON: Beachten Sie, wie sorgfältig ich mein Treffen mit ihr als Februarmann angelegt habe. Ich treffe sie nun bei Onkel Quimby, und weil einige Zeit vergangen ist, ist sie mittlerweile größer geworden. Dann kommt der kindliche Witz über Eddies Auto, den Pfützenhopser *(puddle jumper)* und mein Wortspiel mit *puddle* (Pfütze) und *poodle* (Pudel) – ein Wortspiel auf kindlicher Ebene.

ROSSI: Warum?

ERICKSON: Um die Realität des Februarmannes zu festigen, der mit einem kleinen Mädchen spricht.

ROSSI: Okay, Sie fördern die Entfaltung der Einstellung – der hypnotischen Realität ihrer Beziehung zum Februarmann. Gibt es noch einen anderen Grund dafür, daß Sie an dieser Stelle ein Wortspiel benutzen?

ERICKSON: [*Erzählt als Gleichnis, daß man durch einen Telefonanruf abgelenkt wird und dann nicht mehr weiß, was man vor dem Anruf getan hat.*]

ROSSI: Sie haben sie also abgelenkt, um eine Amnesie zu erzeugen? Warum?

ERICKSON: Um ihren Geist zu leeren!

ROSSI: Oh, damit Sie freie Bahn haben, um nach Ihrer nächsten Frage – **»Worüber sollen wir diesmal sprechen?«** – mit etwas anderem fortfahren zu können?

ERICKSON: Ja.

ROSSI: Bei diesem dritten Besuch beginnen Sie wie gewöhnlich, indem sie die Patientin auf ihre Trancewirklichkeit hin orientieren. Dies verbinden Sie dann mit den Themen ihrer vorherigen Trancen, indem Sie Fragen stellen, die 1) ihr »Erwachsenwerden« bestätigen, 2) Ihre eigene Identität als Februarmann bekräftigen und festigen und 3) sie auffordern, den Witz zu erzählen, über den Sie in Abschnitt 1.1 vorausgesagt haben, sie werde ihn zu einem späteren Zeitpunkt zum Besten geben. Dadurch stellen Sie zwischen den einzelnen Februarmannbesuchen einen Zusammenhang her. *Sie bauen eine stabile »hypnotische Realität« oder einen alles umfassenden therapeutischen Bezugsrahmen zwischen den einzelnen Besuchserlebnissen in Trance auf, schaffen eine hypnotische Wirklichkeit, die …*

ERICKSON: *… zu einer Grundhaltung dem Leben gegenüber werden wird.*

ROSSI: Genau! Sie wird zu einem festen Bestandteil ihres Systems unbewußter Erinnerungen. Auf einer anderen Ebene verstärken Sie außerdem die Idee, daß glückliche Erinnerungen wichtig sind, indem Sie Onkel Quimbys und Tante Marias Kinderlosigkeit umdeuten. Die glücklichen Erinnerungen, die Sie der Patientin als Februarmann verschaffen, werden wärmend und unterstützend auf sie einwirken, so wie die Erinnerungen an Onkel Quimby und Tante Maria auf die Kinder, um die sich dieses kinderlose Paar kümmerte, wärmend und unterstützend wirkten. Diese Erinnerungen werden als Fundament ihres zukünftigen Selbstwertgefühls und ihres Vertrauens fungieren, wenn sie selbst Kinder aufzieht.

ERICKSON: Uhmm.

1.33 *Eine spontane Altersregression und das Wiedererleben einer traumatischen Schwimmlehrstunde: Ausagieren und ideodynamisches Verhalten als rechts-hemisphärische Reaktionen?*

Erickson: Macht dir etwas Kummer oder Sorgen?

Patientin: Ich sehe Mami nie.

Erickson: Macht dir das Kummer?

Patientin: Nein.

Erickson: Möchtest du mir etwas erzählen, das damit zusammenhängt?

Patientin: Sie kommt nie hierher. Sie arbeitet.

Erickson: Für wen arbeitet sie?

Patientin: Weiß ich nicht.

Erickson: Warum arbeitet sie?

Patientin: Weil sie Geld braucht.

Erickson: Für wen?

Patientin: Wahrscheinlich für uns.

Erickson: Möchtest du ein wenig darüber nachdenken? Denk' ein bißchen nach, und sage mir dann, für wen sie das Geld braucht.

Patientin: Für Helen, mich und sich selbst.

Erickson: Sie muß für sich selbst sorgen, damit sie für euch sorgen kann. Freust du dich denn nicht darüber, daß du eine Mami hast, die gern arbeitet, um für ihre Kinder sorgen zu können?

Patientin: Mir wäre lieber, wenn sie nicht arbeiten würde.

Erickson: Arbeiten nicht manche Erwachsenen gern?

Patientin: Ich glaube ja.

Erickson: Macht dir sonst noch etwas Sorgen?

Patientin: Nein.

Erickson: Was ist mit dem alten Hund los?

Patientin: Vielleicht ist er schon tot.

Erickson: Wie sieht es mit dem Schwimmen aus?

Patientin: Ich bin nicht geschwommen. Schon lange nicht mehr. Niemand schwimmt oft, und ich schwimme sowieso nicht gern. Ich mag Wasser nicht besonders.

Erickson: Kannst du mir sagen warum? [*Pause*] Kannst du mir sagen warum?

Patientin: Es fühlt sich nicht besonders gut an.

Erickson: Wieso fühlt es sich nicht gut an?

Patientin: Ich muß immer daran denken, daß man ertrinken kann.

Erickson: Weißt du noch, wann du zum ersten Mal ans Ertrinken gedacht hast?

Patientin: Als Helen ganz blau war.

Erickson: Und welche Konsequenz ziehst du daraus?

Patientin: Nicht ins Wasser gehen.

Erickson: **Möchtest du denn gern zu schwimmen lernen?**

Patientin: Ja.

Erickson: Glaubst du, daß du es irgendwann lernen könntest?

Patientin: Uhmm.

Erickson: **Noch etwas, worüber du mit mir sprechen möchtest?**

Patientin: Nein. [*Patientin fängt an zu husten und zu würgen.*]

Erickson: Denkst du jetzt? Denkst du? [*Patientin hustet und würgt. In diesem Moment nimmt Erickson ihre Hand.*] Warum hustest du?

Patientin: [*Würgt*] Mund voll Wasser. Mr. Smith – ich werde ihm auch nicht erlauben, mir zu zeigen wie.

Erickson: Du wirst bald **neun Jahre alt**, nicht wahr?

Patientin: Nein.

Erickson: Wie alt bist du?

Patientin: **Ich glaube, ich bin vier.**

Erickson: Eines Tages (engl.: *some day*) wirst du **neun Jahre alt** sein.

Patientin: Nein, werde ich nicht.

Erickson: Eines Tages wirst du **neun Jahre alt** sein.

Patientin: Ich dachte, du hättest Sonntag (engl.: *sunday*) gesagt.

Erickson: Wirst du mir etwas versprechen? Später, wenn du **neun Jahre alt** bist, wirst du mir von Mr. Smith erzählen. Wirst du das?

Patientin: Wahrscheinlich vergesse ich ihn.

Erickson: Wenn ich mit dir spreche, wirst du dich an alles erinnern, nicht wahr? Ruhe dich nun ein wenig aus. Ich besuche dich wieder, wenn du **neun Jahre alt** bist.

ERICKSON: [Sie regrediert in das Alter von] vier Jahren, was bedeutet, daß ein [Trauma] zutage tritt.

ROSSI: Sie waren sicher erstaunt über die plötzliche und zunächst unerklärliche Wendung, daß die Patientin spontan eine unglücklich verlaufene Schwimmlektion bei Mr. Smith wiedererlebte. Dies war eine ideodynamische Reaktion, die offenbar durch Ihre Fragen »**Möchtest du denn gern zu schwimmen lernen?**« und »**Noch etwas, worüber du mit mir sprechen möchtest?**« ausgelöst wurde. Sie gibt Ihnen keine rationale und verbale Antwort aus dem Bereich der linken Hemisphäre, sondern durchlebt erneut ein Fast-Ertrinken mit Würge- und Hustenanfällen. Sie reagiert also in rechtshemisphärischer Sprache.

Vielleicht ist es interessant, einmal darüber nachzudenken, daß *viele (wenn nicht sogar alle) Formen des Ausagierens von Verhalten rechtshemisphärische Reaktionen* auf Situationen sind, in denen sich die Gesellschaft eine linkshemisphärische (verbale) Reaktion erhofft. Dieses

Konzept könnte man zu einer Hypothese erweitern, derzufolge viele (wenn nicht alle) Formen ideodynamischer Assoziationen und Verhaltensweisen durch die rechte Hemisphäre vermittelt werden – im Gegensatz zu den von der linken Hemisphäre vermittelten logischen und verbalen Assoziationen. Wie denken Sie darüber? Ist dies eine neue Sicht der Dynamik des Ausagierens?

ERICKSON: Früher nannte man es *Katharsis*. Ausagieren ist eine andere Art, etwas zum Ausdruck zu bringen.

ROSSI: Anschließend versuchen Sie, sich auf die Situation hin zu orientieren, indem Sie die Patientin fragen, ob sie bald neun Jahre alt sein wird. Sie antwortet, sie glaube, sie sei vier. Wenige Minuten vorher noch hatte sie gesagt, sie sei acht [Abschnitt 1.32]. Demnach ist es bei ihr spontan zu einer Regression von vier Jahren gekommen, weil sie nur so als Antwort auf Ihre Frage über das Schwimmen ausagieren konnte. Weil Sie verwirrt sind, beenden Sie den Besuch vorsichtshalber, indem Sie ihr sagen, daß sie bei Ihrem nächsten Besuch **neun Jahre alt** sein und Ihnen von Mr. Smith erzählen können wird.

ERICKSON: Ja. [Am Ende] hat sie dann, wenn ich mich richtig erinnere, ein Wortspiel gemacht. Das war unabsichtlich, denn sie glaubte, ich hätte *Sonntag (sunday)* statt *eines Tages (some day)* gesagt. Dadurch wurde die Aktivität aus der rechten Hemisphäre in die linke verlagert.

ROSSI: Das ist eine interessante *nachträgliche* Spekulation, denn ein kognitiver Ausdruck hat die Aktivität in ihre linke Hemisphäre gebracht. Natürlich haben Sie 1945 noch nicht über eine Interaktion zwischen linker und rechter Hemisphäre nachgedacht – Sperry hat dieses Konzept erst in den fünfziger Jahren entwickelt.

1.34 Der vierte »Besuch« des Februarmannes: Vorübergehende Ebenenverwirrung in der Altersregression; ein Verständnis der Heilung von posttraumatischem Streß durch subtile Veränderungen von Gedächtnislandkarten

Erickson: Hallo.
Patientin: Hi.
Erickson: Wie alt bist du?
Patientin: **Neun.**
Erickson: **Wo habe ich dich vorher schon einmal getroffen?**
Patientin: **Weiß ich nicht** [*wirkt sehr verwirrt*] –

Erickson: Aber du hast mich schon einmal getroffen.
Patientin: Daran erinnere ich mich nicht.
Erickson: **Erinnerst du dich daran, wann du mich immer triffst?**
Patientin: Im Februar. Jetzt fällt es mir wieder ein. Du bist der Februarmann.
Erickson: Ich finde, du solltest etwas für mich tun.
Patientin: Ich sollte etwas für dich tun. *Du* tust immer Dinge für mich.
Erickson: Diesmal wirst *du* etwas für *mich* tun.
Patientin: Ich weiß. Ich soll dir von Mr. Smith erzählen.
Erickson: Schieß los.
Patientin: Ich weiß nicht, was ich dir über ihn erzählen soll. Er lebte im Haus nebenan und hatte zwei kleine Kinder, Alicia und Barney. **Sie waren sehr niedlich.** Er war Deutscher – blondes Haar – und er war sehr groß.

ERICKSON: [Ich frage sie:] »**Wo habe ich dich vorher schon einmal getroffen?**« [Sie antwortet: »**Weiß ich nicht**«, denn sie war im vorangegangenen Abschnitt plötzlich regrediert.] Deshalb ist es nicht verwunderlich, daß sie verwirrt war.
ROSSI: Sie sagt zwar, sie befinde sich auf der Altersebene von neun Jahren, aber es verwirrt sie immer noch, dem Einfluß der mächtigen und spontanen Regression in das Alter von vier Jahren zu unterliegen, einer Zeit, in der sie den Februarmann noch nicht kannte. Sie signalisieren, daß Sie sich auf die Altersebene von neun Jahren begeben, indem Sie die Patientin fragen: »**Erinnerst du dich daran, wann du mich immer triffst?**« Die Frage wirkt ausreichend verstärkend, um der Patientin sofort die Erinnerung an den Februarmann zu entlocken sowie die Bereitschaft, Ihre vorherige [Abschnitt 1.33] posthypnotische Suggestion zu erfüllen, Ihnen etwas über Mr. Smith zu erzählen. Sie beantwortet Ihre Frage dann auf die für Kinder typische monoton-mechanische Weise, wenn sie über etwas ihnen Unangenehmes berichten.
ERICKSON: Bei Mr. Smith handelt es sich um eine Erinnerung an einen Mann, der etwas Übles getan hat. Aber Alicia und Barney sind kleine Freunde von ihr. Sie waren nicht übel wie Mr. Smith.
ROSSI: »**Sie waren sehr niedlich.**«
ERICKSON: *Sie ist jetzt dabei, ihre Erinnerung zu verändern!*
ROSSI: Dann ist das ein wichtiger Teil des hypnotherapeutischen Prozesses. Sie integriert nun angenehmere Erinnerungen an ihre netten Spielkameraden in die ursprüngliche traumatische Erinnerung an Mr. Smith.

Sie verändert die ursprüngliche traumatische Erinnerung oder verwässert sie. Wir könnten sagen, daß sie schon dabei ist, die »Landkarte« ihrer traumatischen Erinnerung subtil zu verändern. Jede erneute Vergegenwärtigung einer traumatischen Erinnerung in Hypnose ist eine Gelegenheit, das Erlebte zu verwässern, indem man neue, angenehme, nicht-traumatische Inhalte hinzufügt, bis das Trauma schließlich nur noch ein kleiner, unbedeutender Teil des Ganzen ist.

Weil der Trancezustand eine lebhaftere ideodynamische Rückerinnerung oder eine Aktivierung der ursprünglichen traumatischen Erinnerung fördert, können die neu hinzukommenden angenehmeren Inhalte besser mit dem Trauma verbunden oder assoziiert werden. Dadurch wird das ursprüngliche Trauma verwässert. Wird das Trauma jedoch auf jene weniger lebhafte Weise erinnert, die für den normalen Wachzustand charakteristisch ist, verbinden sich die neuen Inhalte nicht so gut mit ihm, und die Verwässerung ist dementsprechend weniger wirksam. *Diese Sichtweise hilft zu verstehen, wie Hypnose die Heilung von posttraumatischem Streß fördert, indem sie die Gedächtnislandkarten auf eine therapeutisch wirksame Weise verändert.*

1.35 *Validierung der Altersregression durch kindliche Sprache: Ablenkung und das frühe Training eines Hypnotherapeuten*

Erickson: Erzähl mir noch etwas.

Patientin: Er kam manchmal zum Kartenspielen zu uns. Aber ich mochte ihn nicht. Er konnte ziemlich griesgrämig sein.

Erickson: Erinnerst du dich noch an andere Einzelheiten?

Patientin: Er war schrecklich groß.

Erickson: Sonst noch was?

Patientin: Er wollte mir immer das Schwimmen beibringen, und ich wollte das nicht. Als er mich eines Tages ins Wasser warf, habe ich ihn getreten.

Erickson: Wie fühlst du dich deswegen?

Patientin: Wegen des Schwimmenlernens? Ich hatte Angst.

Erickson: Hast du dich für ein ungezogenes Mädchen gehalten?

Patientin: Nein.

Erickson: Wie hat deine Mami das gesehen?

Patientin: Sie wollte, daß ich schwimmen lerne. Aber das war mir egal. Ich habe ihn einfach getreten.

Erickson: Warum hast du das getan?
Patientin: Ich wollte nicht schwimmen lernen.
Erickson: Warum wolltest du nicht schwimmen lernen?
Patientin: **Ich wollte nicht, daß *er* mir das Schwimmen lernt.**[1] Ich glaube, ich hatte Angst vor ihm, irgendwie.
Erickson: Warum?
Patientin: Weiß ich nicht.
Erickson: Hat er etwas getan, das du nicht mochtest?
Patientin: Nein. Er hat nur alle immer so finster angeschaut.
Erickson: Hat er dich ins Wasser gestoßen?
Patientin: Ja. Das mochte ich nicht.
Erickson: Darüber hast du mir noch nichts erzählt.
Patientin: Er wollte mir Schwimmunterricht geben, und als ich das nicht wollte, hat er mich einfach hochgehoben und ins Wasser geworfen. Ich hatte Wasser in Augen und Ohren und Mund und habe ich ihn getreten und geweint.
Erickson: Warum?
Patientin: Ich wollte nicht schwimmen lernen.

ERICKSON: **»Ich wollte nicht, daß *er* mir das Schwimmen lernt.«**
ROSSI: Die kindliche Ausdrucksweise **»mir das Schwimmen lernt«** bestätigt, daß sie sich im Zustand der Altersregression befindet.
ERICKSON: Ja. Das Beste [an diesem Abschnitt] ist, wie sie vom Angsthaben zum Treten wechselt. Ich erinnere mich noch gut daran, wie ich als Kind auf dem Land Bücher verkauft habe. In einem Sommer besuchte ich einen Farmer, der seinen Hund abgerichtet hatte, jeden anzufallen, der seinen Hof betreten wollte. Als ich mich dem Hof näherte, raste der Hund auf mich zu. Er war nur ein Hund und auf diese Reaktionsweise abgerichtet worden. Ich hielt mein Taschentuch ungefähr so hoch. Als der dumme Hund danach schnappte, trat ich ihn direkt hier hin [*deutet auf seine Kehle*]. Das hat ihn dann erst einmal beschäftigt. Der Farmer sagte verblüfft: »Das ist das erste Mal, daß mein Hund schlecht weggekommen ist.« Dann lud er mich zum Essen ein.
ROSSI: Sie haben die Aggression des Hundes also umgelenkt. Ich werde diese Geschichte veröffentlichen, um zu demonstrieren, wie Milton die Kunst der Hypnotherapie erlernte, indem er Hunde an die Gurgel trat!

---

1 »Lernt« ist hier absichtlich gebraucht. Anm. d. Übers.

ERICKSON: Das Verhalten des Hundes war ziemlich dumm! Man will immer wissen, was der Gegner im Schilde führt, aber man sollte ihm niemals verraten, was man selbst vorhat. Der Farmer und ich verstanden uns so gut, daß er mich einlud, über Nacht zu bleiben.
ROSSI: Das ist eine Geschichte für einen zukünftigen Biographen: Die erste Lektion eines Hypnotherapeuten. Erlernen von Ablenkungstechniken im Alltagsleben!

1.36 Dissoziieren einer traumatischen Erinnerung: Implikation und therapeutische Analogie; Separieren von Denken und Fühlen; eine posthypnotische Umdeutung von Emotionen; eine Zeit-Doppelbindung

Erickson: Kannst du mir das ausführlicher erklären? Warum? Er hob dich hoch und warf dich ins Wasser, und du wolltest nicht ins Wasser und fingst an zu würgen und zu husten. Woran hat dich das erinnert?
Patientin: Wahrscheinlich habe ich an Helen gedacht, daran, wie ich sie ins Wasser gestoßen habe, und ich wollte nicht wie sie damals am ganzen Körper blau werden.
Erickson: Versuche dich zu erinnern, welche Gefühle du hattest.
Patientin: Ich hatte Angst.
Erickson: Du hattest schreckliche Angst. Du warst steif vor Angst. Und du hast gehustet. Du hast gehustet, und Helen hat gehustet. Helen hatte auch ziemlich große Angst.
Patientin: Sie war zu klein, um Angst haben zu können.
Erickson: Es gefiel ihr aber auch nicht, oder?
Patientin: Sie weinte.
Erickson: **Und du hast gehustet, und sie hat gehustet. Sie war unglücklich, und du warst auch unglücklich. Viele ähnliche Dinge sind passiert.** Was wirst du damit anfangen? Wirst du es in Erinnerung behalten?
Patientin: Ich will mich nicht daran erinnern.
Erickson: Du willst dich einfach nicht daran erinnern. Meinst du, es könnte gut sein, sich zu erinnern?
Patientin: Nein. **Mami sagt, man sollte sich nur an die schönen Dinge erinnern.**
Erickson: Hat dein Zahn weh getan, als er herauskam?
Patientin: Nicht so doll.
Erickson: Tat es weh?
Patientin: Klar.

Erickson: Bist du froh, daß du dich daran erinnert hast?

Patientin: Sicher.

Erickson: War es schön? Oder mußte es einfach so sein?

Patientin: Beides.

Erickson: Meinst du, es wäre vielleicht gut, sich an das Schwimmen zu erinnern und deine schlechten Gefühle deswegen einfach zu vergessen?

Patientin: Davor habe ich Angst.

Erickson: Meinst du, du solltest vor dem, woran du dich erinnern kannst, Angst haben?

Patientin: Nein.

Erickson: Nein, du solltest wirklich keine Angst vor Dingen haben, an die du dich erinnern kannst. **Vielleicht kannst du eines Tages über die Angst, die du gehabt hast, lachen. Das wäre doch schön, oder?**

Patientin: Ja.

Erickson: Vielleicht kannst du das eines Tages.

Patientin: Glaube ich nicht.

Erickson: Ich glaube, das wirst du einmal können. **Soll ich dich nächstes Jahr wieder besuchen, oder soll ich ein Jahr überschlagen?**

Patientin: Wenn du willst, kannst du ein Jahr überschlagen. **Dann bin ich schon richtig erwachsen**.

Erickson: Wie groß bist du dann?

Patientin: Ich möchte wetten, daß ich dann so groß wie Mami bin.

Erickson: Ich würde dich dann gern wiedersehen.

Patientin: Natürlich, sie ist ziemlich groß.

Erickson: Wir wissen nicht, wie groß du sein wirst. Du mußt einfach erwachsen werden und es herausfinden. Was hältst du davon, daß ich wiederkomme, wenn du elf Jahre alt bist? Du solltest mir dann einen Witz erzählen können. Einverstanden?

Patientin: Ich weiß nicht. Ich werde es versuchen.

Erickson: Na, du hast ja ein paar Jahre Zeit. Und worüber sprechen wir, wenn ich das nächste Mal komme?

Patientin: Ich bin dann in der Schule schon in einer höheren Klasse. Vielleicht lebe ich auch nicht mehr hier.

Erickson: Ich werde dich schon finden. Was meinst du?

Patientin: Wahrscheinlich.

Erickson: Genau. Und jedesmal wenn du mich triffst, komme ich dich besuchen, und du ruhst dich aus, nicht wahr? Und in den Zwischenzeiten siehst du mich nie. So machen es alle Februarmänner. Vielleicht werde ich eines Tages ein Märzmann sein. Weißt du, was ein Junikäfer ist? Und vielleicht bin ich dann kleiner.

Patientin: Uhmm.
Erickson: Ich glaube, du wirst müde.
Patientin: [*verfällt in Schweigen.*]

Erickson: »**Und du hast gehustet, und sie hat gehustet. Sie war unglücklich, und du warst auch unglücklich. Viele ähnliche Dinge sind passiert.**« Aber: »**Mami sagt, man sollte sich nur an die schönen Dinge erinnern.**«

Rossi: In diesem Abschnitt ist die Patientin in der Lage, über die wichtigen traumatischen Assoziationen zwischen ihrem Würgen und Husten während der Schwimmlektion und dem Beinahe-Ertrinken ihrer kleinen Schwester zu sprechen. Sie will sich aber an keines der beiden Traumata erinnern. Dies ist eine eigenartige Dissoziation: Die Patientin begreift, daß zwischen den beiden Vorfällen eine Verbindung besteht, möchte sich aber nicht an sie erinnern, weil ihre Mutter sagt, sie solle sich nur an »schöne Dinge« erinnern. So wirkt sich die hypnotisch-repressive Macht der Suggestion einer Mutter auf ein Kind aus, das von Ängsten und Schuldgefühlen geplagt ist, mit denen es nicht fertig wird. Sie ermutigen die Patientin, sich an den emotionalen Inhalt des Vorfalls zu erinnern oder ihn wiederzuerleben, sie bleibt aber starr im Bezugsrahmen ihrer Mutter.

Deshalb bemühen Sie die therapeutische Analogie von dem Zahn, der schmerzt, wenn er aus dem Zahnfleisch herauswächst, und Sie erforschen die Möglichkeit, Denken und Fühlen zu separieren[1], in der Hoffnung, die kognitiven Aspekte von ihrer repressiven emotionalen Ladung befreien zu können. Die Patientin scheint zu diesem Zeitpunkt ziemlich starken Widerstand zu haben. Deshalb suggerieren Sie, daß sie vielleicht eines Tages in der Lage sein werde, darüber zu lachen, wie verängstigt sie war. Sie geben ihr praktisch eine beiläufige posthypnotische Suggestion, ihre Ängste umzudeuten, indem Sie sagen: »**Vielleicht kannst du eines Tages über die Angst, die du gehabt hast, lachen. Das wäre doch**

1 Teil 2 des 8. Kapitels von Erickson & Rossi 1979/1981 *(Hypnotherapie)* enthält eine detailliertere Darstellung der Dissoziation von Denken und Fühlen.

schön, oder?« Sie bezweifelt aber immer noch, daß sie das jemals können wird.

Dann konfrontieren Sie sie mit einer Zeit-Doppelbindung, indem Sie sagen: »**Soll ich dich nächstes Jahr wieder besuchen, oder soll ich ein Jahr überschlagen?**« Ganz gleich, für welche der beiden Alternativen sie sich entscheidet, sie verpflichtet sich durch die Wahl in jedem Fall zu einem weiteren Treffen mit Ihnen. Sie möchte ein Jahr überschlagen. Der Grund: »**Dann bin ich schon richtig erwachsen.**« Das könnte subtil darauf hinweisen, daß sie dann besser mit ihren traumatischen Erinnerungen fertig wird, *weil* sie »schon richtig erwachsen« ist.

Sie beenden diesen Besuch, indem Sie humorvoll über das Wachsen sprechen: Aus der Sicht des Kindes wird ein Erwachsener kleiner, wohingegen das Kind größer wird! Damit wird zudem impliziert, daß die Patientin größer, reifer und besser in der Lage sein wird, mit schwierigen Emotionen umzugehen. Sind Sie mit dieser Analyse einverstanden?

ERICKSON: Ja. Ich beende den Besuch, indem ich erwähne, daß ich zum Märzmann werden könnte, und das wiederum wird assoziativ mit dem Junikäfer verbunden, womit die Grundlage für einen Witz geschaffen ist, den sie später erzählen kann. Sie ist dann größer, und ich bin kleiner. Ich bestätige so ihre Vorstellung, daß sie größer und älter sein wird. Ich mache es ihrer Kognition verständlich. Die Ideen sind alle da.

ROSSI: Sie sind implizit da. Sie nutzen Implikationen statt direkter Aussagen, um jede eventuelle Kritik zu umgehen.

ERICKSON: Das ist richtig.

1.37 Fünfter »Besuch« des Februarmannes: Eine erfolgreiche Umdeutung von Emotionen in psychische Entwicklung; Veränderung der »Gedächtnislandkarten« statt des erlebten Traumas

Erickson: [*Nach kurzer Pause schüttelt Erickson der Patientin erneut die Hand, um seinen fünften Besuch zu initiieren.*] Hallo.

Patientin: Hi. Ich weiß noch, wer du bist.

Erickson: Wirklich?

Patientin: Wieso erinnerst du dich immer noch an mich?

Erickson: Februarmänner erinnern sich immer. Und ich bin der Februarmann.

Patientin: Der bist du wohl, ja.

Erickson: Du bist ja schon ziemlich groß geworden.

Patientin: Fast groß genug, um Braut zu sein.
Erickson: Machst du dir Gedanken über Bräute?
Patientin: Ach nein. Aber Lisa tut das.
Erickson: Wie alt ist Lisa?
Patientin: Sie ist vierzehn. Mit sechzehn kann man heiraten.
Erickson: Denkt Lisa darüber nach?
Patientin: Nein, ich glaube nicht.
Erickson: Schaun wir mal. Erinnerst du dich, worüber wir während meines letzten Besuchs gesprochen haben?
Patientin: Uhmm.
Erickson: Worüber?
Patientin: Mr. Smith.
Erickson: Du dachtest damals, du würdest es wieder vergessen.
Patientin: **Das habe ich gedacht, aber ich habe es wohl doch nicht vergessen.**
Erickson: Was für ein Gefühl hast du, wenn du jetzt daran denkst?
Patientin: Wegen Mr. Smith? **Ich hätte keine Angst zu haben brauchen.**
Erickson: Warum nicht?
Patientin: **Wahrscheinlich hätte er mir nicht weh getan. Er wollte mir nur zu schwimmen beibringen.**
Erickson: Wie denkst du jetzt darüber, daß du wütend geworden bist und ihn getreten hast?
Patientin: **Ich hätte ihn nicht treten sollen, aber er hätte auch nicht versuchen sollen, mir das Schwimmen beizubringen, obwohl ich es nicht lernen wollte.**
Erickson: **Du denkst wirklich schon fast wie eine erwachsene Frau. Solche Gedanken sind besser als die Angstgefühle, die du vorher hattest, nicht wahr? Ist es nicht schön, erwachsen zu werden?**
Patientin: **Ich darf jetzt Make-up benutzen.**
Erickson: Benutzt du viel davon?
Patientin: Nein.
Erickson: Du solltest sehr sparsam damit sein.
Patientin: Ich werde nicht viel davon brauchen.
Erickson: Übrigens, wie geht es dir jetzt mit dem Schwimmen? Hast du immer noch Angst vor Wasser?
Patientin: Nicht mehr so stark.
Erickson: Hast du sonst noch vor etwas Angst?
Patientin: Nein.

Erickson: Bezogen auf das Vergessen des Vorfalls mit Mr. Smith sagt sie: »**Das habe ich gedacht, aber ich habe es wohl doch nicht vergessen.**« Dann sagt sie: »**Ich hätte keine Angst zu haben brauchen.**« Sie nimmt ihre emotionalen Prozesse nun *auf neue Art wahr*.
Rossi: Das ist ein wichtiger Bestandteil der Hypnotherapie: *die neuartige Wahrnehmung emotionaler Prozesse als Essenz ihrer Umdeutung.*
Erickson: Man verändert nicht das ursprüngliche Erlebnis, sondern dessen Wahrnehmung, und das wird dann zur Erinnerung an die Wahrnehmung.
Rossi: Wir können zwar die ursprüngliche Wahrnehmung nicht verändern, aber wir können unser Erleben der Erinnerung oder die »Landkarte« von der Wahrnehmung verändern.
Erickson: Sie sagt: »**Wahrscheinlich hätte er mir nicht weh getan. Er wollte mir nur zu schwimmen beibringen.**«
Rossi: Das ist eine völlig andere Evaluierung oder eine Umdeutung des als traumatisch erlebten Vorfalls.
Erickson: Sie fährt fort: »**Ich hätte ihn nicht treten sollen, aber er hätte auch nicht versuchen sollen, mir das Schwimmen beizubringen, obwohl ich es nicht lernen wollte.**« Das zeigt, daß sich ihr gesamtes Verständnis der Situation vollständig verändert hat. [*Sie hat nun nicht mehr nur Angst und ist wütend, sondern ist in der Lage, die Situation auf ausgewogene Weise aus der Perspektive beider Beteiligter zu sehen.*] Dann sage ich zu ihr: »**Du denkst wirklich schon fast wie eine erwachsene Frau. Solche Gedanken sind besser als die Angstgefühle, die du vorher hattest, nicht wahr? Ist es nicht schön, erwachsen zu werden?**«
Rossi: Dieser Austausch verstärkt und festigt die Tatsache ihres Erwachsenwerdens, womit auch ein reiferes Verständnis verbunden ist.
Erickson: Und das bekräftigt sie, indem sie sagt: »**Ich darf jetzt Make-up benutzen.**«

1.38 Verstärken minimaler Hinweise auf eine psychische Entwicklung, die Freude und Glück mehr Raum gibt; die Kluft zwischen den Generationen: Entmystifizieren des Alten zugunsten des Neuen

Erickson: Wie lange besuche ich dich jetzt schon?
Patientin: Schon lange.
Erickson: Erinnerst du dich an eine der ersten Fragen, die du mir gestellt hast?

Was hast du da gefragt – wohin dein Papi gegangen ist? Wie denkst du jetzt als Erwachsene über die Antwort, die ich dir damals gegeben habe?

Patientin: Vielleicht wolltest du mich verkohlen. Wolltest du das?

Erickson: Glaubst du, ich wollte dich verkohlen?

Patientin: Nicht jeder kommt in den Himmel.

Erickson: Was meinst du denn, wer in den Himmel kommt?

Patientin: Oh, das weiß ich nicht. Jedenfalls nicht besonders viele.

Erickson: Warum?

Patientin: Ich denke, weil alle zu viel Spaß haben wollen.

Erickson: Und was macht Spaß mit Menschen?

Patientin: Sie kommen nicht in den Himmel. **Jedenfalls hat meine Omi das gesagt.**

Erickson: Ich meine, Spaß macht Menschen glücklich.

Patientin: Glaubst du, man kann glücklich sein und trotzdem in den Himmel kommen?

Erickson: Ich denke nicht, daß man dazu traurig sein muß.

Patientin: Wir haben hier eine alte Dame, die nur ständig die Bibel liest. Wahrscheinlich kommt sie in den Himmel. Aber Spaß hat sie nicht.

Erickson: **Ich glaube, der Himmel ist für glückliche Menschen da.**

ERICKSON: Ich versuche, ihr klarzumachen, daß es in Ordnung ist, Spaß zu haben. Sie läßt eine verräterische subtile Bemerkung fallen: »**Jedenfalls hat meine Omi das gesagt.**« Und die Omi ist furchtbar altmodisch – das weiß jeder [*lacht*].

ROSSI: Wenn die Omi altmodisch ist, ist sie nicht auf der Höhe der Zeit. Damit entlarvt die Patientin selbst die Ansicht ihrer Omi, daß Menschen, die Spaß haben, nicht in den Himmel kommen. Ihre psychische Reifung wird in diesem Entlarven einer Ansicht der älteren Generation erkennbar. Sie möchte nun Spaß haben und glücklich sein, und das unterstützen Sie kräftig, indem Sie sagen: »**Ich glaube, der Himmel ist für glückliche Menschen da.**« Sie zwingen ihr diese Idee nicht auf, sondern verstärken nur ihre eigene subtile Entlarvung der altmodischen moralistischen Sichtweise, man könne nicht Spaß haben *und* in den Himmel kommen.

Die große Bedeutung, die Sie ihrer sehr subtilen Bemerkung beimessen, ist ein ausgezeichnetes Beispiel dafür, wie Sie Entwicklungsimplikationen, die in den »minimalen Hinweisen der psychischen Entwicklung enthalten sind, aufzugreifen gelernt haben. Leider ist es für Eltern, Lehrer und Autoritätspersonen charakteristisch, daß sie gegenüber subtilen

Hinweisen auf Sprünge im Verständnisniveau eines Kindes oder eines Heranwachsenden blind sind. Dadurch entsteht eine Kluft zwischen den Generationen, ein Konflikt mit allem *Sturm und Drang*[1]: In der damit verbundenen tragischen Unterbrechung der Beziehung beharrt die ältere Generation darauf, daß sie nicht versteht, wo die jüngere Generation »das alles hernimmt«, und die jüngere Generation gibt angesichts der vermeintlichen Dummheit und Böswilligkeit sowie des mutmaßlichen Mißtrauens der Älteren verzweifelt auf. Die ältere Generation vermag die Begleiterscheinungen der Entwicklung der jüngeren Generation nicht zu erkennen, die oft unter Unsicherheit und Unterlegenheitsgefühlen der Jugendlichen verborgen liegen.

Auf intrapersonaler Ebene haben wir Grund anzunehmen, daß die meisten jungen Menschen die inneren Auswirkungen ihrer psychischen Entwicklung selbst auch nicht erkennen. Sie wissen nicht, wie sie ihre eigenen phänomenologisch neuen Gewahrseins- und Verständnisebenen, die sich spontan in ihnen entwickeln, unterstützen sollen.[2] Unser Erziehungssystem lehrt immer noch hauptsächlich mit Hilfe des Stocks und geistlosen Paukens: Statt Kindern beizubringen, den inneren kreativen Prozeß zu erkennen und zu unterstützen, vermittelt das typische Erziehungssystem *Inhalte*, die das Kind »am Stück« herunterschlingen (das »Pauken«) und anschließend im Rahmen von *Prüfungen* (der »Stock«) – die angeblich den Lernerfolg dokumentieren – reproduzieren soll. Bei dieser Art von Wissensvermittlung bleiben die Schüler ihrem eigenen Lernen und Entdecken gegenüber blind – obwohl dieser Prozeß für die Entwicklung jeder Form von Kreativität essentiell ist. Die innere Blindheit führt zu (sogenannten) Geisteskrankheiten und psychischen Fehlentwicklungen, weil die Betroffenen die spontan in ihrem Inneren stattfindenden psychischen Entwicklungen nicht erkennen, verstärken und integrieren können. In diesem Sinne ist das umfassendste und höchste Ziel jeder Psychotherapie, das Verständnis des Entwicklungsprozesses zu fördern, um die Patienten in die Lage zu versetzen, ihre Probleme selbst zu lösen.[3]

---

1 im Original deutsch. Anm. d. Übers.

2 Eine Erörterung der *Ausbruchsheuristik* bezogen auf die psychische Entwicklung ist in Teil 2, Rossi 1972a/1985 zu finden.

3 Siehe auch die in der Literaturliste aufgeführten Artikel von Rossi (1967–1980).

1.39 *Nutzen einer moralischen Grundlage zur Umdeutung von Gefühlszuständen; eine Hypothese bezüglich therapeutischer Analogien (rechte Hemisphäre) und der Technik der Umdeutung (linke Hemisphäre): Ericksons integrationsorientierte Sicht*

Patientin: Papi war eigentlich ziemlich glücklich. Aber weil er irgendwie krank war, fühlte er sich wohl doch nicht so gut. Vielleicht ist er in den Himmel gekommen. Ich weiß es nicht. Wahrscheinlich ist das sowieso egal.

Erickson: Ich glaube, der Himmel ist für Leute da, die Freude am Leben haben, die glücklich sind, und die ihre Arbeit so gut machen, wie sie können.

Patientin: Er hat immer hart gearbeitet. Ich glaube, er war auch ziemlich glücklich. Er hat viel gehustet. Darüber war er wohl nicht glücklich. [*Die Patientin schüttelt den Kopf.*]

Erickson: Ich nehme an, Jesus hat eine ganze Menge erlebt.

Patientin: Er hat aber nicht viel Spaß gehabt.

Erickson: Meinst du nicht, daß ihm manches, was er erlebt hat, Spaß gemacht hat? Mir scheint, daß Er ein paar schöne Dinge erlebt hat.

Patientin: Er hat nie gelacht.

Erickson: Wie kommst du darauf?

Patientin: Ich habe noch nie jemanden sagen hören, daß Er gelacht hat. Sie reden alle nur davon, daß Er geweint und gebetet hat. Gelacht hat er anscheinend nie. Er ist aber trotzdem in den Himmel gekommen.

Erickson: Hast du schon einmal ein gutes Werk getan?

Patientin: Schon viele.

Erickson: Was machst du, nachdem du ein gutes Werk getan hast?

Patientin: Mir selbst auf die Schulter klopfen.

Erickson: Fühlst du dich dann glücklich und freust dich?

Patientin: Klar.

Erickson: Lachst du dann laut? Oder kannst du innerlich lachen, wenn du dich freust?

Patientin: Klar.

Erickson: Was meinst du, was Jesus nach einem guten Werk getan hat? Auch er hat innerlich gelacht. Gibt es etwas, das dir Kummer oder Sorgen macht?

Patientin: Nein.

ERICKSON: Im Grunde moralisiere ich hier. Ich beschreibe einen moralischen Bezugsrahmen, der ihr verständlich machen soll, daß zu arbeiten und sein Bestes zu geben die entscheidenden Voraussetzungen für Glück sind. Dies befindet sich im Einklang mit ihrer katholischen Erziehung. Ich habe einen Vergleich angestellt: Weil Jesus gelitten hat, ist er in den Himmel gekommen. Das Leben ist kein Zuckerschlecken, aber wenn man seine Arbeit gut macht und dabei innerlich lachen und sich gut fühlen kann, ist das eine gewisse Entschädigung.

ROSSI: Sie nutzen die grundlegenden Moralvorstellungen der Patientin, um einen Prozeß des Sich-innerlich-Gut-Fühlens verständlich zu machen. Auch suggerieren Sie, daß sich ihr Vater wahrscheinlich »innerlich« gut gefühlt hat, obwohl er sehr krank war, so wie Jesus sich innerlich gut fühlte, obwohl er viel litt. Dadurch helfen Sie der Patientin, einige ihrer früheren Vorstellungen über den Tod ihres Vaters sowie einige ihrer recht konventionellen religiösen Vorstellungen zu überdenken und umzudeuten.

ERICKSON: Ja.

ROSSI: Sie liefern ihr Stimuli und Stichworte, gewöhnlich in Form von Fragen und Situationen, durch die sich die unbewußte Dynamik der Patientin manifestieren kann. Anschließend brauchen Sie nur noch den Assoziationsprozessen zu folgen, die anzeigen, welche therapeutische Arbeit zu tun ist. Die therapeutische Arbeit des Februarmannes bei seinen Besuchen scheint im Wesentlichen im simplen Beantworten kindlicher Fragen über die Welt zu bestehen, so wie sie der Patientin im Zustand der Altersregression erneut in den Sinn kommen. Diese Fragen werden gewöhnlich mit Hilfe *therapeutischer Gleichnisse und Metaphern* oder durch *Umdeutung* ihrer sehr starren und begrenzten Orientierungen und Bezugsrahmen beantwortet. Die therapeutischen Gleichnisse kommen häufig in rechtshemisphärischer Sprache zum Ausdruck, wohingegen Umdeutungen eher linkshemisphärische Verständnismuster ansprechen.

ERICKSON: [*Reicht Rossi eine Notiz, die offenbar nach einem unserer Gespräche über die Dynamik der Interaktion zwischen linker und rechter Hemisphäre in Hypnose niedergeschrieben wurde.*]

ROSSI: Sie sagen hier: »Erleben, Erinnern und Wahrnehmen sind völlig verschiedene Dinge, und Aktivitäten der linken und rechten Hemisphäre sind verschiedene Kombinationen dieser drei Faktoren.«

ERICKSON: Ich glaube nicht, daß es »reine« rechts- oder linkshemisphärische Funktionsweisen gibt. Etwas kann sich auf der rechten Seite befinden, bevor es vollständig wahrgenommen wird. [*Erickson führt nun viele Beispiele für den Lernprozeß bei Menschen und Tieren an, die seiner Meinung nach zeigen, daß wir psychische Funktionen nicht ausschließlich der linken oder rechten Hemisphäre zuordnen können, wie Rossi weiter oben postuliert hat.*]

ROSSI: Den Spekulationen einiger zufolge sind die Inhalte der rechten Hemisphäre eher dem Unbewußten zuzurechnen, weshalb *Einsicht* einen Wechsel von der rechten Hemisphäre zu der eher dem Bewußtsein zuneigenden linken Hemisphäre erfordern würde. Träfe das zu, wäre Ihre Therapie eher rechtshemisphärisch. Oder würden Sie sagen, daß sie in jedem Fall stets die Integration beider Hemisphären erfordert?

ERICKSON: Eine Integration ist immer erforderlich.

1.40 *Eine Doppelbindung, die Moralvorstellungen nutzt; Umgang mit Problemen der Gewohnheit in der Altersregression und die Dinge in der explorierenden Hypnose so belassen, wie sie sind; illusorische Alternativen*

Erickson: Gibt es jetzt an dir etwas, das mir auffallen sollte?

Patientin: Ich habe langes Haar. Aber ich kaue auf den Fingernägeln.

Erickson: Warum tust du das?

Patientin: Weil sie gut schmecken, nehme ich an.

Erickson: Mal ehrlich, schmecken sie wirklich gut?

Patientin: Nein, aber es macht Spaß, drauf rumzukauen.

Erickson: Was denkst du, wann du auf den Nägeln kaust?

Patientin: Wenn ich wütend bin, kaue ich manchmal drauf rum.

Erickson: Ist Nägelnkauen genauso gut, wie Leute zu verprügeln?

Patientin: Man kann nicht ständig rumlaufen und Leute verprügeln. Omi mag das nicht.

Erickson: Mag sie, daß du auf deinen Fingernägeln kaust?

Patientin: Nein, aber dann erzähl' ich der was![1]

Erickson: Wirst du irgendwann anders darüber denken?

Patientin: Oh ja. Ich möchte nicht mehr auf meinen Fingernägeln rumkauen, wenn ich erwachsen bin.

Erickson: Habe ich mich irgendwie verändert?

Patientin: Nein.

Erickson: Ich dachte, ich würde kleiner.

---

1 Original: »*No, but I just tell her!*« Anm. d. Übers.

Patientin: Vielleicht bist du tatsächlich kleiner geworden. Aber man mißt Leute nicht so. Man mißt sie an einer Wand. Ich weiß nicht genau, wie groß ich bin. Omi sagt, sie erkennt es daran, wie kurz meine Kleider werden.

Erickson: Das ist eine gute Möglichkeit, es zu messen. Worüber sollen wir sprechen, wenn ich dich das nächste Mal besuche?

Patientin: Ich weiß nicht.

Erickson: Meinst du, du erzählst mir dann etwas, worüber du unglücklich bist oder was dir unangenehm ist?

Patientin: Ich glaube nicht, daß ich dann unglücklich bin.

Erickson: **Aber wenn etwas Unangenehmes oder etwas, das dich unglücklich macht, auftauchen würde, glaubst du, du könntest es mir dann erzählen – zu jeder Zeit, an jedem Ort, überall?**

Patientin: **Klar.**

Erickson: Egal, was es ist?

Patientin: **Klar.**

Erickson: **Wann soll ich dich wieder besuchen?**

Patientin: **Komm' am besten wieder im Februar.**

Erickson: **Im nächsten Februar, im darauffolgenden Februar oder im Februar danach? Falls du mir das sagen willst.**

Patientin: Vielleicht solltest du besser ein wenig warten.

Erickson: Wie lange? Wie alt möchtest du sein, wenn ich dich wieder besuche?

Patientin: Ich glaube ich werde – möchtest du warten, bis ich in der High-School bin?

Erickson: Ich besuche dich zu jeder Zeit, zu der du mich sehen willst – an jedem Ort, an dem du dir es wünschst. Ich könnte sogar Oktobermann werden.

Patientin: **Ich mag dich als Februarmann.**

Erickson: Du wirst ein wenig müde vom Reden, nicht wahr. Du kannst dich jetzt ausruhen.

Erickson: Das ist eine alles umfassende Bindung *(bind)* [»**Aber wenn etwas Unangenehmes oder etwas, das dich unglücklich macht, auftauchen würde, glaubst du, du könntest es mir dann erzählen – zu jeder Zeit, an jedem Ort, überall?**«] Sie antwortet: »**Klar.**« Sie ist entschlossen, mir alles zu erzählen, was es auch sein mag.

Rossi: Dann bringen Sie sie also dazu, durch das »klar« eine sehr allgemeine, allumfassende Aussage zu bestätigen. Sie verpflichten sie durch diese Bindung, Ihnen alles zu erzählen, was ihr unangenehm ist. Dies bindet sie, weil sie einen moralischen Kompaß hat und Wort hält. Sie nutzen also ihre Moralvorstellungen, um diese Bindung zu erzeugen. Ihre »Moralvorstellungen« sind innere Reaktionstendenzen, die als Metaebene fungieren und sie in eine Doppelbindung hineinmanövrieren, in der sie Ihnen alles Unangenehme erzählt.[1]

Aus diesem Abschnitt geht auch hervor, daß Sie sie bezüglich ihrer frühen Gewohnheit, auf den Nägeln zu kauen, gewähren lassen. Ich vermute, Sie haben das getan, weil sie in ihrem Zustand der Altersregression sagen kann, daß sie, wenn sie älter ist, nicht mehr auf den Nägeln kauen wird (und tatsächlich tut sie das nicht mehr). Bei dieser Art von Persönlichkeitsgestaltung mittels Altersregression befassen Sie sich so weit wie möglich mit Themen, die unmittelbar mit den Problemen Erwachsener zusammenhängen – in diesem Fall mit der Angst der Patientin vor Wasser. Mit dem Nägelkauen beschäftigen Sie sich nicht, weil Sie schon wissen, daß sich das legen wird. Möchten Sie noch etwas zu diesem Abschnitt sagen?

ERICKSON: Nein. Ich bin selbst überrascht, wie vorsichtig ich hier zu Werke gehe.

ROSSI: Ja. Diese Sitzung fand im Jahr 1945 statt. [*Erickson befand sich damals in einer kreativen Periode des Übergangs von der Hypnoseforschung in einem psychologischen Labor zu diesem neuen Prozeß hypnotischer Exploration im Rahmen der klinischen Arbeit. Vorsicht war für diese Art exploratorischer Arbeit tatsächlich wichtig.*]

ERICKSON: Ich frage: »**Wann soll ich dich wieder besuchen?**« Ich habe als Februarmann ihr uneingeschränktes Vertrauen gewonnen, und sie möchte, daß das so bleibt, und bringt das zum Ausdruck, indem sie sagt: »**Komm' am besten wieder im Februar.**« Dann stelle ich sie vor eine Reihe von Scheinalternativen: »**Im nächsten Februar, im darauffolgenden Februar oder im Februar danach? Falls du mir das sagen willst.**« Indem ich ihr den Oktobermann anbiete, bringe ich sie dazu, durch ihre eigene Antwort »**Ich mag dich als Februarmann**« zu erkennen, daß ihr der Februarmann lieber ist.

ROSSI: Sie zieht die Sicherheit des Vertrauten vor.

ERICKSON: Ja. Ich gebe ihr die Freiheit, die sie aber tatsächlich gar nicht hat.

---

1 Siehe hierzu: »Varianten der Doppelbindung« in: Erickson/Rossi 1975/1980/1996, GS 2, S. 52–75.

1.41 Sechster »Besuch« des Februarmannes: Neue Muster psychischen Verstehens in der Adoleszenz; minimale Hinweise, Umdeutung, Symptomverschreibung und Zeitbindungen; Meta-Ebenen bei Kindern

Patientin: Was ist los? Sprichst du nicht einmal mehr mit mir?
Erickson: Natürlich werde ich mit dir sprechen. Ich überlege nur, welchen Monat wir im Augenblick haben.
Patientin: Oktober.
Erickson: Habe ich mich verspätet?
Patientin: Kann man wohl sagen.
Erickson: Welches Jahr haben wir?
Patientin: Weißt du das nicht?
Erickson: Ich habe dich gerade nach dem aktuellen Monat gefragt.
Patientin: Weißt du nicht, in welchem Jahr wir sind? 1939. [*Tatsächlich ist es 1945*]
Erickson: [*Gibt das Handschüttelsignal*] Wie alt bist du?
Patientin: Dreizehn.
Erickson: In welcher Klasse bist du jetzt?
Patientin: Ich bin im ersten Semester. Weißt du, es ist schrecklich. Ich bin nämlich die Zweitjüngste in meinem Jahrgang. Das gefällt mir überhaupt nicht. Alle anderen sind älter als ich.
Erickson: Ach, ich weiß nicht. **Sie sind dann praktisch schon alte Jungfern, und du bist immer noch jung.**
Patientin: Heute gibt es aber keine alten Jungfern mehr.
Erickson: Was sind sie dann heute?
Patientin: **Junggesellinnen, glaube ich.**

ERICKSON: Wenn man die Jüngste in der Klasse ist, können die anderen Schülerinnen sich rühmen, die Älteren zu sein. Das Alter ist ziemlich wichtig. Ein fünfzehnjähriges Mädchen nennt einen 25jährigen Mann alt. Indem ich also sage: »**Sie sind dann praktisch schon alte Jungfern, und du bist immer noch jung**«, bringe ich den Zweifel in die Situation. Deshalb sagt sie schließlich, »alte Jungfern« sei der falsche Ausdruck, es gebe nur noch »**Junggesellinnen**«.
ROSSI: Eine weitere subtile sprachliche Unterscheidung und ein minimaler Hinweis auf ihren Reifungsprozeß. Ihre Generation hat neue psychische Einstellungen, und sie erzählt Ihnen davon. Das hat interessante Implikationen für die Frage, warum sich die Sprache über die

Generationen allmählich verändert. Die neu aufkommenden Wahrnehmungsweisen und die jeweiligen besonderen Verständnismuster der Generationen sind in diesen sprachlichen Veränderungen kodiert. Neue Arten, Situationen, Status und Beziehungen zu beschreiben, sind kein bloßer oberflächlicher Zierat, sondern neue Muster psychologischer Einsicht und des Verständnisses. Behindert man solche neuen Sprachmuster (d. h., den *Slang* oder *Jargon*), so beeinträchtigt man damit das neu entstehende Bewußtsein. Deshalb sind Sprach-»Puristen« in Wahrheit »alte Meckerer«, wenn sie sich über neue Sprachentwicklungen mokieren. Andererseits erfüllen sie eine sehr wichtige Funktion, indem sie darauf beharren, daß auch Wörter, die frühere Generationen geschaffen haben, weiterhin nützliche Bedeutungen und Unterscheidungen zum Ausdruck bringen.

ERICKSON: [*Erzählt Geschichten und Anekdoten über die minimalen Hinweise der Sprache und des Verhaltens, die Ereignisse in seiner eigenen Familie maßgeblich beeinflußten.*]

ROSSI: Und ein großer Anteil Ihrer Hypnotherapie ist nichts anderes als eine Weiterentwicklung der sich wandelnden Konzepte, die ganz natürlich im Alltagsleben auftauchen.

ERICKSON: Uhmm. [*Erickson erzählt zur Veranschaulichung nun ein weiteres Beispiel, den Fall Jimmies, eines kleinen Jungen, der am Daumen lutschte. Jimmies Eltern wollten Erickson überreden, ihren Sohn durch eine Hypnosebehandlung vom Daumenlutschen abzubringen.*] Ich setzte mich zu Jimmie und sagte: »Jimmie, dein Vater und deine Mutter haben gesagt, ich soll dafür sorgen, daß du nicht mehr am Daumen lutschst.« Jimmie nickte; er wußte Bescheid. Ich fuhr fort: »Alle kleinen Kinder im Alter von sechs Jahren sollten am Daumen lutschen dürfen, und niemand sollte sie daran hindern! Wenn die Kinder sieben Jahre alt werden, hören sie natürlich mit dem Daumenlutschen auf. Weil dein Geburtstag nicht mehr allzu fern ist, *solltest du in nächster Zeit besser viel am Daumen lutschen.*« Bis zu Jimmies siebtem Geburtstag waren es nur noch sechs Wochen. [Eine Nutzung der] *Veränderung von Konzepten!*

ROSSI: Außerdem veranschaulichen Sie in diesem zauberhaften Beispiel die Nutzung von *Umdeutung, paradoxer Symptomverschreibung* und einer Art *Zeitbindung*.

ERICKSON: [*Unterhält die Anwesenden nun mit humorvollen Beispielen für die »altklugen« Bemerkungen seiner Enkel, welche die* Metaebenen *ih-*

res Verständnisses offenbaren (ihre Äußerungen über ihr eigenes mentales Erleben). Beispielsweise sagte einmal eine seiner Enkelinnen: »Aber Mami, damit habe ich mit sechs Jahren noch nicht genug Erfahrung; deshalb kann ich darüber jetzt nicht Bescheid wissen!«]

ROSSI: [1987] Immer wieder erinnern uns diese Auseinandersetzungen mit familiären Alltagsereignissen, daß Ericksons Interesse daran die Quelle seiner kreativen Vision ist. Im Rahmen seiner therapeutischen Arbeit nutzte er die natürlichen psychischen Entwicklungsprozesse, die er in der eigenen Familie und in seiner Umgebung beobachtete. Er lernte aufgrund dieser Erfahrungen, nicht durch die Lektüre von Büchern und Theorien. Wenn wir lernen wollen, den *Prozeß* seiner kreativen Arbeit nachzuvollziehen – statt nur die *Inhalte* seiner therapeutischen Methode zu »pauken« –, dann ist klar, welche Lektion wir lernen müssen: *Genieße zunehmendes Bewußtsein dessen, wie sich die Menschen in deinem Umfeld im Alltagsleben entwickeln; erfreue dich an den Überraschungen und an der Situationskomik, die mit allen Bemühungen verbunden sind, »Patienten« zu helfen, diese Lektionen des Lebens zu erkennen und für sich zu nutzen; und würdige das Geburtsrecht jeder nachfolgenden Generation, ihre eigenen Muster der Bewußtheit und des Verstehens zu entwickeln.*

1.42 Verschieben und Entladen von Haßgefühlen und Negativität; Zwei-Ebenen-Kommunikation mit der kognitiven und der wörtlich konkreten Ebene; Implikation als Möglichkeit indirekter Suggestion; Polarisierung von Ja- und Nein-Antworten

Erickson: Nun wollen wir mal sehen. Warum sollte ich im Oktober kommen?

Patientin: Weiß ich nicht. Vielleicht magst du den Oktober.

Erickson: Aber wie soll ich erklären, daß ich im Oktober gekommen bin? Bin ich zum Oktobermann geworden? Sollen wir vielleicht einfach sagen, daß mein Zug Verspätung hatte?

Patientin: Das ist eine gute Ausrede – aber eine ziemlich alte.

Erickson: Was für andere alte **Ausreden** kennst du?

Patientin: Es gibt viele **Ausreden** für alles Mögliche.

Erickson: Welche alten **Ausreden** benutzt du, obwohl du das nicht gerne tust? [*Pause*] Antwortest du mir darauf nicht?

Patientin: Wenn die anderen Kinder zum Schwimmen gehen, sage ich immer, ich bin erkältet. Aber ich bin gar nicht erkältet. Das ist eine **Ausrede**.

Erickson: **Bist du diese Ausrede leid? Willst du eine bessere?**
Patientin: **Ganz bestimmt. Diese ist schon ziemlich abgenutzt.**
Erickson: Wie lange dauert es, sie abzunutzen?
Patientin: Das weiß ich nicht.
Erickson: **Glaubst du, du wirst irgendwann einmal schwimmen?**
Patientin: Das will ich jetzt schon.
Erickson: Glaubst du, daß du es einmal tun wirst?
Patientin: Ich hoffe.
Erickson: **Glaubst du, du wirst irgendwann einmal schwimmen?**
Patientin: **Du bist genauso wie die Lehrer. Man muß ihnen mit ja oder nein antworten. Ja.**
Erickson: **Im Moment ist es viel zu kalt zum Schwimmen, nicht?**
Patientin: **Kann das nicht bis zum nächsten Sommer warten?**
Erickson: **Vielleicht klappt es nächsten Sommer. Aber wir wissen es nicht, oder?** Macht dir sonst noch etwas Sorgen? Bedrückt dich im Moment sonst noch etwas?
Patientin: **Vielleicht findest du mich schrecklich.**
Erickson: **Nein. Ich bin mir ganz sicher, daß ich dich nicht schrecklich finde.**

ROSSI: Was hat dieser Dialog über **Ausreden** zu bedeuten?
ERICKSON: **»Bist du diese Ausrede leid? Willst du eine bessere?«** [*Die Patientin antwortet:*] **»Ganz bestimmt. Diese ist schon ziemlich abgenutzt.«** Man verwendet Ausreden so lange, bis sie »abgenutzt« sind! Man läßt Gewohnheiten sich »abnutzen«.
ROSSI: Heißt das: Menschen entwickeln sich ganz natürlich über ihre Grenzen hinaus, und Sie fördern nur diese natürliche psychische Entwicklung?
ERICKSON: Uhmm.
ROSSI: Sie sagt, sie weiß nicht, wie lange es dauert, bis die Ausrede, die sie benutzt, um nicht schwimmen zu müssen, »abgenutzt« ist. Diese Reaktion ist typisch für die Art, wie wir alte Einschränkungen und schlechte Gewohnheiten aufgeben; an ihre Stelle treten neue Fähigkeiten, die auf einer unbewußten Ebene synthetisiert worden sind, weshalb wir meist überrascht feststellen, daß wir etwas plötzlich besser können. In den meisten Fällen wissen wir nicht einmal, *warum* wir es besser machen. Dieses *Nichtwissen* zeigt häufig, daß Arbeit im Unbewußten stattgefunden hat.

ERICKSON: Man achte auf den Unmut in der Formulierung »**Du bist genauso wie die Lehrer. Man muß ihnen mit ja oder nein antworten.**« Aber sie antwortet mit **ja**!

ROSSI: Was leiten Sie daraus ab?

ERICKSON: [*Liest den Dialog vor, der im abschließenden Ja der Patientin kulminiert, bis zu der Stelle, an der sie sagt:* »**Man muß ihnen mit ja oder nein antworten. Ja.**«]

ROSSI: Fragen Sie zweimal »**Glaubst du, du wirst irgendwann einmal schwimmen?**«, um dieses »**Ja**« zu erhalten?

ERICKSON: Ja!

ROSSI: Es hat fast etwas Fanatisches, wie Sie darauf beharren, daß die Patientin wirklich »ja« antwortet, wenn Sie ihr diese wichtige Frage stellen. Sie fordern ein klares Bekenntnis von ihr. Sehe ich das richtig?

ERICKSON: Sie hat das Ja nur widerwillig zugestanden. Genau so ist es auch, wenn Lehrer darauf beharren, daß ein Schüler mit ja oder nein antwortet. Dann sage ich: »**Im Moment ist es viel zu kalt zum Schwimmen, nicht?**« Ich übernehme so die negative Einstellung der Patientin und intensiviere sie. Ihr entgeht dabei meine Implikation, daß *sie schwimmen kann, wenn es warm ist*!

ROSSI: Sie reagiert offenbar auf diese Implikation, indem sie antwortet: »**Kann das nicht bis zum nächsten Sommer warten?**« Sie haben die Negativität der Patientin verschoben und sie dadurch zur entgegengesetzten Ja-Reaktionstendenz gelenkt, daß sie später schwimmen gehen könnte.

ERICKSON: So ist es.

ROSSI: Sie haben ihre Negativität entladen und verlagert und es ihr dadurch ermöglicht, einen Schritt in eine therapeutisch wirksame Richtung zu tun!

ERICKSON: Sie fragt: »**Kann das nicht bis zum nächsten Sommer warten?** Und ich bin froh, mit »**Vielleicht klappt es nächsten Sommer. Aber wir wissen es nicht, oder?**« antworten zu können.

ROSSI: Auch hier benutzen Sie wieder eine Implikation, indem Sie hinzufügen: »**Aber wir wissen es nicht, oder?**« Hier wird impliziert, daß ihr Unbewußtes es weiß. Die Implikation fungiert als Vehikel für diese wichtige indirekte Suggestion.

ERICKSON: Wenn sie am Schluß sagt: »**Vielleicht findest du mich schrecklich**«, verschiebt sie möglicherweise das schreckliche Gefühl, das man hat, wenn man einem Lehrer mit ja oder nein antworten muß, auf sich selbst.

Rossi: Deshalb müssen Sie sie beruhigen, indem Sie direkt antworten: **»Nein. Ich bin mir ganz sicher, daß ich dich nicht schrecklich finde.«** Auch hier wieder sprechen Sie das Nein aus und hoffen, es auf diese Weise von ihr fernzuhalten (bzw. es zu verlagern).

[1987] Auch hier können wir beobachten, wie Erickson auf zwei Ebenen gleichzeitig kommuniziert: auf rein kognitiver Ebene bestätigt er die Patientin, indem er sagt: **»Nein. Ich bin mir ganz sicher, daß ich dich nicht schrecklich finde.«** Gleichzeitig »übernimmt« er auf einer primitiv-wörtlichen Ebene das Nein, was bewirkt, daß ihr System es nicht mehr mit sich »herumzuschleppen« braucht. Diese primitiv-wörtliche Ebene anzusprechen ist offenbar ein besonders exklusives Kennzeichen einiger Formen der therapeutischen Zwei-Ebenen-Kommunikation Ericksons.

1.43 *Schreiben in Trance im Gegensatz zu automatischem Schreiben; die »Best-Haltung«; therapeutische Gleichnisse für den Umgang mit auftauchenden sexuellen Themen; Außerkraftsetzen und Umdeuten von Übertragung auf der wörtlich konkreten Ebene: Spekulationen über die vielen Bedeutungen von »nett« [engl.: nice]; erlernte Einschränkungen und Leugnen; Zwei-Ebenen-Kommunikation*

Erickson: Ist es nicht schrecklich angenehm, diesen Schreibblock hier zu haben? Angenommen, du schreibst etwas auf, wovon du denkst, ich würde dich deswegen schrecklich finden – jetzt hier. Halte es so, daß du selbst es lesen kannst. Und überleg' dir, ob es für dich in Ordnung ist, daß ich es erfahre. Ich denke, daß es sehr wichtig für dich ist, auch das herauszufinden, bevor du mir etwas mitteilst. Hältst du das für eine gute Idee? Nehmen wir einmal an, du schreibst es einfach. Halte den Block so, daß ich nicht lesen kann, was darauf steht. Und nun nehmen wir an, du denkst jetzt ganz schnell und viel nach, um herauszufinden, ob du willst, daß ich es lese.

Patientin: [*Die Patientin schreibt den Text, der auf Abbildung 1 (s. S. 126) zu sehen ist, und runzelt die Stirn*] Ich nehme an, du kannst das lesen.

Erickson: Ich kann es lesen. Aber kannst du wollen, daß ich es lese?

Patientin: Ich nehme an, du darfst es.

Erickson: **Ich darf es lesen. Aber *möchtest* du auch, daß ich es lese?**

Patientin: Ich denke ja.

Erickson: **Denk' einfach noch ein wenig darüber nach, bis du dir völlig sicher bist. Ich glaube nämlich, daß du zwar einerseits möchtest, daß ich es lese, daß es dir aber andererseits auch lieber wäre, wenn ich es nicht lese. Ist es so? Wir sollten es auf die bestmögliche Art machen, damit du die Möglichkeit hast, es mich nicht lesen zu lassen, oder du entscheidest, daß ich es lesen kann, und du hoffst sogar, daß ich es lese.**

Patientin: **Ich denke, du solltest es lesen.**

Erickson: Du denkst, ich sollte es lesen. Also gut. Das sagst du, weil du von mir erwartest, daß ich es wirklich verstehe, und weil ich dir wirklich helfen soll, es besser zu verstehen.

Patientin: Ja.

Erickson: Gut. Soll ich es jetzt nehmen?

Patientin: Ja.

Erickson: Ich habe es noch nicht angeschaut. Machst du dir deswegen Sorgen?

Patientin: Nein.

Erickson: Ist etwas schlecht daran?

Patientin: Nein.

Erickson: Hast du speziell Sorgen wegen etwas, das darauf steht?

Patientin: Ein verbotenes Wort.

Erickson: Möchtest du das verbotene Wort schreiben?

Patientin: [*Die Patientin schreibt das Wort* Sex *unter den Absatz, der in Abbildung 1 wiedergegeben ist.*]

Erickson: Aber das ist doch nichts Verbotenes, oder? Es ist eine schrecklich wichtige Sache, nicht wahr? Und es ist etwas sehr Notwendiges, nicht? Und es ist etwas, womit du Erfahrung machen wirst. Hoffst du das nicht auch? Und ich hoffe, du lernst es auf die angenehmste Weise kennen. Was denkst du, was ich mit angenehmste Weise meine?

Patientin: Durch das, was die Leute uns darüber sagen?

Erickson: Mit der angenehmsten Weise meine ich die Art, auf die möglichst wenig Fehler gemacht werden. Es ist nämlich so ähnlich, wie wenn ein Baby laufen lernt. Wenn es anfängt, es zu lernen, hebt es den rechten Fuß und bewegt ihn einen Schritt vor. Dann hat es erlebt, daß sich sein rechter Fuß bewegt, und macht deshalb noch einen Schritt mit dem rechten Fuß. Es lernt nicht sofort, richtig zu laufen, nämlich indem es zuerst den einen Fuß und dann den anderen hebt, sondern es benutzt zuerst nur

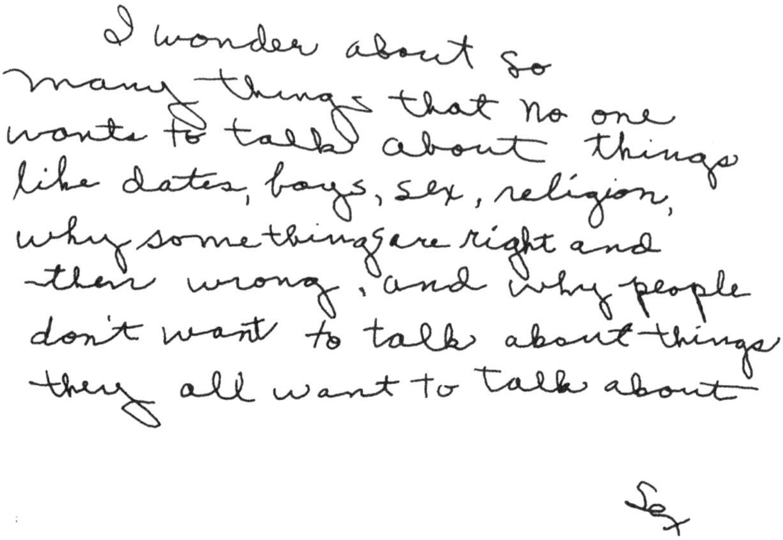
I wonder about so many things that no one wants to talk about things like dates, boys, sex, religion, why some things are right and then wrong, and why people don't want to talk about things they all want to talk about

Sex

Abbildung 1: Das erste Schreibprodukt, das die Patientin anläßlich des sechsten Besuchs des Februarmannes in Trance verfaßt hat. Sie schreibt darin das verbotene Wort »Sex«. Der Absatz lautet: *»Ich mache mir über so viele Dinge Gedanken, über die niemand sprechen will. Dinge wie Verabredungen, Jungen, Sex, Religion. Warum sind einige Dinge richtig und andere falsch, und warum wollen die Leute nicht über Dinge sprechen, über die sie alle sprechen wollen?«*

mehrmals den einen Fuß, und dann stolpert es. Das Baby muß aber lernen, einen Fuß nach dem anderen zu benutzen. Es macht beim Laufenlernen Fehler, und es lernt dies mit möglichst wenig Hinfallen und ohne zu große Hast. Du wirst alle diese Dinge noch kennenlernen. Ich möchte dir aber auch jetzt sofort etwas sagen, damit du dich daran erinnerst: Ich kann dir im Moment nicht viel über diese Dinge sagen. Wenn du älter bist, werde ich dir alle diese Fragen beantworten. Das bedeutet aber, daß du auf die Antworten warten mußt. Ich kann dir jetzt nicht erklären, warum du darauf noch warten mußt, aber du mußt warten. Und obwohl du warten mußt, kannst du etwas tun, das dir sehr helfen wird. Behalte alle Fragen, die du jetzt hast, im Gedächtnis, damit du dich später, wenn ich dich wieder besuche und die Fragen beantworte, an sie erinnerst. Du wirst dich an sie alle erinnern, und du wirst sie mir ohne jedes Zögern stellen, ohne jede Unsicherheit, ohne dir Sorgen zu machen und ohne jede Beunruhigung. Du kennst mich nun schon lange, und dir wird klar werden, daß ich dir in der ganzen Zeit, in der wir uns kennen, geholfen habe. Ist das nicht so?

Patientin: Ja.

Erickson: Und ein bißchen Hilfe hier und ein bißchen Hilfe da, das leppert sich mit der Zeit, nicht wahr?

Patientin: Ja.

Erickson: Macht es dir was aus, wenn ich dieses Blatt jetzt in meine Tasche stecke?

Patientin: Nein.

Erickson: Und kann ich es so lange aufbewahren – vielleicht ein paar Jahre –, bis ich es wieder herausnehmen und dir zeigen kann?

Patientin: Ja.

Erickson: Steht alles darauf?

Patientin: Ich denke schon.

Erickson: **Glaubst du, daß du mich in drei oder vier Jahren immer noch magst?**

Patientin: **Es wird *nett* [engl.: *nice*] sein.**

Erickson: **Ich denke, es wird nett sein, dich dann wiederzusehen. Was meinst du, warum ich diesmal im Oktober gekommen bin?**

Patientin: Die Schule? Vielleicht wolltest du wissen, was ich über sie denke.

Erickson: Was denkst du denn darüber?

Patientin: Sie ist in Ordnung.

Erickson: **Was glaubst du, was du sein wirst, wenn du erwachsen bist?**

Patientin: Oh, etwas schrecklich Kompliziertes. **Ich hasse Schulunterricht.** All diese albernen Frauen, die da herumrennen. Ich würde gern Sekretärin werden, aber nicht den ganzen Tag an der Schreibmaschine sitzen.

Erickson: Aber du fängst an, darüber nachzudenken, nicht wahr?

Patientin: Ich werde all die schwierigen Fächer wählen.

Erickson: Wirst du auch Schwimmen wählen?

Patientin: Schwimmen haben wir nicht.

Erickson: Wann werde ich dich wiedersehen?

Patientin: **Ich werde mich nicht mit dir verabreden (*to date*),** jedenfalls ein paar Jahre lang nicht. Wann möchtest du denn wiederkommen?

Erickson: Wann immer du glaubst, es könnte nützlich sein.

Patientin: In zwei Jahren bin ich Junior.[1] Vielleicht kannst du dann kommen.

Erickson: In Ordnung. Ist es nicht nett, sich hin und wieder zu treffen? Und es wird wirklich dazu kommen, nicht wahr?

---

1 vorletztes Jahr vor dem Examen. Anm. d. Übers.

Patientin: Klappt doch immer.
Erickson: Ja, es klappt immer.

Rossi: In dieser langen Interaktion auf mehreren Ebenen helfen Sie der Patientin, durch Schreiben in Trance die typischen Sorgen einer Jugendlichen über Verabredungen, Jungen, Sex und Religion auszudrücken. Ich nenne es *Schreiben in Trance*, weil sie es in Trance geschrieben hat und weil ihre Sorgen dabei im Zustand der Altersregression zum Ausdruck kommen. Diese Aktivität hat offenbar nicht den typischen dissoziativen Charakter des *automatischen Schreibens.*
Erickson: Ja. Beim automatischen Schreiben wissen die Patienten nicht, was sie geschrieben haben. Beim Schreiben in Trance wissen sie es auf kognitiver Ebene, können aber emotional noch nicht damit umgehen.[1]
Rossi: Aber das Wort *Sex*, das kurz nach dem Haupttext geschrieben wurde, entspricht eher dem Dissoziationscharakter des automatischen Schreibens. Doch Sie schenken diesem Schreiben in Trance die gleiche Beachtung wie normalem automatischem Schreiben. Sie bitten die Patientin einfühlsam um Erlaubnis, das Geschriebene zu lesen, und Sie respektieren diesbezüglich ihre Wünsche. Es findet keine »Vergewaltigung« des Unbewußten statt; Sie ermöglichen dem Material immer, in einem Tempo und auf eine Art zutage zu treten, die für den Seinszustand der Patientin akzeptabel ist. In ihrem durch die Altersregression erschlossenen Zustand beginnender Adoleszenz ermöglichen Sie der Patientin, das Wort *Sex* zu schreiben, statt daß Sie sie dazu bringen, allen Mut aufzubieten und beherzt darüber zu sprechen. Weil sie sich immer noch nicht in der Lage fühlt, sich mit dem Schwimmproblem auseinanderzusetzen, drängen Sie sie nicht dazu.
Erickson: Ich frage sie, wie sicher sie ist, daß sie möchte, daß ich das, was sie in Trance geschrieben hat, lese: **»Ich darf es lesen. Aber *möchtest* du auch, daß ich es lese?«** Es ist ganz allein ihre Entscheidung.
Rossi: Warum stellen Sie sie auf diese verwirrend komplexe Art vor so viele Entscheidungen? Ich meine den Absatz, der mit **»Denk' einfach noch ein wenig darüber nach«** beginnt und mit **»… du hoffst sogar, daß ich es lese«** endet. Ist das eine Ja-Haltung?

---

1 Siehe auch Erickson/Rossi 1980/1995–1998, GS 4, Teil IV, »Automatisches Schreiben und Zeichnen« (S. 182–235).

ERICKSON: Keine Ja-Haltung – eine *Best*haltung: **»Wir sollten es auf die bestmögliche Art machen …«** Mir die Erlaubnis zu geben, es zu lesen, und zu *hoffen*, daß ich es lese, sind zwei völlig verschiedene Dinge.
ROSSI: Sie bringen sie also vom *widerstrebenden* Erteilen der Leseerlaubnis zum *erwartungsvollen Hoffen*, daß Sie das Geschriebene lesen werden. Sie bringen sie dazu, die Entscheidung zu einer positiven Stellungnahme zu machen. Schließlich sagt sie: **»Ich denke, du solltest es lesen.«**
ERICKSON: Sie trifft eine positive Entscheidung!
ROSSI: Wenn ein Mensch etwas widerwillig tut, tut er es im Grunde nicht.
ERICKSON: Er tut es *nicht* … Beim Schreiben in Trance erhält sie die Möglichkeit, gleichzeitig ihr Unbewußtes und die mit der Adoleszenz verbundenen neu auftauchenden Gefühle zum Ausdruck zu bringen.
ROSSI: Ja, so ist es wohl.
ERICKSON: Und durch mein Zögern, es zu lesen, zwinge ich ihre Aufmerksamkeit buchstäblich, sich auf den emotionalen Aspekt zu konzentrieren – und dadurch verändert sich, wie sie schreibt. [*Siehe Abbildung 1, in der das Wort* Sex *völlig anders geschrieben ist als der Rest des Textes.*]
ROSSI: Ich verstehe. Indem Sie es mit so großem Respekt behandeln, laden Sie es emotional stärker auf.
ERICKSON: *Sex* ist ein schlimmes Wort.
ROSSI: Ja, das war ihr Problem.
ERICKSON: Es ist ein Lernproblem. Ich bringe *Sex* und *Laufen* zusammen – eine therapeutische Analogie.
ROSSI: Sie benutzen »Lernen, Schritt für Schritt zu gehen« als therapeutische Analogie für »Schritt für Schritt etwas über Sex lernen«.
ERICKSON: Uhmm. Über das Laufen und Gehen weiß sie Bescheid, und Sex kann man ebenso erlernen wie Gehen – indem man so wenig Fehler wie möglich macht. Ich schaffe hier die Grundlage für ihre zukünftige Einstellung zum Leben. [*Erickson erzählt nun eine Anekdote: Der kleine Hansi bat ein kleines Mädchen, in einem Versteck auf dem Hof ihr Höschen herunterzuziehen. Dann rief er aus: »Das ist also der Unterschied zwischen Katholiken und Protestanten!«*]
ROSSI: Es ist schon merkwürdig, daß Sie hier auf so vielen Ebenen gleichzeitig arbeiten.
ERICKSON: Man arbeitet auf den Ebenen, die natürlicherweise zutage treten. Und man wird erwachsen. [*Erickson erzählt nun eine rührende*

Geschichte darüber, wie sich eine seiner Töchter, die das Gefühl hatte, für einen imaginären Spielgefährten zu alt zu sein, mit Bedauern von ihm trennte.] ... Wenn ich dann meine Identität verändere, indem ich vom Februar zum Oktober wechsle ... bin ich mit einer anderen Situation konfrontiert. Oktober ist älter als Februar. Ich bin also älter geworden. Ich bin für sie nun eher eine Art *Vertrauensperson*.

Rossi: Ihre respektvolle Haltung gegenüber dem, was die Patientin in Trance geschrieben hat, entspringt nicht nur ethischen Motiven, sondern sie beinhaltet auch die indirekte Suggestion, daß sie sich emotional tief mit dem Geschriebenen identifizieren soll, um den Therapieprozeß zu fördern.

Erickson: Und um das zu betonen, erhöhe ich mein Alter (von Februar zu Oktober). Daß ich älter werde, impliziert, daß auch *sie* älter wird. Ich bestätige ihr so, daß sie allmählich erwachsen wird. Ich frage: »**Was glaubst du, was du sein wirst, wenn du erwachsen bist?**« Und sie antwortet darauf: »**Ich hasse Schulunterricht.**« Unsere Einstellungen zur Schule verändern sich auf jeder Altersstufe. Nach der Grammar School (Mittelschule) fürchten sich manche Schüler, weiter zur Schule zu gehen, und beenden deshalb die Schulzeit; am Ende der High School fürchten sich einige vor dem College und hören deshalb auf; und am Ende des Colleges haben einige Angst vor dem Studium, und wieder springen ein paar ab.

Rossi: Diese Abspringer sind alle Opfer erlernter Einschränkungen.

Erickson: Wenn ich frage: »**Glaubst du, daß du mich in drei oder vier Jahren immer noch magst?**«, habe ich einen guten Rapport zu ihr. Sie antwortet: »**Es wird *nett* sein.**« Und ich fahre fort: »**Ich denke, es wird nett sein, dich dann wiederzusehen.**« Dadurch habe ich einen »Kleinmädchen-Flirt« neutralisiert.

Rossi: Jetzt verstehe ich. Ich bin nicht darauf gekommen, daß Sie an dieser Stelle an der Übertragung gearbeitet haben.

Erickson: »**Was meinst du, warum ich diesmal im Oktober gekommen bin?**« – Dadurch habe ich meine Februarmann-Identität heruntergespielt.

Rossi: Um die Übertragung abzuschwächen?

Erickson: Uhmm.

Rossi: Sie machen solche Dinge so wörtlich konkret!

Erickson: Und auf eine so leichte Weise!

ROSSI: [1987] Obwohl ich Erickson damals[1] zugestimmt habe, bin ich mir heute nicht mehr so sicher, ob er tatsächlich die Dynamik benutzte, die er zu benutzen glaubte, um die Übertragung der Patientin an diesem Punkt der Sitzung abzuschwächen. Ich könnte wie folgt spekulieren:

Das englische Wort für »nett« (*nice*) hat viele Bedeutungsebenen, je nachdem, wie es gesprochen wird, wem gegenüber man es benutzt und auf welche Kontextebene man es bezieht. Offenbar hatte Erickson das Gefühl, die Tongebung und der damit verbundene Gesichts- und Körperausdruck bei der Antwort der Patientin **»Es wird *nett* sein«** habe entweder einen Anklang von Kleinmädchen-Flirt oder einen gewissen zweideutigen Unterton enthalten, und dies habe möglicherweise auf eine sexuelle Übertragung hingedeutet. Wir können mit einer gewissen Berechtigung annehmen, daß viele miteinander konkurrierende Teile ihrer sich entwickelnden Persönlichkeit in dieser vieldeutigen Situation zum Ausdruck drängten: Einerseits ist sie ein kleines Mädchen, das für die Sicherheit und Unterstützung dankbar ist, die ein väterlicher Februarmann ihr gibt, und gleichzeitig ist sie eine Heranwachsende mit sexuellen Impulsen, die noch unbeholfen zum Ausdruck drängen. Höchstwahrscheinlich ist sie sich dieser miteinander konkurrierenden unterschiedlichen inneren Anteile nicht bewußt, die in der Art, wie sie das Wort **nett** verwendet, zum Ausdruck kommen. Erickson war sich dieser Vieldeutigkeit jedoch bewußt, und er schützte die Patientin mit der Antwort: **»Ich denke, es wird nett sein, dich dann wiederzusehen.«** Die in seiner Antwort mitschwingenden stimmlichen und gestischen Nuancen haben somit ihr *vieldeutiges Nett* in ein definitiv *nicht-sexuelles Nett* verwandelt oder umgedeutet. Um diese nicht-sexuelle Bedeutung zu verstärken, schwächt Erickson anschließend die Übertragung ab, indem er androht, seine Februarmann-Identität zu verändern und fortan im Oktober zu kommen. Trotzdem gibt sie später eine weitere Antwort auf zwei Ebenen, indem sie sagt: **»Ich werde mich nicht mit dir *verabreden (to date)*.«** Das Wort *Verabredung* [noch stärker in der englischen Form »*date*«, Anm. d. Übers.] hat natürlich einen romantischen Beiklang, den ihre bewußtere Reaktionsebene leugnet, indem sie betont: **»Ich werde mich *nicht* mit dir verabreden.«**

1 Zum Zeitpunkt der Gespräche über den Fall; Anm. d. Übers.

Sofern diese Spekulationen auch nur einigermaßen plausibel sind, illustrieren sie erneut die ungeheure Subtilität und Kunstfertigkeit, mit der Erickson Kommunikationen auf vielen Ebenen aufnahm und entsprechend auf sie reagierte.

1.44 Siebter »Besuch« des Februarmannes: Schreiben in Trance und Spekulationen über die vielen Bedeutungsebenen einer Parapraxie; ein phobisches Symptom eines Lebensstils; Verstärken einer neuen Perspektive

Erickson: [*Gibt wie gewohnt das Handschüttelsignal*]
Patientin: Hi.
Erickson: Wie geht es dir?
Patientin: Gut. Und dir?
Erickson: Mir geht es auch gut.
Patientin: Du hast gesagt, daß du wiederkommst.
Erickson: Das habe ich gesagt, und ich habe es getan. In welchem Monat sind wir?
Patientin: Oktober.
Erickson: Schon wieder der Zugfahrplan. Was meinst du, was diesen Zug angetrieben hat?
Patientin: Weiß ich nicht.
Erickson: Ich habe einen besonderen Namen für diesen Zug. Und ich hoffe, er war gut beladen. Was treibst du denn so?
Patientin: Oh, Partys, Studieren – alles Mögliche.
Erickson: Wie sieht es mit den schwierigen Fächern aus?
Patientin: Sie geben uns keine schwierigen.
Erickson: Gefällt dir die Arbeit in der Schule? Wenn du auf deine schwere Freshman-Zeit zurückschaust, was denkst du dann jetzt darüber?
Patientin: Ich studiere jetzt nicht.
Erickson: Welche Zensuren bekommst du?
Patientin: Ich habe ständig Auszeichnungen bekommen.
Erickson: Na dann schau'n wir doch mal. Kannst du dich an meinen letzten Besuch erinnern?
Patientin: Ja.
Erickson: [*Holt das Papier aus der Tasche.*] Kannst du raten, was darauf steht?
Patientin: Klar. Ich weiß, was draufsteht.
Erickson: Angenommen, du schreibst das, was auf dem Zettel steht, auf und hältst die Schrift so, daß ich sie nicht sehe. Laß uns mal schauen, ob du dich

seit der Freshmen-Zeit verändert hast. [*Erickson richtet die Aufmerksamkeit auf die Katalepsie ihres linken Fußes.*] Alles klar?

Patientin: Alles klar. [*Die Patientin schreibt den in Abbildung 2 (s. S. 134) wiedergegebenen oberen Absatz.*]

Erickson: Ist das deine Erinnerung an das, was du vorher geschrieben hast?

Patientin: Nein, aber ich erinnere mich trotzdem noch daran.

Erickson: Ist da etwas ausgelassen?

Patientin: Ja.

Erickson: Und was?

Patientin: Jungen, Verabredungen und Sex.

Erickson: [*deutet auf das, was sie im oberen Absatz von Abbildung 2 geschrieben hat*] Das ist eine amüsante Geschichte, nicht wahr? Wie würdest du es jetzt lesen – einfach so, wie es da steht? So wie jeder, der nicht weiß, daß es ein Verschreiber ist, es lesen würde? Was glaubst du, wie sie es lesen würden?

Patientin: **»Leben, geben, tauchen.«**

Erickson: Was denkst du über diesen Fehler? Durch ihn liest es sich wie **tauchen**.

Patientin: Ich glaube nicht, daß jemand deshalb taucht.

Erickson: Glaubst du, daß du irgendwann einmal aus irgendeinem Grund tauchen wirst?

Patientin: Wahrscheinlich nur, um mir selbst zu beweisen, daß ich keine Angst habe.

Erickson: Jedenfalls erinnerst du dich daran, was auf diesem Blatt steht [*er hält Abbildung 1 so hoch, daß sie die Schrift nicht lesen kann*]. Schreibe, so gut du dich erinnern kannst, auf, was auf diesem Blatt steht. [*Die Patientin schreibt den unteren Absatz von Abbildung 2.*] Darf ich das nehmen?

Patientin: Ja.

Erickson: Was für ein Gefühl hast du jetzt, wenn du diesen Absatz liest? Fühlst du dich immer noch so stark von diesen Gefühlen berührt wie damals, als du noch Freshman warst?

Patientin: **Sie waren irgendwie kindisch.**

Erickson: **Du fühlst dich jetzt viel erwachsener.** Glaubst du, ich könnte dir tatsächlich viele dieser Dinge zu deinem Wohl und zu deiner Zufriedenheit erklären?

Patientin: Wahrscheinlich könntest du das.

Erickson: Ich werde sie dir später einmal erklären.

Patientin: Aber dann kenne ich schon alle Antworten.

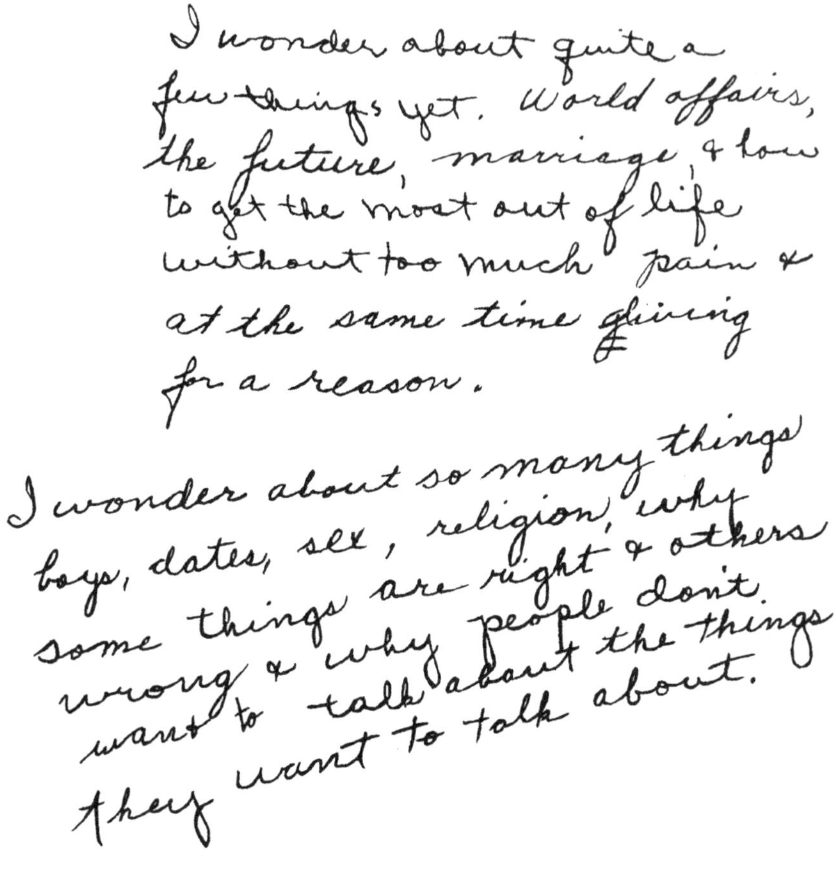

I wonder about quite a few things yet. World affairs, the future, marriage & how to get the most out of life without too much pain & at the same time giving for a reason.

I wonder about so many things boys, dates, sex, religion, why some things are right & others wrong & why people don't want to talk about the things they want to talk about.

Abbildung 2: Beim siebten »Besuch« des Februarmannes in Trance geschriebener Text. Der erste (obere) Absatz lautet: *»Ich habe immer noch Fragen zu vielen Dingen. Die Weltpolitik, die Zukunft, die Ehe & wie ich das Beste aus meinem Leben machen kann, ohne zuviel Schmerz zu erleiden, und wie ich gleichzeitig meinem Leben (englisch: living, aber auch diving und giving) einen Sinn geben kann.«* Man beachte den »Fehler« im vierten Wort vom Ende des Satzes aus, wo die Patientin die Wörter leben (*living*), tauchen (*diving*) *und* geben (*giving*) miteinander kombiniert hat.

Der zweite Absatz lautet: *»Ich mache mir über so viele Dinge Gedanken, über Jungen, Verabredungen, Sex, Religion. Warum sind einige Dinge richtig und andere falsch, und warum wollen die Leute nicht über Dinge sprechen, über die sie sprechen wollen.«*

Erickson: Meinst du wirklich?
Patientin: Ich denke ja.

Rossi: Ihr in Trance geschriebener Text enthält im viertletzten Wort des oberen Absatzes von Abbildung 2 eine interessante Parapraxie, eine Kombination der Wörter *leben, geben* und *tauchen*. Wir könnten das in diesem Zusammenhang wie folgt deuten: *Tauchen* (erfolgreiche Auflösung ihrer Schwimm-/Wasserphobie) steht in Beziehung zu einen erfüllten *Leben*, das wiederum ein Gleichgewicht von Nehmen und *Geben* beinhaltet. Würden Sie dem zustimmen?
Erickson: Man taucht in das Leben ein; man stürzt sich hinein.
Rossi: Dann hat die Wasserphobie der Patientin etwas mit ihrer Art, am Leben teilzuhaben, zu tun?
Erickson: Uhmm.
Rossi: Ihre Wasserphobie ist eine Art Metapher für ihren Rückzug aus dem Leben. Deshalb kann die Auseinandersetzung mit einem Symptom Auswirkungen auf den gesamten Seinszustand eines Menschen haben.
Erickson: Man springt und taucht ein; man taucht in das Geschäft des Lebens ein; man taucht in die Ehe ein. Ich glaube, man sollte dies als Frage verstehen. Man kann nur spekulieren: Tauchen kann mit Eintauchen gleichgesetzt werden, und dies mit der englischen Redensart des Eintauchens in die Arbeit oder des Eintauchens in die Ehe. Aber das ist wirklich reine Spekulation.

Die Patientin zeigt auch, daß sie eine neue Perspektive gewonnen hat, indem sie sagt: »**Sie waren irgendwie kindisch.**«
Rossi: Und das verstärken Sie, indem Sie sagen: »**Du fühlst dich jetzt viel erwachsener.**«

1.45 Therapeutische Analogien und Umdeutung: Übungen mit mehreren Wortbedeutungen; Wörter als Symbole, Metaphern und »Bausteine im therapeutischen Turm zu Babel«

Erickson: **Wie oft kannst du deine Füße heben und ins Wasser setzen?**
Patientin: Nicht so oft.
Erickson: Du kommst keinen Schritt vorwärts, ohne vorher die Füße gehoben zu haben, nicht wahr? Wir dürfen aber das Wort *tauchen* nicht vergessen.
Patientin: **Was müßte ich tun, um zu tauchen?**

Erickson: Wie sieht es mit Schwimmen aus?
Patientin: Was ist damit?
Erickson: Wie fühlst du dich, wenn es ums Schwimmen geht?
Patientin: **Das ist in Ordnung.**
Erickson: Gefällt es dir?
Patientin: **Ich kann nicht schwimmen. Ich bin nicht mutig genug dafür.**
Erickson: Meinst du, du wirst es jemals sein?
Patientin: Vielleicht irgendwann einmal.

Rossi: Therapeutische Analogien und die Technik des Umdeutens scheinen Ihre beiden wichtigsten Methoden in diesem Fall zu sein.
Erickson: Ja.
Rossi: Hielten Sie diese beiden Methoden im Jahre 1945 für die maßgeblichen therapeutischen Techniken? Oder haben Sie getan, was Sie getan haben, ohne es mit einem Etikett zu versehen?
Erickson: Ich habe es etikettiert. Der erste Satz [dieses Abschnitts] bedeutet »*Waten im Meer der Mutterschaft*«.
Rossi: Wie kommen Sie darauf?
Erickson: »**Wie oft kannst du deine Füße heben und ins Wasser setzen?**« Das Wort *Wasser* vermittelt hier eine symbolische Bedeutung. Man kommt vom »Berg des Lebens« herab zum »Meer der Mutterschaft«.
Rossi: Aber wie kommen Sie auf Mutterschaft? Sie hat doch nicht vom Heiraten gesprochen!
Erickson: Nein, aber sie spricht vom Tauchen. Wenn man Worte untersucht – das englische Wort *run* (laufen) hat über hundert Bedeutungen, ich glaube 140 oder noch mehr.
Rossi: Jemand, der das Wort *run* hört, kann also in 140 verschiedene assoziative Richtungen gehen.
Erickson: Genau!
Rossi: Und Sie nutzen das, um verschiedenste Assoziationsbereiche anzusprechen – Problembereiche.
Erickson: Wissen Sie, das erste Buch, das ich jemals richtig gelesen habe, war die ungekürzte Ausgabe eines Lexikons.[1] Dadurch bin ich für die Bedeutung von Wörtern ungeheuer hellhörig geworden.

---

1 Siehe Erickson/Rossi 1980/1995–1998, GS 1, S. 161–194, »*Selbsthypnotische Erfahrungen von Milton Erickson*«.

Rossi: Für die vielfältigen Bedeutungen von Wörtern.
Erickson: Ich bin mit einem russischen Psychologen einmal 100 Wörter durchgegangen, die alle *vergiftet* bedeuten.
Rossi: Weil Sie das für sich allein aus Gründen der Übung getan haben, ist wahrscheinlich Ihre Flexibilität im Umgang mit Wörtern und darin, zu unterschiedlichen Assoziationsbereichen Ihrer Patienten in Kontakt zu treten, größer geworden. Können Sie uns allen dies zur Erweiterung unserer verbalen Möglichkeiten empfehlen?
Erickson: [*Berichtet über seine Rolle als Berater bei einer Dissertation mit dem Titel »A Word Book Preparation«.*]
Rossi: Das Thema der Dissertation ist die Bedeutungsvielfalt von Wörtern?
Erickson: [*Erzählt, wie sein Sohn Robert, Grundschullehrer und Lexikonnarr, sich an den Vorbereitungen für jene Dissertation beteiligt, indem er erklärt, wie er Kindern die Bedeutungsvielfalt von Wörtern vermittelt.*] Ich glaube, daß sie [die Patientin, A. d. Übers.] hier dem, was sie sagt – dem »sich die Füße naß machen« –, mehrere Bedeutungen gibt.
Rossi: Was ist nach Ihrer Meinung der Anhaltspunkt dafür, daß es um mehrere Bedeutungen geht?
Erickson: [Wenn sie sagt:] *»Das ist in Ordnung«*, *»Ich kann nicht schwimmen«* und *»Was müßte ich tun, um zu tauchen?«*
Rossi: Sie meinen, *tauchen* hat mehr als eine Bedeutung?
Erickson: Das geht aus ihrer eigenen Antwort hervor!
Rossi: Was meinen Sie mit »Das geht aus ihrer eigenen Antwort hervor«?
Erickson: [Wenn sie sagt:] **»Was müßte ich tun, um zu tauchen?«**
Rossi: Wie erklären Sie das?
Erickson: Ganz einfach: Wenn man taucht, springt man ins Wasser. Sie aber fragt, was sie tun müßte, um zu tauchen. Sie muß etwas anderes [eine andere Bedeutung] im Kopf gehabt haben [als das wörtliche Eintauchen ins Wasser].
Rossi: Gut, aber das ist *Ihr Schluß*, den Sie aus der Art, wie sie ihre Frage formuliert, ableiten!

[1987] Meine ziemlich scharfe und zweifelnde letzte Reaktion auf Ericksons Erklärung in diesem Abschnitt spiegelt, daß ich nicht völlig verstehe und noch viel weniger akzeptiere, was er vorträgt. Seine Schlüsse über die Verwendung symbolischer und metaphorischer Bedeutungen von Wörtern in diesem Zusammenhang erschienen mir als phantastische und vollkommen überspannte Ausgeburten seiner Phantasie. Im vorigen Abschnitt hatte er meine Deutungen der Parapraxie *diving-living-giving* klugerweise als spekulativ bezeichnet. In diesem Abschnitt jedoch schien er mir mit seinen Schlußfolgerungen über die in der Frage der Patientin [»**Was müßte ich tun, um zu tauchen?**«] verborgene Bedeutungsvielfalt den Bogen zu überspannen. Nach meiner Auffassung spiegelte die Frage der Patientin ziemlich direkt ihre seit langem bestehende Schwimm-/Wasserphobie: Wenn sie sich schon fürchtete, sich auch nur ins Wasser zu wagen, wie würde es ihr dann erst beim *Tauchen* ergehen!

So ist der »Turm zu Babel«, in dem wir alle uns befinden, beschaffen. Die vielfältigen Bedeutungen von Wörtern bringen jeden Menschen dazu, die Schlußfolgerungen, Implikationen, Bezugsrahmen und Überzeugungssysteme, die er aufgrund seiner individuellen Lebenserfahrung mit diesen Wörtern entwickelt, unterschiedlich zu gewichten. Das kann zur Folge haben, daß vernünftige Schlußfolgerungen eines Menschen einem anderen als absurd erscheinen. Dies ist das Grundproblem bei allen Bemühungen um allgemeingültige Überzeugungen und die Entwicklung allgemeingültiger psychotherapeutischer Methoden.

1.46 Umdeutung, Implikation und therapeutische Analogien, die ein Trauma mit Liebe binden und neutralisieren; indirekte Auflösung eines psychischen Traumas; Ängsten durch ihre Assoziation mit Stärken die Macht nehmen: Nichtwissen und unbewußtes Lernen

Erickson: Sag' mir, wie du schwimmen lernen möchtest?

Patientin: Nun, **ich glaube, am besten würde ich mir einen Lehrer nehmen.** Aber Linda hat es gelernt, als man sie von einem Floß stieß. Das ist eine gute Methode.

Erickson: Ich erinnere mich jedes Jahr an einen Jungen namens Jason, den ich einmal kennengelernt habe. Er ging immer zu einer tiefen Stelle des Sees dicht beim Damm und setzte sich dort hin. Da saß er jeden Tag und sagte: »So sicher, wie Gott kleine grüne Äpfel gemacht hat, werde ich diesen Sommer schwimmen lernen. So sicher wie Gott kleine grüne Äpfel gemacht hat! Ja, ich werde diesen Sommer schwimmen lernen!« Aber er hat immer noch nicht schwimmen gelernt. Was glaubst du, was man mit ihm machen sollte?

Patientin: Man könnte ihn ins Wasser stoßen. Aber dann würde er Angst bekommen. Irgend jemand hätte ihm helfen sollen.

Erickson: Wie hätte man ihm helfen sollen?

Patientin: Man hätte ihm klar machen können, daß Wasser schön ist, daß er keine Angst davor zu haben braucht und daß es Spaß macht zu schwimmen.

Erickson: Ihm einfach nur zu sagen, er brauche keine Angst zu haben, würde ihm nicht helfen, nicht wahr?

Patientin: Nein.

Erickson: Ich kann dir noch eine Geschichte über eine Frau erzählen, die sehr große Angst vor Wasser hatte und die sehr, sehr gerne schwimmen lernen wollte. Trotzdem bekam sie jedesmal so entsetzliche Angst, wenn sie in die Nähe von Wasser kam, daß sie sich nicht hineinwagte, wenn es mehr als knöcheltief war. Eines Tages ging ihre Schwester, die schwimmen konnte, ins Wasser. Sie bekam einen Krampf, und die völlig verängstigte Nichtschwimmerin stand am Ufer und sah, daß ihre Schwester dabei war zu ertrinken. Sie hatte so große Angst um ihre Schwester, daß sie ihre eigene Angst vor dem Wasser vergaß, ins Wasser sprang und durch Paddeln mit allen Vieren und durch Waten in Windeseile das tiefe Wasser erreichte und ihre Schwester zurück ans Ufer bringen konnte. Danach lernte sie schwimmen. Was ist wohl mit ihr passiert?

Patientin: Sie hat wahrscheinlich ihre Angst vergessen. Sie mußte etwas Wichtiges tun.

Erickson: Sie hatte zwei Ängste. Die eine war eine sehr, sehr starke und die andere eine lähmende Angst. Doch die sehr starke Angst lenkte ihren Geist von der lähmenden Angst ab, nicht wahr? Sie lernte das Schwimmen auf eine sehr unangenehme, aber auch sehr schöne Art. Sehr unangenehm und gleichzeitig sehr gut. Hättest du nicht großen Respekt vor dieser Frau – starke Zuneigung und Bewunderung? Ich möchte aber, daß du noch etwas anderes verstehst. **Die lähmende Angst, die sie davon abhielt, ins Wasser zu gehen, war tatsächlich eine Art, sich über ihre Stärke klar zu werden,** nicht wahr?

Patientin: Ja.

Erickson: Sie merkte dadurch, daß sie, so schrecklich ihre Angst auch war, über deutlich mehr Kraft als Angst verfügte, so daß sie in der Lage war, sich ihrer Angst zu stellen und sie zu überwinden, als die richtige Gelegenheit dazu gekommen war. Sie konnte die lähmende Angst sinnvoll nutzen. Als sie sich [nach dem Vorfall] daran erinnerte, wie groß ihre Angst gewesen war, und ihr klar wurde, daß sie sich ins tiefe Wasser gewagt hatte, obwohl sie nicht schwimmen konnte, begriff sie, daß **sie diese Angst in Zuversicht umwandeln konnte.** Und das tat sie. **Ich frage mich, was *du* mit deiner Angst vor Wasser tun wirst.** Unter dem Einfluß großer Herausforderungen und in Notsituationen ist man zu unglaublichen Dingen fähig. Manchmal ist man in einer unerwarteten Situation, die nur angenehme Gefühle hervorruft, zu so etwas in der Lage. **Man kann etwas aus einem Gefühl der Liebe heraus tun**, dem Gefühl, selbst wertvoll zu sein. So fangen manche Babys ganz plötzlich zu laufen an, weil sie entdecken: »Warum soll ich mir Sorgen machen? Ich muß einfach in Kauf nehmen, daß ich ein paarmal hinfalle und mich stoße.« Und dann rennen sie los und können laufen. **Du weißt nicht, wie du schwimmen lernen wirst. Aber wäre es nicht herrlich, schwimmen zu können?**

Patientin: Ja.

Erickson: **Ob dir das, was ich gesagt habe, wohl irgendwie geholfen hat?**

Patientin: **Ich denke schon.**

Erickson: **Wir müssen warten und schauen, was daraus wird, denn ich werde wiederkommen.** Wann soll ich dich wieder besuchen – kannst du das schon sagen? Ich komme wieder. Möchtest du mir noch etwas sagen, bevor ich gehe? **Der Februarmann verschwindet jetzt für eine Weile.**

Erickson: [*Weist auf das Wort* Lehrer *im ersten Satz der Patientin in diesem Abschnitt hin:* **»Ich glaube, am besten würde ich mir einen Lehrer nehmen.«**]

Rossi: Sie möchte einen Lehrer, um schwimmen zu lernen. Was sehen Sie darin? Welche Implikationen enthält das nach Ihrer Meinung?

Erickson: Sie möchte einen anderen Menschen in ihr Schwimmen einbeziehen.

Rossi: Dann hat das Wort Ihrer Meinung nach einen sexuellen Unterton? Und außerdem wünscht sie sich jemanden, der es ihr beibringt?

Erickson: [*Nickt zögernd und prüft sehr sorgfältig und konzentriert die Abschrift der Therapiesitzung.*] Das Wort *Liebe* darin …

Rossi: Sie haben das Wort ins Spiel gebracht. Was …?

Erickson: *Liebe!* Und ich habe ihre Angst bezogen auf Helen [*er meint das Fast-Ertrinken ihrer Schwester Helen*] entkräftet.

Rossi: Wie haben Sie das gemacht?
Erickson: Nachdem ich gesagt habe: »**Ich frage mich, was *du* mit deiner Angst vor Wasser tun wirst**«, beobachte ich genau die Situation.
Rossi: Ist das wie eine therapeutische Analogie?
Erickson: Uhmm.
Rossi: Und die Assoziation mit Liebe haben Sie für den Fall ins Spiel gebracht, daß sie das noch einmal zur Sprache bringen möchte.
Erickson: »**Ob dir das, was ich gesagt habe, wohl irgendwie geholfen hat?**« *Ich verknüpfe Helen und Liebe.* Das geschieht völlig beiläufig – deshalb übersieht man es leicht!
Rossi: Richtig. Es gibt in ihrem Geist Verbindungen, die dies zur Reaktionsstärke heranreifen lassen werden.

[1987] Erickson weist darauf hin, wie leicht man in diesem Abschnitt übersehen kann, mit welcher Strategie er das psychische Trauma der Patientin wegen des Fast-Ertrinkens ihrer jüngeren Schwester umdeutet und es dann mit einer adaptiveren Auflösung des Unglücks verbindet. Er erreicht dies indirekt, indem er eine ähnlich traumatische Situation mit den Eigenschaften des Vertrauens (»**Sie konnte diese Angst in Zuversicht umwandeln.**«) und der Liebe (»**Man kann etwas aus einem Gefühl der Liebe heraus tun.**«) assoziiert.

Erickson: Nachdem sie gesagt hat: »**Ich denke schon**«, fahre ich fort: »**Wir müssen warten und schauen, was daraus wird ...**«
Rossi: Implizieren Sie, daß diese Assoziationen von Zuversicht und Liebe sich weiterentwickeln werden?
Erickson: Ja, »**denn ich werde wiederkommen.**«
Rossi: Ich will diesen Abschnitt noch einmal zusammenfassen: Sie erzählen der Patientin therapeutische Gleichnisse, die beschreiben, wie Menschen schwimmen lernen können. In einer interessanten Umdeutung sagen Sie: »**Die lähmende Angst, die sie davon abhielt, ins Wasser zu gehen, war tatsächlich eine Art, sich über ihre Stärke klar zu werden.**«
Erickson: Und ich deute den tragischen Vorfall mit Helen neu.
Rossi: Später nutzen Sie *Nichtwissen* in Verbindung mit einer positiven Suggestion, indem Sie sagen: »**Du weißt nicht, wie du schwimmen lernen wirst. Aber wäre es nicht herrlich, schwimmen zu können?**«

Damit präferieren Sie eine Art unbewußten Lernens, die auch das Bewußtsein genießen kann. Sehe ich das richtig?
Erickson: Ja. Und ich glaube, man sollte in diesem Zusammenhang die Beziehung zu *Liebe* erwähnen.
Rossi: Richtig. Sie bringen den Hinweis auf *Liebe* ins Spiel, um alle anderen Assoziationen zu erfassen, die mit *Tauchen, Sexualität* und *Liebe* verbunden sind.
Erickson: Ja.
Rossi: Phantastisch! Sie sondieren – das ist Ihre Methode, indirekte Auflösungen psychischer Traumata zu erforschen und zu initiieren.
Erickson: Ja, und ihre Angst davor, »**ins Wasser zu gehen, war tatsächlich eine Art, sich über ihre Stärke klar zu werden.**« Sie wußte, daß sie ins Wasser gehen konnte, und die Stärke dieser Fähigkeit hängt mit ihrer Angst vor Wasser zusammen.
Rossi: Sie schwächen also ihre Angst vor Wasser, indem Sie sie durch ihre Stärke und Fähigkeit zu laufen verdünnen.

1.47 Subtile Reorientierung auf scheinbares Erwachen hin, verbunden mit einer Amnesie bezüglich der Trancearbeit; »psychotischer Scharfblick« und die Bedeutungsvielfalt von Wörtern: Slang und sexuelle Assoziationen

Patientin: [*Nun scheinbar wach*] **Warum sagt denn keiner was?** *Gott im Himmel!*[1] Wo bin ich gewesen? **Totenstille!**

Erickson: **Nicht tot.**

Patientin: Jedenfalls Stille. Ich werde eindeutig einmal leicht drüber genommen[2] – **einmal leicht drüber.**

Erickson: **Möchten Sie vielleicht eine Zigarette?**[3]

---

1 Im Original deutsch. Anm. d. Übers.

2 *getting the once over lightly* – »etwas oder jemanden kurz inspizieren«, aber auch etliche Slang-Bedeutungen, die im folgenden Kommentar erläutert werden; die hier verwendete (in Wahrheit nicht existierende) direkte Eindeutschung bietet den Vorteil, mögliche Assoziationen im Spiel zu halten. Anm. d. Übers.

3 Ab hier könnte man hinsichtlich der Handhabung des Sie-Du-Problems im Deutschen verschiedener Meinung sein – ob man weiterhin »du« oder von jetzt ab »Sie« verwenden sollte. Für »du« spricht, daß die Patientin tatsächlich noch nicht aufgewacht ist, für »Sie« spricht, daß sie glaubt, aufgewacht zu sein. Wir haben uns für die zweite Lösung entschieden. Anm. d. Übers.

Patientin: Danke. **Also schön, Leute, was habe ich getan?** Was habe ich die ganze Zeit über getan? **Ihr schaut mich alle so selbstzufrieden und glücklich an – alle!**

Fink: Sie sehen nicht besonders unglücklich aus.

Patientin: Ich *bin* auch nicht besonders unglücklich. Aber was soll das Grinsen?

Erickson: Meinen Sie, man könnte Sie hypnotisieren?

Patientin: Ich weiß es nicht.

Erickson: Meinen Sie, es würde Ihnen gefallen[, hypnotisiert zu werden]?

Patientin: **Nicht jetzt.**

ROSSI: Sie ist durch Ihre letzte Bemerkung [im vorigen Abschnitt] (»**Der Februarmann verschwindet jetzt für eine Weile.**«) vorsichtig auf einen scheinbaren Wachzustand vorbereitet worden. Sie haben ihr nicht gesagt, sie solle aufwachen; deshalb könnte sie sich noch in einem somnambulen Zustand befinden, doch ihre Aufmerksamkeit erfaßt jetzt alle im Raum Anwesenden, indem sie sagt: »**Warum sagt denn keiner was? … Totenstille!**«

ERICKSON: Ich antworte: »**Nicht tot.**«

ROSSI: Sie hat offensichtlich eine Amnesie bezüglich ihrer Trancearbeit, was sich in der Frage »**Also schön, Leute, was habe ich getan?**«[1] spiegelt.

ERICKSON: Was sehen Sie darin?

ROSSI: Nun, sie hat eine Amnesie, die sich auf ihre Trancearbeit bezieht. Sehen Sie sonst noch etwas darin?

ERICKSON: Irgendwo ist sie »**nicht tot**« gewesen. Sie hat ihren Spaß gehabt!

ROSSI: Ist das wieder eine sexuelle Implikation mittels Zwei-Ebenen-Kommunikation?

ERICKSON: [Sie sagt:] »**Einmal leicht drüber**« (**engl.:** ***once over lightly***).

ROSSI: Steckt da an dieser Stelle definitiv eine sexuelle Assoziation drin? Ohne daß ihr dies klar ist?

ERICKSON: Uhmm. »***Once over lightly***« … Wo sagte man das damals [1945]? Man ging zum Friseur und sagte: »***Once over lightly***«.

---

1 Die Theorie dieser Anwendung hypnotischer Amnesie und weitere Beispiele sind zu finden in Erickson/Rossi 1980/1995–1998, GS 4, Teil II, Abschnitt 1, S. 50–119, insbesondere der Aufsatz »Varianten hypnotischer Amnesie« (S. 95–119).

ROSSI: Impliziert das die Vorbereitung auf eine Verabredung?
ERICKSON: Wenn man zu einer Verabredung ging, ging man **»*Once over lightly*«**. Das war gängiger Slang.
ROSSI: Eine Frau, die ihr Make-up auflegte, konnte sagen, sie gehe **»einmal leicht drüber«**. Im vorigen Abschnitt haben Sie das Wort *Liebe* eingeführt, und in diesem Abschnitt geht sie auf einige Implikationen dieses Wortes ein, möglicherweise unbewußt. Sehen Sie das auch so?
ERICKSON: Ja.
ROSSI: Dann haben wir es hier also wieder mit einer Kommunikation auf mehreren Ebenen zu tun.
ERICKSON: Und sie selbst bietet sie an. Den Ausdruck **»*Once over lightly*«** benutzten Frauen, wenn sie ihr Make-up aufbesserten. [Der Ausdruck] »auffrischen« (*freshen up*) kam erst später auf.
ROSSI: Wir müssen also den Slang unserer Zeit im Auge behalten, nicht wahr?
ERICKSON: Und meine Frage lautete: **»Möchten Sie vielleicht eine Zigarette?«**
ROSSI: Was leiten Sie daraus ab?
ERICKSON: Ein rundes phallisch-orales Vergnügen.
ROSSI: Stand Ihnen diese Assoziation schon vor Augen, als Sie dies sagten?
ERICKSON: Oh ja!
ROSSI: Es war also nicht nur eine beiläufige Bemerkung?
ERICKSON: [*Schüttelt verneinend den Kopf.*]
ROSSI: Nichts ist beiläufig!
ERICKSON: Zigaretten waren naheliegend, und ich habe damals selbst geraucht. Im Jahre 1938 habe ich häufig Zigaretten zu Forschungszwekken eingesetzt.[1]
ROSSI: Ich würde Ihnen gern eine Frage über eine meiner Patientinnen stellen, die als Kind etwa eine Woche lang eine leicht psychotische Episode durchlebte. Sie hielt sich für die größte Sünderin auf Erden und was nicht noch. In dieser Zeit war sie ein wenig paranoid, und sie sagte, ich würde ihr viele Dinge antun; in meinen Äußerungen würden sich zahlreiche Implikationen verbergen; ich sei ihr gegenüber nicht völlig

1 Siehe »Mentale Mechanismen«, Erickson/Rossi 1980/1995–1998, GS 4, Teil II, Abschnitt 5, S. 236–286.

ehrlich; und es sei hinterlistig, wie ich ihr Dinge suggerierte. Auf der Ebene des Bewußtseins habe ich ihr gegenüber sicherlich nichts impliziert. Meinen Sie, diese Frau könnte in der Zeit ihrer psychotischen Sensibilität Bedeutungsebenen wahrgenommen haben, über deren Benutzung ich selbst mir nicht klar war? Meinen wir das mit »psychotischem Scharfblick«?

Erickson: Ja.

Rossi: Dann sind psychotische Patienten nicht völlig verrückt, sondern hypersensibel für die Bedeutungsvielfalt von Wörtern. Das sollten wir respektieren und davon lernen.

Erickson: Ja. Dazu möchte ich einen realen Vorfall beisteuern, an den ich mich erinnere. Ein sehr gestörter Patient sagte: »Ich war sehr hinterlistig – ich habe meiner Schwester eine Zigarette gegeben«. Tatsächlich hatte er [sexuellen] Verkehr mit der Schwester gehabt. Das ging aus seiner Fallgeschichte hervor.

Rossi: In seiner psychotischen Gedankenwelt verwandelte er den Geschlechtsverkehr in: »Ich war sehr hinterlistig – ich habe meiner Schwester eine Zigarette gegeben.« Dies bestätigt zweifellos Freuds Theorie über phallische Objekte und ihre sexuellen Assoziationen.

Erickson: Ja, aber das war schon lange vor Freud »poetische Theorie«. Wenn man die unzusammenhängenden Bemerkungen psychotischer Patienten aufschreibt, sie durchsieht und die »Folklore«, die volkstümlichen Redensarten, heraussucht, erhält man oft ein sehr schönes Bild davon, was sie wirklich bedeuten. [Dann sagt die Patientin:] **»Also schön, Leute, was habe ich getan?«**

Rossi: Hat das auch eine sexuelle Nebenbedeutung? Und sie fügt hinzu: **»Ihr schaut mich alle so selbstzufrieden und glücklich an – alle!«**

Erickson: Wenn sie sagt: **»Nicht jetzt«**, meint sie *ja*.

Rossi: Es impliziert, daß später ein Ja folgen wird. Alle ihre Antworten in diesem Abschnitt deuten auf eine vollständige Amnesie bezüglich ihrer Tranceerfahrung in dieser Sitzung.

1.48 Sexueller Slang und Obszönität: Eine dynamische Theorie ihrer psychosozialen Entwicklung und Funktion

Erickson: Miss Dey sieht ziemlich müde aus.
Miss Dey: Ich habe heute sehr hart gearbeitet.

Patientin: [*greift nach der Schreibunterlage*] Darunter muß etwas liegen, das ich sehen muß. Sie wissen, worum es geht. Sie haben gesagt, ich soll dafür sorgen, daß Sie es nicht vergessen.

Erickson: Was meinen Sie, was da ist?

Patientin: Ich weiß es nicht. Ich habe etwas geschrieben. Zugegeben, meine Schrift ist ziemlich auf den Hund gekommen. [*dreht das Blatt um*] Wow! Sie sehen hier, was ich meine, wenn ich sage, daß das, was ich geschrieben habe, nichts bedeutet. Es sieht aus wie 75 verschiedene Formen von Januar!

Erickson: Es bedeutet nichts, ja.

Patientin: Ich habe es sehr flüchtig geschrieben.

Erickson: Würde es Ihnen gefallen herauszufinden, wie Sie es geschrieben haben, ein kleines Stück nach dem anderen, damit Ihnen das Herausfinden Freude macht? Vielleicht haben Sie ja Lust, Schreibblock und Stift zu nehmen und herauszufinden, wie Sie dies geschrieben haben.

Patientin: Kein Wunder, daß sie sich über meine Fieberkurven beschweren. Es sieht aus wie das, was ich zusammenkrakele, bevor ich morgens nach Hause gehe. **Ich muß es mit meiner linken Hand geschrieben haben.**

Erickson: **Mit welcher?**

Patientin: Ich weiß es nicht. Alles sieht so furchtbar aus.

Erickson: Können Sie mit der linken Hand schreiben?

Patientin: Ich hab es ein paarmal versucht, aber es war schrecklich. Das hier muß ich mit links geschrieben haben.

Erickson: Ist das alles, was Sie mir darüber sagen können?

Patientin: **An die »r«s habe ich bestimmt Höcker gehängt.** Mehr kann ich nicht dazu sagen.

ERICKSON: [Sie sagt:] »**Ich muß es mit meiner linken Hand geschrieben haben.**« [Und ich frage:] »**Mit welcher?**«

ROSSI: Was meinen Sie mit dieser Frage?

ERICKSON: Es gibt eine linke Hand im Wachzustand und eine linke Hand im Trancezustand.

ROSSI: Sie würde im Wachzustand und in Trance verschiedene Dinge schreiben.

ERICKSON: [*Weist auf einen weiteren Fall von sexuellem Slang im Satz der Patientin hin: das Wort humps* (Höcker): »**An die ›r‹s habe ich bestimmt Höcker gehängt.**«] Ich weiß, daß »*humps*« damals [in den vierziger Jahren] in diesem Sinne gebraucht wurde.

ROSSI: Sie meinen, daß die Leute damals wegen der sexuellen Nebenbedeutung mehr Höcker an die »r«s gehängt haben?!
ERICKSON: Uhmm.
ROSSI: Das ist sehr schwer zu glauben!
ERICKSON: Slang verändert sich stark!
ROSSI: Das Wort *humps* (Höcker) ist heute aus der Mode – und es gilt als ziemlich vulgär.
ERICKSON: Oh ja! [*Erickson erwähnt ein paar andere aus der Mode gekommene Slang-Begriffe für sexuellen Verkehr.*]
ROSSI: Sobald ein Slang-Begriff für Sex zu bekannt wird, gilt er als zu vulgär. Dann muß ein neuer Begriff her, bei dem die Assoziationen mit Sex weniger offensichtlich sind, damit er prickelnder ist.

ROSSI: [1987] Dies könnte als Grundlage für eine interessante neue Theorie über die Funktion von Slang fungieren. *Slang-Begriffe* sind ständig entstehende sprachliche Neuschöpfungen, die Impulsen einen frischen Ausdruck geben, der sie vom hemmenden Gewicht unglücklicher früherer Assoziationen befreit. *Obszöne Begriffe* hingegen greifen die Assoziationsstruktur des Hörers aggressiv an: Sie durchbrechen Einstellungen und Weltsicht des Zuhörers, zerstören sie und ermöglichen dem Sprecher so, ersterem seine eigene Sicht aufzuzwingen. Slang ist zunächst eine delikate kreative Bemühung, neuen oder gesellschaftlich unterdrückten Impulsen Ausdruck zu geben. Ist ein Slangausdruck jedoch populär geworden, wird er mit negativen Assoziationen, die die Gesellschaft mit dem intendierten Impuls verbindet, so stark beladen, daß der Begriff als vulgär oder obszön wahrgenommen wird. Als Obszönität wird er eine Zeitlang in einer völlig anderen Funktion benutzt, nämlich als eine Art Knüppel, mit dem man die psychische Abwehr des Zuhörers angreifen und zerstören kann. Altert die Obszönität und wird ebenfalls zu populär, entwickeln die meisten Menschen eine wirksame Abwehr gegen sie. Damit verliert sie ihr destruktives Potential, wird weniger häufig benutzt und stirbt schließlich eines natürlichen sprachlichen Todes, indem sie archaisch wird.

Dies könnte man als neue dynamische *psychosoziale* Theorie der Entwicklung und Funktion von Slang und Obszönität verstehen. *Psychologisch* ist diese Theorie insofern, als sie sich mit den intrapersonalen Assoziationsstrukturen eines Menschen beschäftigt; und *sozial* ist sie, insofern sie sich mit der Dynamik befaßt, durch die emotional aufgeladene Impulse von einer Person oder Gruppe zu einer anderen übermittelt werden. Die Entwicklung des Slang und des Obszönen, so wie sie hier dargestellt wird, könnte Implikationen für eine allgemeinere Theorie der Entwicklung neuer sprachlicher Formen, ihrer Funktionen, ihrer Transformationen und ihres schließlichen Dahinscheidens haben. Die Sprache ist als Kommunikationswerkzeug nicht statisch, wie manche gern glauben möchten. Vielmehr *ist die sprachliche Erfindung eine Manifestation der Entwicklung des Bewußtseins und seines unablässigen Kampfes um die Selbstbefreiung von Begrenztheiten und Einschränkungen älteren Sprachgebrauchs.*

1.49 Weitere sexuelle Assoziationen, die über zukünftiges Verhalten Aufschluß geben; verdeckte hypnotische Induktion mittels Objektplazierung und assoziiertem Slang

Erickson: Ich schlage vor, daß Sie auf das deuten, was Sie mit der linken Hand geschrieben haben und wovon Sie wissen, daß es mit Ihrer linken Hand geschrieben wurde.

Patientin: Ich glaube, es ist das hier. Ich kann es aber nicht beschwören. Ist es das?

Erickson: Ich möchte, daß Sie auf eines deuten und mir das Ergebnis dann mitteilen, und dieses soll absolut korrekt sein. Sobald Sie das getan haben, wird Ihnen plötzlich – ohne daß Sie es beweisen könnten – etwas anderes klar werden.

Patientin: [*Hält in der linken Hand eine Zigarette*]. **Gehört das in den Ordner X?**

Erickson: **X steht für das Unbekannte.**

Patientin: **Ich hab's.**

Erickson: **Was haben Sie?**

Patientin: **Das Unbekannte.**

Erickson: **Gefällt Ihnen dieser Stift?**

Patientin: [*Nachdem sie ihre Stifte ausgetauscht haben*] **Das ist ein ziemlich guter Stift.** Ich bleibe dabei [engl.: »I'll stick with it«].

ERICKSON: [*Hält in der linken Hand eine Zigarette*] **»Gehört das in den Ordner X?«**

ROSSI: Mit der Zigarette und dem *X* sind sexuelle Assoziationen verbunden?

ERICKSON: *X* für Kuß.

ROSSI: Alle diese sexuellen Assoziationen wurden also während der Therapie nicht bewußt angesprochen. Gab es eine Nachbesprechung darüber?
ERICKSON: Ich weiß, daß sie danach eine Affäre hatte.
»X steht für das Unbekannte.«
»Ich hab's.«
»Was haben Sie?«
»Das Unbekannte.«
Dann frage ich: **»Gefällt Ihnen dieser Stift?«** Nach dem Austausch der Stifte [antwortet sie:] **»Das ist ein ziemlich guter Stift.«**
ROSSI: Dann haben Sie gefragt, ob sie den Stift mag, um die sexuelle Konnotation zu fokussieren?
ERICKSON: Ich habe es für die Induktion verwendet ... verdeckt verwendet ...

ROSSI: [1987] In diesem und anderen Gesprächen mit Rossi beschreibt Erickson, wie er Slang in Verbindung mit bestimmten Plazierungen einer Zigarette oder eines Stifts benutzte, um eine Hypnose zu induzieren und beim Probanden gleichzeitig bestimmte Assoziationspfade zu aktivieren.[1]

1.50 *Vorwärts- und Rückwärtsschreiben: Methoden zur Untersuchung von Wortassoziationen für die rechte und linke Hemisphäre; Evozieren von Lernhaltungen als Essenz von Ericksons indirekter Vorgehensweise*

Erickson: Warum nehmen Sie nicht den anderen?
Patientin: Es würde komisch aussehen, wenn ich zwei Stifte benutze. Sie würden die Männer mit den kleinen weißen Jacken holen. [*Sie hält beide Stifte.*] Ich glaube, ich habe beide gleichzeitig geschrieben.
Erickson: Woher wissen Sie das?
Patientin: Ich weiß es nicht. Es ist unmöglich. Man kann es nicht!
Fink: Es ist erstaunlich.
Patientin: Das kann man wohl sagen. Ich bin sprachlos!
Erickson: Welche beiden haben Sie gleichzeitig geschrieben?
Patientin: Sie versuchen, mich zu verwirren [*deutet auf zwei Wörter*].

---

1 Siehe Erickson/Rossi 1980/1995–1998, GS 3, Abschnitt 5, »Mentale Mechanismen«, S. 136–186.

Erickson: Sie haben so recht und so unrecht.

Patientin: Sie kloppen die mistigsten Sprüche!

Erickson: Sie haben ja so recht. Würde ich versuchen, so etwas herauszufinden, mit je einem Stift in jeder Hand, was glauben Sie, würde ich dann tun?

Patientin: Sie würden zu schreiben versuchen? Machen Sie Witze? Haben Sie jemals gesehen, daß ich versucht habe, mit beiden Händen gleichzeitig zu schreiben?

Fink: Ja, aber sicher!

Erickson: Nehmen wir spaßeshalber einmal an, Sie setzen eine Hand hierhin und die andere dorthin. Und kopieren Sie dies jetzt so, wie Sie es geschrieben haben.

Patientin: Natürlich machen Sie Witze. Sie können doch nicht im Ernst wollen, daß ich das noch einmal tue.

Erickson: Doch, das will ich. Ich glaube nämlich, es wird Ihnen Spaß machen, sich selbst zu beobachten. Machen Sie nur weiter. Auch mit der anderen Hand.

Patientin: Wollen Sie mich auf den Arm nehmen? Die andere zuckt nicht einmal. Das sieht nichts ähnlich, was ich jemals gesehen habe. Ich vergesse, wie man etwas richtig schreibt.

Erickson: Sie werfen wirklich alles durcheinander.

Patientin: Ich werde das erklären müssen, während ich weitermache. Es sieht zwar nicht so aus, wie es war, aber so war es!

Erickson: Halten Sie nun einfach inne, und schauen Sie sich einmal an, was Sie schon haben, bevor Sie es zuende bringen.

Patientin: Ich habe es also rückwärts geschrieben.

Erickson: Ja, das hier. Das haben Sie rückwärts geschrieben, und das hier vorwärts – beides gleichzeitig. Was halten Sie davon?

Patientin: **Das ist ja unglaublich gut!**

Erickson: Schauen Sie sich das hier unten an. Wenn ich es umdrehe, ist es das Oberste, nicht wahr? Sehen Sie, daß Sie es jetzt lesen können? Aber so gehalten, steht das *Y* auf dem Kopf; und das *N* steht auch auf dem Kopf. Sehen Sie, Sie haben es auf dem Kopf stehend geschrieben – und zwar rückwärts.

Patientin: Ich bin genial!

Erickson: Das sind Sie wohl. Sie können horizontal und vertikal umgekehrt schreiben, und außerdem wissen Sie aus irgendeinem Grund, daß Sie das hier geschrieben haben.

Patientin: Oh ja! Niemand außer mir könnte so ein Durcheinander produzieren!
Erickson: Und wenn man dieses Durcheinander richtig betrachtet, liest man Januar.
Patientin: Oh Mann![1]
Erickson: Wenn ein wenig Licht darauf fällt, wird es völlig lesbar, nicht wahr?
Patientin: **Ich bin sprachlos!**

ERICKSON: Sie hat tatsächlich mit zwei Stiften gleichzeitig geschrieben.
ROSSI: Sie lassen sie horizontal und vertikal verkehrt schreiben, weil Sie sie dazu bringen wollen, etwas zu tun, das sie noch nie getan hat – um bei ihr eine neue Lernhaltung zu aktivieren, richtig? Hat sie tatsächlich gleichzeitig rückwärts und vorwärts geschrieben? Hat sie das wirklich getan?!
ERICKSON: Versuchen Sie es doch einmal selbst!
ROSSI: Unmöglich! Ich kann das nicht. [*Rossi versucht nun, einfache Buchstaben gleichzeitig vorwärts und rückwärts zu schreiben – ein A, ein X und ein R.*] Faszinierend! Aber wir haben keine Aufzeichnung darüber, wie sie es geschafft hat, oder?
ERICKSON: Nein.
ROSSI: Sie sind unglücklicherweise verlorengegangen. [*Rossi versucht weiter, andere Buchstaben gleichzeitig vorwärts und rückwärts zu schreiben, und kichert angesichts seiner unbeholfenen Versuche.*]
ERICKSON: Mich beeindruckt, wie unglaublich naiv Sie sind. [Bezieht sich Erickson hier auf die Tatsache, daß er nun bewußt absichtlich dabei ist, in Rossi eine neue Lernhaltung zu aktivieren, ohne daß es Rossi bewußt wird?]
ROSSI: Es beeindruckt Sie, daß ich so naiv bin? Das haben andere auch schon über mich gesagt! Ich kann besser in *Blockbuchstaben* als in *Schreibschrift* rückwärts schreiben.
ERICKSON: Wie haben Sie zu schreiben gelernt – haben Sie zuerst in Blockbuchstaben geschrieben?
ROSSI: Ich glaube ja. Der eigentliche Zweck des Rückwärtsschreibens ist also, der Patientin eine neue Lernhaltung zu erschließen. Sie versuchen, in ihrem Geist bisher noch nicht benutzte Pfade zu aktivieren, um ihr zu helfen, etwas Neues zu lernen.

---

1 Original: *Oh, brother!*

Erickson: Pfade, die schon vorhanden sind!
Rossi: Sie nutzen bereits vorhandene Muster für neue Lernerfahrungen. Sie aktivieren neue Lernhaltungen, indem Sie die Patientin mit Aufgaben konfrontieren, die sie zwingen, ihre normale Art zu schreiben auszuschalten und neue, ungewöhnliche Möglichkeiten zu erforschen. Das ist gleichzeitig eine Metapher für das Aufgeben alter Arten des Umgangs mit persönlichen Problemen, mit dem Ziel, Raum für die Erforschung des Neuen – und für sie Ungewöhnlichen – zu schaffen. Ist das korrekt?
Erickson: Uhmm.
Rossi: Dann kann dies Bestandteil jeder Therapiesitzung sein, in der ein Therapeut einen inneren Wandel fördern will. Sie erreichen das gleiche, indem Sie Rätsel verwenden, um zum Denken anzuregen und Bemühungen zu initiieren, die bisher noch nie zur Geltung gekommen sind. Das hilft Patienten, neuartig über ihre Probleme nachzudenken.
Erickson: [*nickt zustimmend.*] Kennen Sie den Kent-Rosanoff-[Wort-] Assoziationstest? [*Erickson erzählt, wie er Patienten Wortassoziationen mit beiden Händen gleichzeitig hat schreiben lassen und wie daraufhin beide Hände unterschiedliche verbale Assoziationen hervorbrachten, was den Eindruck hervorrief, er sei lange vor Sperrys Untersuchungen (Sperry 1968) auf das Phänomen der links- und rechts-hemisphärischen Assoziationen gestoßen. Erickson beschreibt, wie starr viele Psychologen den Kent-Rosanoff-Test in seiner standardisierten Form angewendet hätten und wie schockiert sie gewesen seien, als er sein »Zwei-Hand-Schreiben« mit separaten verbalen Assoziationen eingeführt habe.*] Ich bin in Worcester in große Schwierigkeiten geraten [*wo er in den Jahren 1930 bis 1934 als Assistenzarzt begann und als Chef der Psychiatrie aufhörte*], weil ich nichts so gemacht habe wie alle anderen – auf die »richtige Art« – »ordentlich«![1]
Rossi: Es ist wirklich bedauerlich, daß so viele Psychologen darüber schockiert waren. Hätte man Untersuchungen über Ihre Links-Rechts-Wortassoziationsmethode angestellt, wären einige Aspekte der Erkenntnisse von Sperry über die beiden Gehirnhälften eine Generation früher bekannt geworden.

1 Details über Ericksons Arbeit mit dem Kent-Rosanoff-Wortassoziationstest in: Huston, Shakow & Erickson 1934/1980/1997.

ERICKSON: Ja. Ich lehre die Patientin [in diesem Abschnitt] die Dinge, die sie tun kann, ohne vorher zu wissen, daß sie sie tun kann. Und sie ist wirklich überrascht, wenn sie sagt: **»Das ist ja unglaublich gut!«** und **»Ich bin sprachlos!«** Dies wird ihr helfen, immer mehr von der Trancearbeit zu assimilieren.

ROSSI: Sie hat vorher all die Trancearbeit getan, die ihre Angst vor Wasser entkräftet und ihre seelische Arbeit gefördert hat, für die bei ihr eine Amnesie besteht. Aber vor Ende dieser Sitzung wollen Sie sicherstellen, daß ihr eine Einstellung zur Verfügung steht, die ihr hilft, all das Neue zu assimilieren, das sie in Trance gelernt hat.

ERICKSON: Ja, für alles, was sie gelernt hat.

ROSSI: Sie geben ihr keine Folge direkter posthypnotischer Suggestionen, die ihr nur auftragen, zu assimilieren, zu lernen und sich zu entwickeln, sondern Sie aktivieren bei ihr eine neue Lernhaltung, indem Sie sie dazu bringen, sich mit eigenen Augen ein Beispiel für die Existenz jener Fähigkeiten anzuschauen, deren Vorhandensein sie noch nicht bemerkt hat. Sie beweisen ihr so, daß sie Dinge lernen und tun kann, ohne vorher zu wissen, daß sie über die entsprechende Fähigkeit verfügt.

Man könnte eine Ihrer Innovationen in der Hypnotherapie wie folgt charakterisieren: Sie aktivieren gewisse Einstellungen oder Prozesse, die es ermöglichen, Dinge zu lernen und wiederzuerleben, ohne daß Sie den Patienten sagen, was Sie tun. *Die Aktivierung dieser Einstellungen, die Patienten ermöglichen, wichtige innere Arbeit zum richtigen Zeitpunkt zu tun*, ist der entscheidende Aspekt Ihrer indirekten Methode. Sie nutzen das Prinzip der *Verallgemeinerung des Gelernten*: Die meisten Menschen fürchten neuartige Situationen, doch Sie helfen ihnen, ihre Erfolge in früheren Lernsituationen auf neue Situationen zu übertragen.

ERICKSON: [*Schildert ein anschauliches Beispiel für eine Lernsituation aus seiner Kindheit auf der Farm: Die Farmer versuchten, ein neues Pferd abzurichten, indem sie es auf der rechten und linken Seite an gut trainierten Pferden festbanden. Wechselten die gut trainierten Pferde durch die verschiedenen Gangarten, wurde das neue Pferd automatisch ebenfalls in diesen Gangarten geschult!*]

ROSSI: O. k., genug von Pferden! Können wir mit Menschen fortfahren? Offenbar haben Sie dort auf der Farm Ihre therapeutischen Techniken erlernt. Ein schickes Labor hatten Sie nicht!

1.51 *Achter »Besuch« des Februarmannes: Nutzung von Ablenkung zur Schwächung von Widerstand und zur Unterstützung einer erneuten Tranceinduktion; eine spontane Regression in das Alter von zwei Jahren; Training somnambuler Trance*

Erickson: Glauben Sie, man kann Sie hypnotisieren?

Patientin: Nein, wahrscheinlich nicht. Dafür bin ich zu wach.

Erickson: **Möchten Sie das behalten?** [*Er deutet auf das Blatt mit dem in Trance geschriebenen Text.*]

Patientin: Nein, nicht unbedingt. Im Moment kann ich darauf verzichten. **Es ist erstaunlich.**

Erickson: **Welche Technik benutzen Sie, um den Puls zu messen?** [*Erickson greift nach ihrer Hand, als wolle er ihr den Puls messen.*]

Patientin: Hauptsache, man findet ihn. Das ist das Entscheidende.

Erickson: [*Schüttelt der Patientin die Hand*] Hallo.

Patientin: Hi.

Erickson: In welchem Monat sind wir?

Patientin: Im Februar.

Erickson: In welchem Jahr?

Patientin: 1943.

Erickson: Und wer bin ich?

Patientin: Der Februarmann.

Erickson: Kindisch einfach, nicht wahr? **Ich kann dir jederzeit, überall so die Hand schütteln, aber nur ich kann das. Nur ich kann es tun, und nur aus einem legitimen Grund. Irgendwann gebe ich dir die Hand, und es ist der 30. März 1945.** Möchtest du, daß ich dich an diesem Tag besuche?

Patientin: Klar.

Erickson: Also gut. **Und ich möchte, daß du am 30. März 1945 ziemlich genau so bist wie jetzt. Kann ich mich jetzt verabschieden?**

ERICKSON: »**Welche Technik benutzen Sie, um den Puls zu messen?**«

ROSSI: Warum stellen Sie ihr in diesem Moment diese Frage, nachdem sie gerade erst abgestritten hat, daß man sie hypnotisieren könne, weil sie dafür zu wach sei?

ERICKSON: »**Möchten Sie das behalten?**« (engl.: *keep this*) bedeutete, ob sie *in der Schreibtrance bleiben* wolle. Sie sagt: »**Es ist erstaunlich.**«

Nun, soll sie doch staunen! Ich greife nach ihrer Hand, um ihren Puls zu messen.

ROSSI: Ich verstehe. Die Frage über das Pulsmessen ermöglicht Ihnen, sich ihr mit Ihrer Hand zu nähern, als wollten Sie ihren Puls messen. Doch Sie überraschen sie, indem Sie ihr die Hand schütteln und so eine erneute Trance mit einem weiteren »Besuch« des Februarmannes einleiten, bevor ihr Widerstand das verhindern kann.

[1987] Diese sehr kurze Re-Induktion der Trance unter Nutzung der Ablenkung des scheinbaren Vorhabens, den Puls zu messen, wobei Erickson der Patientin tatsächlich die Hand schüttelt, ist vermutlich seine Reaktion auf die Äußerung der Patientin, sie sei »zu wach«, was er als möglichen Widerstand gedeutet haben könnte. Ihr Unbewußtes brauchte einen Beweis dafür, daß es tatsächlich dazu konditioniert war, auf das Handschüttelsignal hin in Trance zu fallen. So verstärkt Erickson hier die Tranceinduktion und nutzt diese letzte kurze Trance in der Sitzung dazu, das Handschüttelsignal durch eine darauf bezogene direkte posthypnotische Suggestion zu stärken: »**Ich kann dir jederzeit, überall so die Hand schütteln, aber nur ich kann das. Nur ich kann es tun, und nur aus einem legitimen Grund. Irgendwann gebe ich dir die Hand, und es ist der 30. März 1945.**« Wir sollten auf die implizite ethische Injunktion achten, daß Erickson die Arbeit nur aus einem **legitimen** Grund verrichtet. Das ist eine beiläufige und sehr indirekte Suggestion, aber für das Unbewußte der Patientin ist es eine wichtige Bestätigung dessen, daß seine Integrität immer respektiert werden wird.

Man beachte auch, daß Erickson diese Sitzung auf eine sehr raffinierte und nicht-traditionelle Weise beendet. Er sagt der Patientin zu keinem Zeitpunkt, daß sie aus der Trance erwachen wird. Er beendet diesen »Besuch« des Februarmannes mit der pseudo-posthypnotischen Suggestion: »**Irgendwann gebe ich dir die Hand, und es ist der 30. März 1945.**« Nachdem sie diesem angekündigten Besuch zugestimmt hat, fügt er noch hinzu: »**Und ich möchte, daß du am 30. März 1945 ziemlich genau so bist wie jetzt. Kann ich mich jetzt verabschieden?**«

Anscheinend dient diese posthypnotische Suggestion dazu, die laufende hypnotherapeutische Sitzung zu beenden – doch die Patientin wird nie ausdrücklich aufgefordert, aus der Trance zu erwachen. Sie wird im Gegenteil immer noch in Trance sein, wenn Erickson ihr beim nächsten Mal die Hand schüttelt; sie wird dann nur auf das aktuelle Datum (30. März 1945) hin re-orientiert werden. Und sie wird zu diesem Zeitpunkt »**ziemlich genau so wie jetzt**« sein. Das bedeutet, daß sie auf den realen Zeitpunkt hin re-orientiert werden, aber in Trance bleiben wird – in einer somnambulen Trance: Im Alltagsleben wird sie normal handeln können, wach sein und sich gut zurechtfinden; aber sie verbleibt in der engen Trancebeziehung zu Erickson, weshalb die auf vielen Ebenen von ihm initiierten hypnotherapeutischen Prozesse in ihrem Inneren autonom weiter vonstatten gehen können. Dies ist eine von Ericksons typischen Methoden, wenn er Patienten darin trainiert, eine somnambule Trance zu erleben.

Er beendet diesen Besuch des Februarmannes mit einer Frage, die in Wahrheit eine direkte Suggestion ist: »**Kann ich mich jetzt verabschieden?**«

1.52 *Ratifizierung der Fortsetzung einer Trancebeziehung im scheinbaren Wachzustand; zwei simultane Kommunikationsebenen: Eine strukturierte Amnesie und Tranceratifizierung durch Zeitverzerrung*

Erickson: [*Gibt das Handschüttelsignal*] Wie geht's?

Patientin: Hallo.

Erickson: **Erinnerst du dich an mich?**

Patientin: Ja.

Erickson: **Und was ist mein Name?**

Patientin: **Du hast ein paar Dutzend.**

Erickson: Welche sind es?

Patientin: **Klingt schrecklich albern! Der Februarmann!**

Erickson: **Siehst du. Ich bin nicht besonders groß – und der Februar ist ein kurzer Monat.**

Patientin: **Oh, Mann!**

Erickson: Übrigens freut es mich, Sie kennengelernt zu haben. **Sie haben heute Abend ungeheuer viel gearbeitet, ausschließlich zu Ihrem Wohl und in Ihrem Interesse. Deshalb ist die Zeit so schnell vergangen. Ich denke, es wird nun Zeit, Sie ins Krankenhaus zurückzubringen.**

Rossi: [1987] Nachdem Erickson sie mit dem Handschüttelsignal wieder auf die Gegenwart hin orientiert hat, während ihre Trancebeziehung zu ihm bestehen bleibt, testet er ihren Zustand durch die Fragen »**Erinnerst du dich an mich?**« und »**Und was ist mein Name?**« Darauf antwortet sie vage: »**Du hast ein paar Dutzend.**« Auf sein weiteres Drängen hin sagt sie schließlich: »**Klingt schrecklich albern! Der Februarmann!**« Diese Bemerkung zeigt, daß sie nun auf mindestens zwei Ebenen gleichzeitig antworten kann. Auf der Ebene des normalen alltäglichen Wachbewußtseins »**klingt es schrecklich albern**«, weil sie bezüglich der Besuche des Februarmannes einer hypnotischen Amnesie unterliegt. Die Erwähnung des »Februarmannes« deutet darauf hin, daß sie gleichzeitig Zugang zu einer Tranceebene ihrer Beziehung zu Erickson hat, auf der sie ebenfalls antworten kann. Erickson antwortet daraufhin mit einer Zwei-Ebenen-Kommunikation in Form eines (zunächst zusammenhanglos wirkenden) Wortspiels, das beide Aspekte ihrer derzeitigen zwei Antwortebenen zufriedenstellt: »**Ich bin nicht besonders groß – und Februar ist ein kurzer Monat.**« Dies ist ein etwas schwacher Versuch, es der Patientin durch ein Wortspiel zu ermöglichen, aus dem Zustand des Wachbewußtseins mit dem Seufzer »**Oh, Mann!**« zu antworten. Für ihr gleichzeitiges Trancebewußtsein in Beziehung zu Erickson enthält dieses Wortspiel Ericksons eine indirekte Bestätigung dessen, daß er eine besondere Beziehung zum Februar hat und daß er für sie in der Trancebeziehung der Februarmann ist.

Das Wortspiel und die Reaktion, die es bei der Patientin hervorruft, greifen außerdem jene Art von Spielen, Rätseln, Wortspielen und emotional verwirrenden Situationen vom Anfang dieser langen Therapiesitzung wieder auf und setzen sie fort. Die Wortspiele erzeugen eine Amnesie, welche die hypnotische Amnesie der Patientin bezüglich aller »Besuche« des Februarmannes weiter verstärkt und ihr hilft, in der bewußten Beziehung zu Erickson wieder ihre normale Alltagspersönlichkeit zu etablieren.

Weil die Patientin sich nun daran gewöhnt hat, auf zwei Ebenen gleichzeitig zu antworten (der Ebene ihrer »normalen Persönlichkeit« im Wachzustand und derjenigen ihrer neuen hypnotherapeutischen Trancebeziehung zu Erickson), versichert er mit seinen abschließenden Bemerkungen ihrer normalen Persönlichkeit, daß sie »**heute Abend ungeheuer viel gearbeitet hat, ausschließlich zu Ihrem Wohl und in Ihrem Interesse. Deshalb ist die Zeit so schnell vergangen.**« [eine Ratifizierung der Trance mittels der Erfahrung der Zeitverzerrung]

Dann verabschiedet er sich sehr nachdrücklich von ihr in ihrer Alltagsidentität als Krankenschwester: »**Ich denke, es wird nun Zeit, Sie ins Krankenhaus zurückzubringen.**« In praktischen Dingen wird sie nun wieder so gut ihre Aufgaben erfüllen, wie sie es im Alltag immer getan hat. Auf einer anderen Ebene jedoch bleibt ihre hypnotherapeutische Beziehung zum Februarmann bestehen. Wir können annehmen, daß die innere Arbeit, die durch die »Besuche« des Februarmannes in Gang gesetzt worden ist, auf unbewußter Ebene fortgesetzt wird, während sie ihr normales Alltagsleben führt.

So endete die erste hypnotherapeutische Sitzung der Patientin Miss S. bei Erickson. Die Sitzung dauerte ungefähr zwei Stunden, und in ihrem Verlauf wurde die Patientin achtmal vom Februarmann besucht. Ihre zweite hypnotherapeutische Sitzung (Sitzung II), in der die begonnene Arbeit erweitert und vertieft wurde, fand etwa zwei Monate später statt.

SITZUNG II

Die vielfältigen Ebenen der Kommunikation und des Seins

Bei der zweiten Sitzung im Jahre 1945 anwesend: Dr. Milton H. Erickson, Dr. Jerome Fink, die Patientin (die auch »Miss S.« und »Jane« genannt wird) und Mr. Beatty. Bei den Kommentierungssitzungen im Jahre 1979 anwesend: Dr. Milton H. Erickson, Dr. Ernest L. Rossi und Dr. Marion Moore.

2.0 *Zwei Ebenen des Seins und des Antwortens: Konfusion und Konflikt als vielfältige Ebenen des Seins und als Indikatoren des Neuen*

Fink: Sollen wir Dr. Erickson Ihre erste Beschwerde vortragen? Sie sagt, sie lernt nichts.

Erickson: Und heute Abend keine Blumen.

Patientin: Nein, keine Blumen.

Erickson: Gibt es hier etwas, das Sie nicht mögen?

Patientin: Nein, ich glaube nicht.

Erickson: Sie haben also nichts gelernt? Wie meinen Sie das?

Patientin: Ich dachte, ich würde hier etwas über Psychiatrie oder Psychologie lernen, aber bis jetzt habe ich noch nichts gelernt.

Erickson: Möchten Sie darauf wetten?

Patientin: Nein.

Fink: Das habe ich sie auch schon gefragt. Ich nehme an, sie würde nicht einmal gegen sich selbst wetten.

Erickson: Warum nicht? Meinen Sie vielleicht, daß Sie doch etwas gelernt haben?

Patientin: Jetzt geht das schon wieder los! **Ich will nein denken und ja sagen.** Man kann aber nicht zwei Dinge gleichzeitig denken. Oder vielleicht doch?

Erickson: Dann haben Sie also doch etwas gelernt?

Patientin: Ja, ich nehme an, daß *das* etwas ist, das ich gelernt habe: Menschen können unmöglich gleichzeitig zwei Dinge, die einander widersprechen, denken.

ERICKSON: Auf einer unbewußten Ebene hat sie etwas gelernt, aber bewußt weiß sie es noch nicht.
ROSSI: Ja. Diese Sitzung fand zwei Monate nach der vorherigen statt, und Miss S. hat offenbar eine Amnesie hinsichtlich Ihrer Arbeit als Februarmann mit ihr. Ihre Beschwerde, sie habe nichts gelernt, stammt von der bewußten Ebene, die »**nein denken will**«, aber etwas anderes in ihr will »**ja sagen**«. Sie erlebt also mindestens zwei Ebenen oder zwei konträre Reaktionstendenzen gleichzeitig.

Wenn Menschen so etwas im Alltag passiert, empfinden sie es meist als Störung oder Konflikt. Man sollte es vielleicht als Gelegenheit, sich in verschiedene Seinsebenen einzustimmen, verstehen, statt sich mit der oberflächlichsten Personaerfahrung des offensichtlichen Konflikts zu identifizieren. Verwirrung und Konflikt sind Manifestationen neuer Seinszustände, die sich spontan auf unbewußter Ebene entwickelt haben und die nun mit den alten, etablierten Einstellungen, Zuständen und Identitäten des Ichbewußtseins in Konflikt geraten.[1]

2.1 *Nichtwissen, das auf eine Quellamnesie für die vorangegangene Trancearbeit mit dem Februarmann hindeutet*

Erickson: Wissen Sie eigentlich, warum Sie heute Abend hierhergekommen sind?
Patientin: Dr. Fink hat mich darum gebeten.
Erickson: Hatten Sie einen Grund zu kommen?
Patientin: Ja, ich wollte Sie sehen, um zu verstehen, wie die Sache funktioniert.
Erickson: Welche Sache?
Patientin: Hypnose.
Erickson: Sind Sie schon hypnotisiert worden?
Patientin: Ja.
Erickson: Von wem?
Patientin: Von Dr. Fink und, oh ja, von Miss Jones.
Erickson: Von sonst noch jemandem?

1 Eine detaillierte Darstellung dieses Konzepts siehe Rossi 1972a/1985.

Patientin: Nein.
Erickson: Was halten Sie von Hypnose?
Patientin: Ich denke, das ist eine sehr gute Sache.
Erickson: Würden Sie gern hypnotisiert werden?
Patientin: Ganz sicher.
Erickson: Möchten Sie damit etwas Bestimmtes erreichen?
Patientin: Nichts, außer daß ich ein wenig mehr wissen möchte.
Erickson: Und Sie meinen das wirklich so – ein wenig mehr wissen?
Patientin: Ja.
Erickson: Könnte ich Sie hypnotisieren?
Patientin: Das weiß ich nicht.
Erickson: Fällt Ihnen noch eine andere Antwort auf diese Frage ein?
Patientin: **Die Antwort »ja«, aber ich weiß nicht warum.**

ROSSI: Die Äußerungen der Patientin in diesem Abschnitt weisen deutlich auf eine bewußte Amnesie hinsichtlich ihrer vorherigen hypnotherapeutischen Sitzung bei Ihnen hin. Ist das so, weil sie außergewöhnlich gut auf Hypnose anspricht? Oder hat es eher etwas mit ihrem sehr starken Bedürfnis nach einer Therapie zu tun?
ERICKSON: Nein, sobald man eine Therapie erhält, läßt man sie zu einem Teil von sich werden.
ROSSI: Sie läßt eine Quellamnesie bezüglich ihrer vorangegangenen Hypnosearbeit erkennen, wenn sie auf Ihre Frage »**Die Antwort ›ja‹, aber ich weiß nicht warum**« antwortet.
ERICKSON: So ist es.

2.2 *Tranceinduktion durch Handlevitation und eine implizite Direktive: Nutzung des »verborgenen Beobachters«; Selbstbeobachtung während des Tranceerlebens; Verhaltenssignale und Trancetiefe*

Erickson: Wie soll ich das nun angehen?
Patientin: Nun ja, es gibt wohl verschiedene Methoden, nicht wahr? Als Dr. Fink mich zum ersten Mal hypnotisierte, hob ich meine Hände.
Erickson: [*Hebt die Hände der Patientin hoch*] Können Sie nun schlafen?
Patientin: Ich denke ja.
Erickson: Möchten Sie das?
Patientin: Ja.

Erickson: Also gut. Sie können anfangen. Sie können einschlafen. Sie können die Augen schließen und tief und fest schlafen. Sie können einschlafen und sich wohl fühlen, und Sie können Ihren Schlaf genießen und sich sehr wohl fühlen. Sich entspannen und sich rundherum wohl fühlen. Sie entspannen sich, bis Sie sich sehr wohl fühlen und tief, tief und gut schlafen. Ein angenehmer, tiefer und guter Schlaf. Und Sie schlafen tief und gut. **Und um mir mitzuteilen, daß Sie fest schlafen, wird sich Ihre linke Hand langsam erheben.** Wenn Sie fest schlafen, aber erst, wenn Sie angenehm, tief und fest schlafen. Und um mir zu signalisieren, daß Sie **fest und tief** schlafen, daß Sie **fest und tief** schlafen, wie ich es Ihnen empfohlen habe, wird sich Ihre rechte Hand erheben. Nun hat sich Ihre linke Hand erhoben, um mir anzuzeigen, daß Sie tief und fest schlafen. Und nun erhebt sich Ihre rechte Hand, um mir zu signalisieren, daß Sie weiterschlafen werden. Und so ist es gut, oder nicht? Und Sie fühlen sich dabei wohl? Gut. Sie können nun spüren, wie sich Ihre Arme entspannen. Sie entspannen sich und fühlen sich wohl. Und ich kann mit mir selbst oder mit jemand anderem sprechen, ohne daß das für Sie etwas bedeutet, nicht? [*Die Patientin nickt. Erickson beschreibt nun Dr. Fink ihre Aktivitäten.*] Zuerst hat sich die linke Hand erhoben und dann die rechte. Dann wurde suggeriert, daß sie sich wieder senken könne. Die linke Hand, die sich zuerst erhob, senkte sich auch zuerst wieder; danach senkte sich die rechte Hand. [*Wendet sich wieder an die Patientin.*] **Habe ich mit jemandem gesprochen?**

Patientin: **Ja.**

Erickson: **Haben Sie zugehört?**

Patientin: **Ja.**

Erickson: Hat Ihnen gefallen, was ich gesagt habe? Wenn man etwas tut, macht man es gerne gut. Da gibt es für Sie etwas zu lernen, nicht wahr? Wissen Sie noch, was es ist? Sind Sie bereit zu lernen, auch wenn es schwer ist? **Es ist lange her, seit ich Sie das letzte Mal besucht habe, nicht?** [*Patientin nickt.*] **Monate sind vergangen – Wochen, Monate. Ist es nicht so? Können Sie mir sagen, wie lange es her ist?** Es ist lange her, nicht wahr? Können Sie mir sagen, was für einen Tag wir heute haben?

Patientin: Sonntag.

Erickson: Welchen Monat haben wir?

Patientin: Juni.

Erickson: Und welches Jahr?

Patientin: 1945. [*Miss S. macht korrekte Angaben über die Zeit; sie ist gut auf die Gegenwart hin orientiert.*]

ERICKSON: ... Angenommen, Herr A. und Herr B. befinden sich in einem geschlossenen Raum und diskutieren über eine Streitfrage. Wie viele Menschen sind dann in diesem Raum? Betty [*Ericksons Frau*] hat auf diese Frage ohne zu zögern geantwortet: »Sechs; Herr A., wie er ist; Herr A., wie er zu sein glaubt; Herr A., wie Herr B. glaubt, daß er ist; und mit Herrn B. verhält es sich genauso.« Ich habe hier [mit der folgenden Sequenz] die Grundlage dafür geschaffen:
»Habe ich mit jemandem gesprochen?«
»Ja.«
»Haben Sie zugehört?«
»Ja.«
Ich fordere sie [indirekt] auf, nicht zuzuhören.
ROSSI: Sie fordern ihr Bewußtsein auf, nicht zuzuhören, während ein anderer Teil des Geistes registriert, was gesprochen wird?
ERICKSON: Ja – Hilgard nennt das den »verborgenen Beobachter« (Hilgard & Hilgard 1975). Dieser wird hier absichtlich eingesetzt.
ROSSI: Ich möchte diesen Abschnitt noch einmal zusammenfassen: Sie benutzen Ihre typische Methode der Tranceinduktion, indem Sie die linke Hand der Patientin aufwärtslenken; Sie suggerieren, daß sie schlafen und sich wohlfühlen soll; und Sie benutzen die implizite Direktive »**Und um mir mitzuteilen, daß Sie fest schlafen, wird sich Ihre linke Hand langsam erheben**«. Das ermöglicht ihr zu signalisieren, wann sie sich in Trance befindet. Anschließend fügen Sie eine weitere implizite Direktive hinzu, damit sie durch Erheben ihrer rechten Hand signalisieren kann, wann sie »**fest und tief**« schläft. Sie gibt diese Signale und antwortet dann mit einem Kopfnicken auf Ihre als Frage verkleidete Feststellung: **»Es ist lange her, seit ich Sie das letzte Mal besucht habe, nicht wahr?«** Weil sie sich im geeigneten Trancezustand zu befinden scheint, geben Sie nun die Stichworte für den Eintritt in die Altersregression: »**Monate sind vergangen – Wochen, Monate. Ist es nicht so? Können Sie mir sagen, wie lange es her ist?**« Sie hofften, sie werde spontan zu Ihrem letzten »Besuch« bei ihr als Februarmann regredieren, und Sie könnten Ihren derzeitigen »Besuch« ein paar Monate danach ansetzen. Das ist Ihnen aber nicht gelungen. Die Antwort der Patientin auf Ihre Frage

zeigt, daß sie sich immer noch in der realen Zeit befindet – eine Altersregression hat noch nicht stattgefunden. Könnte der Grund dafür sein, daß seit der letzten Sitzung einige Monate vergangen sind und sie ein wenig mehr Zeit braucht, um sich wieder an die Trancearbeit zu gewöhnen, bevor sie erneut eine Altersregression initiieren kann?
ERICKSON: Nein, sie beobachtet sich selbst.
ROSSI: Wie meinen Sie, daß sie sich selbst beobachtet?
ERICKSON: Ihr wird bewußt, daß sie schläft, und ich mache ihr klar, daß sie dauerhaft, stetig und angenehm schlafen wird.
ROSSI: Ist diese Selbstbeobachtung bei der hypnotischen Induktion eine Stufe, die der Altersregression vorangeht?
ERICKSON: Ja. Sie muß sich selbst beobachten, damit sie weiß, wo sie sich befindet. Dann kann sie sich …
ROSSI: … für die Altersregression *per se* beobachten. Können Sie noch ein wenig mehr zu diesem Beobachten sagen? Ist dies das Ich, das den Prozeß des Eintretens in die Trance beobachtet? Hilft das Ich, den Prozeß der hypnotischen Induktion zu steuern?
ERICKSON: Wenn man einen Berg hinaufsteigt, genügt dann die halbe Strecke nach oben? Wollen Sie zwei Drittel des Weges oder drei Viertel nach oben gehen? Oder achtzig Prozent? Ihr muß klar sein, wie weit ich möchte, daß sie geht. Die Selbstbeobachtung soll sicherstellen, daß sie umfassend reagiert.
ROSSI: Dann findet die Selbstüberwachung bzw. Selbstbeobachtung in der Trance ständig statt? Würden Sie das so bestätigen?
ERICKSON: Nein, nur bei Zuweisung einer Aufgabe.
ROSSI: Tritt im Falle einer neuen Suggestion das Ich in Aktion, um den Prozeß zu unterstützen?
ERICKSON: Sie muß feststellen, wie tief die Trance, in der sie sich befindet, ist. Wenn sie tief genug ist, kann die Patientin bestimmte Dinge tun.

2.3 Möglichkeiten, eine Altersregression zu initiieren, indem man »Scheinen«, Sich-Vergnügen, Vergessen, Unsicherheit, Nichtwissen und Verwirrung nutzt; Zählen von eins bis zwanzig; eine von Ericksons Lieblingsinduktionen: Trance ohne Gewahrsein

Erickson: Das ist also das Datum. Aber Zeit kann sich verändern, nicht wahr? Und ich möchte, daß Sie etwas vergessen. Ich werde Ihnen nicht sagen, was es ist. Aber Sie werden etwas vergessen, allmählich, langsam, leicht und auf angenehme Weise. **Es scheint fast, als wäre Montag, vielleicht aber auch Samstag oder Freitag.** Und ich möchte, daß es so scheint, und ich möchte, daß Sie sich ein wenig amüsieren, wenn Sie merken, daß Sie das Datum nicht mehr genau wissen und daß es Ihnen Freude macht. [*Patientin lächelt.*] Es ist ganz nett, nicht wahr? [*Patientin lacht.*] Und da Sie nicht wissen, welcher Tag ist, werden Sie auch Schwierigkeiten haben zu sagen, um welche Woche es sich handelt. Es muß diese Woche sein, aber welche Woche *ist* diese Woche? Ist es die letzte Maiwoche oder die erste Juniwoche? Vielleicht ist es auch keine von beiden. Ich möchte, daß es Ihnen Freude macht. [*Patientin lacht erneut.*] Juni, Mai, Mai, Juni – als erstes wird Ihnen der April in den Sinn kommen. Und es kann nicht der Juni sein, es kann nicht Mai und es kann nicht April sein. Und während Sie nun dieses Gefühl erleben, möchte ich, daß Sie sich klar machen, daß Sie noch etwas anderes vergessen haben. Sie vergessen, daß Mai ist, und wenn Sie meinen, es ist April oder März oder gar Februar – März, April, Mai und Juni sind vergessen, und ich möchte, daß Sie jetzt merken, daß Sie sich nicht sicher sind, ob es 1944 oder 1945 ist. [*Patientin runzelt die Stirn.*] Und schlafen Sie weiter angenehm. Und Sie werden mir sagen können, welcher Monat im Jahre 1944 ist. Sobald Sie bereit sind, es mir zu sagen, schießen Sie los.

Patientin: Ich weiß es nicht.

Erickson: Erstaunlich, nicht wahr? Es scheint Sie fast zu ängstigen. Und doch können Sie sich wohlfühlen, denn Sie werden sich an mich erinnern. Können Sie mir sagen, welches Jahr wir haben?

Patientin: Ja, 1942.

Rossi: In diesem Abschnitt regrediert die Patientin um drei Jahre. Wie wurde das erreicht? Sie scheinen Vergessen, Verwirrung und Nichtwissen zu nutzen.

Erickson: »**Es scheint fast, als wäre Montag, vielleicht aber auch Samstag oder Freitag.**« Freitag kommt vor Samstag, Samstag kommt vor Montag. Ich gehe in der Zeit rückwärts.

Rossi: Dies ist Ihre Art, eine Altersregression herbeizuführen.[1] Im Alltagsleben sind die Erfahrungen des »Scheinens« (die Imagination), des

1 Näheres zur Altersregression und Beispiele in Erickson/Rossi 1980/1995–1998, GS 4, Teil II, Abschnitt 3, S. 136–181.

Sich-Vergnügens, der Unsicherheit und Verwirrung Prozesse oder Reaktionen, von denen wir gewöhnlich nicht annehmen, daß wir sie beeinflussen können. Wir sehen diese Prozesse als unsere natürlichen Reaktionen auf äußere Lebenssituationen, auf die wir keinen Einfluß haben. Doch hier, in der Trance, lassen Sie Ihre Patientin diese natürlichen Reaktionen kontrolliert nutzen, um eine Altersregression zu initiieren.
Erickson: Wichtig ist hier die Tatsache, daß der Montag nicht vor dem Samstag kommt. Vielmehr kommt Samstag vor Montag, sofern man einen weiteren Tag wie Freitag hinzufügt.
Rossi: Bloßes Reden über diese Dinge fördert eine Regression?
Erickson: Uhmm.
Rossi: Die Wörter führen zu einem Bedeutungswandel?
Erickson: Die Art, wie man die Wörter benutzt. Der Montag kann ein Montag *vor* einem Samstag sein, aber wenn man Freitag hinzufügt, muß es sich um den Montag *nach* dem Samstag handeln.
Rossi: [*Liest mit zweifelnder Stimme die fettgedruckte Passage der Tranceinduktion vor.*]
Erickson: Wenn man bis 10 zählt, zählt man 7, 8, 9, 10. Versuchen Sie es einmal so: 1, 7, 2, 5, 8, 8, 4, 6, 9, 10.
Rossi: Können Sie das noch einmal wiederholen?
Erickson: 1, 7, 2, 5, 8, 8, 4, 6, 9, 10.
Rossi: Ich verstehe nicht, worauf Sie hinaus wollen.
Erickson: Ich habe von 1 bis 10 gezählt. Ich habe mit 1 angefangen und mit 10 aufgehört.
Rossi: Aber in veränderter Reihenfolge …
Erickson: … zwischen 1 und 10.
Rossi: Was versuchen Sie mir damit zu veranschaulichen?
Erickson: Ich habe demonstriert, wie man von 1 bis 10 zählen kann, ohne daß andere Menschen es merken. Alle werden die anderen Zahlen zwischen 1 und 10 erkennen [bzw. durch sie abgelenkt werden].
Rossi: Was beabsichtigen Sie damit?
Erickson: Ich möchte bis 10 zählen, ohne daß die Patientin es bewußt merkt.
Rossi: So wie in dem Fall, in dem Sie die Patientin darauf konditioniert haben, in Trance zu fallen, wenn Sie von 1 bis 10 zählen? Wenn Sie das Zählen von 1 bis 10 verschleiern, fällt die Patientin in Trance, ohne es zu merken.

ERICKSON: Sie versucht immer noch, eine andere Beziehung [zwischen den Zahlen] herzustellen.
ROSSI: Die Patientin fällt, ohne es zu merken, in Trance, wobei ihr Bewußtsein abgelenkt wird, weil es die rätselhafte Beziehung der Zahlen zwischen 1 und 10 herauszufinden versucht. Deshalb kommt diese Tranceinduktion der Patientin nicht zu Bewußtsein.
ERICKSON: Das ist eine meiner Lieblingstechniken. »Ich kann bis 20 zählen, und du wirst in Trance fallen.« Ein wenig später sage ich dann: »So-und-so hat 8 Kinder, und *sie sind im Dutzend billiger*.«[1]
ROSSI: Ihre besondere Vorliebe für diese Art von Tranceinduktion beruht darauf, daß das Bewußtsein dabei nicht als Störfaktor fungieren kann. Es weiß nicht einmal, daß sich die Patientin in Trance befindet.
ERICKSON: So ist es. Wenn jemand ein Problem zu lösen versucht und jahrelange Erfahrung im Vermeiden des Problems hat, kann man [mit Hilfe dieser verdeckten Induktion] die Abwehr durchbrechen.
ROSSI: Patienten können so unbehelligt von ihren eingefleischten Mustern des Vermeidens in eine hypnotische Trance fallen. Wahrscheinlich sind sie anschließend überrascht, daß sie sich mit dem Problem auseinandergesetzt haben, und ihnen ist nicht einmal klar, daß sie in Trance waren. Man könnte über diese Methode, eine Trance zu initiieren, ohne daß die Patienten es überhaupt merken, viele wertvolle Untersuchungen durchführen.
ERICKSON: [*Erzählt Beispiele von Patienten, die, ohne es zu merken, in Trance waren, einfach weil sie auf Veränderungen im Klang der Stimme des Therapeuten bei der Tranceinduktion hin konditioniert worden waren. Benutzte der Therapeut eine bestimmte Stimmcharakteristik, fiel der Patient in Trance, ohne sich darüber klar zu sein.*]

1 Zu Ericksons Varianten hypnotischer Induktion und des Aufweckens aus einer Trance durch Zählen von 1 bis 20 siehe Erickson, Rossi & Rossi 1976/1978 (*Hypnose*) sowie »Kommentiertes Transkript einer Tranceinduktion«, Erickson/Rossi 1980/1995–1998, GS 1, S. 295–358. Erickson zählte manchmal von 1 bis 8 und fragte dann neugierig: »Sind Kinder wirklich im *Dutzend* billiger?« So verschleierte er das Zählen von 1 bis 20, denn acht plus ein Dutzend macht 20! Das Unbewußte des Patienten löst dieses Rätsel (und erhält so das Signal, in Trance zu fallen), *bevor* die Antwort (8 + 12 = 20) das Bewußtsein erreicht. Dadurch befindet sich der Patient schon in Trance, bevor ihm die Implikationen der Antwort bewußt werden.

2.4 Der neunte »Besuch« des Februarmannes: Schreiben in Trance, um das Wohlbefinden zu verbessern und die Altersregression zu vertiefen

Erickson: 1942. Und wer bin ich? [*Patientin wirkt sehr bedrückt.*] Erinnerst du dich an mich?

Patientin: Ja. Du bist der Februarmann.

Erickson: Weshalb bist du so mitgenommen? Kannst du es mir sagen? Du kannst es mir sagen, nicht wahr? Möchtest du es mir jetzt sagen?

Patientin: Es ist nichts besonders Wichtiges.

Erickson: Ich würde dir gern helfen. Es war nicht angenehm, nicht wahr? Es war wirklich nicht angenehm. Und ich möchte nicht, daß du dich mit etwas herumquälst, das nicht angenehm ist. Ich meine, du solltest mit mir darüber sprechen. Möchtest du es mir erzählen? Du kannst ja noch ein wenig darüber nachdenken. Hier hast du einen Stift. Vielleicht willst du es nicht sagen, sondern lieber aufschreiben. Kannst du das? Gut. Schreib es schnell auf. Und nun höre gut zu, was ich dir zu sagen habe. Ich bin der Feburarmann. Was das bedeutet, ist nicht ganz klar. Aber auf jeden Fall bedeutet es, daß du mir viele Dinge erzählen kannst, damit du viele Dinge besser zu verstehen lernst. Ist das klar? Dinge, von denen du mir hättest erzählen können, als du ein kleines Mädchen warst, und Dinge, die du mir gestern und letztes Jahr oder das Jahr davor erzählt hast. Verstehst du? Also, müssen wir darüber sprechen? [*Patientin schüttelt den Kopf.*] Hör mir jetzt gut zu. Es ist 1942, nicht wahr. Und die Zeit ist im Wandel, im Wandel und bald wird nicht mehr 1942 sein. Bald wird nicht mehr 1941 sein. Viele Dinge verschwinden aus deinem Geist, und du vergißt und vergißt und vergißt und vergißt, und dann bist du ein kleines Mädchen – ein kleines Mädchen, das sich glücklich fühlt. Jetzt kannst du mit mir sprechen. Hallo.

Patientin: Hi.

Erickson: Wie alt bist du?

Patientin: Sechs.

Erickson: Wie lange bist du schon sechs?

Patientin: Ungefähr seit einem Monat.

Erickson: Weißt du, wer ich bin?

Patientin: Klar.

Erickson: Wer bin ich denn?

Patientin: Der Februarmann.

Erickson: Wie oft hast du mich schon gesehen?
Patientin: Schon oft.
Erickson: Wirst du noch öfter mit mir zusammentreffen?
Patientin: Klar. Das hast du doch gesagt.

Rossi: Sie weiten die Altersregression von drei Jahren, in die sie spontan eingetreten ist, aus, indem Sie ihr Gelegenheit geben, alles, was sie nicht verbal ausdrücken kann, aufzuschreiben. Offenbar haben Sie Eigenschaften ihres Gesichtsausdrucks aufgefangen, die auf Unbehagen hindeuten. Deshalb geben Sie ihr Gelegenheit, etwaige Schwierigkeiten, die auf dem Weg zu einer tieferen Altersregression auftreten könnten, auszudrücken und zu bereinigen. Dann lassen Sie durch weitere direkte Suggestionen ihre Bekanntschaft mit dem Februarmann wiederaufleben. Sie regrediert daraufhin ins Alter von sechs Jahren. Ist das aus Ihrer Sicht eine adäquate Beschreibung dessen, was in diesem Abschnitt geschehen ist?
Erickson: [*Nickt zustimmend.*]

2.5 Mehrfache Altersregression; Training in somnambuler Trance; Bestätigung und Zuspruch auf mehreren Altersebenen; Leugnen und das Negative als Gewand neuen Gewahrseins und neuer Fähigkeiten

Erickson: Da hast du recht. Und wie soll ich dich nennen?
Patientin: Ich habe viele Namen.
Erickson: Welcher wäre dir denn am liebsten?
Patientin: Ich möchte, daß du mich Jane nennst.
Erickson: Warum soll ich dich Jane nennen?
Patientin: Weil mich niemand so nennt.
Erickson: Also gut, Jane. So werde ich dich nennen. Du bist sechs Jahre alt. Möchtest du gern etwas sehen, das sehr stark glänzt? Ich habe eine sehr, sehr schicke Uhr. Sag ihr, daß sie sich öffnen soll.
Patientin: Öffne dich. [*Erickson läßt seine Uhr aufschnappen; die Patientin lacht.*] Das ist lustig. Mach es noch einmal. Du drückst auf einen Knopf.
Erickson: Richtig. Du bist ein ziemlich cleveres Mädchen, nicht wahr?
Patientin: Sicher.
Erickson: Du glaubst also nicht, daß die Uhr besonders klug ist. Es ist nur eine gute Uhr, nicht wahr? Welche Farbe hat die Uhr?

Patientin: Entweder Gold oder Silber. Ich glaube, es ist Gold. Gold oder Silber, das hat Larry gesagt.

Erickson: Wer ist Larry?

Patientin: Mein Bruder.

Erickson: Was meinst du, was aus dir werden wird, wenn du erwachsen bist?

Patientin: Oh, das weiß ich nicht. Es wird noch lange dauern, bis ich das weiß.

Erickson: Wer ist sonst noch hier? Ist sonst noch jemand da?

Patientin: Nein.

Erickson: Nur du und ich?

Patientin: Ja.

Erickson: Wenn du eines Tages größer und älter bist, irgendwann wenn du größer und älter bist und dich wegen etwas schlecht oder unglücklich fühlst – vielleicht kannst du mir dann davon erzählen? Ja?

Patientin: Klar.

Erickson: Was würdest du tun, wenn dich etwas unglücklich macht?

Patientin: Wahrscheinlich würde ich sauer.

Erickson: Und wenn dich etwas sehr unglücklich machen würde, was würdest du dann tun?

Patientin: Es für mich behalten.

Erickson: Du würdest es für dich behalten und nicht darüber sprechen. Würdest du es mir erzählen?

Patientin: Klar.

Erickson: Alles?

Patientin: **Vielleicht.**

Erickson: Nehmen wir an, es wäre etwas, wobei ich dir helfen könnte.

Patientin: Dann wollte ich wissen, ob du mir wirklich helfen kannst. **Vielleicht** nimmst du mich ja nur auf den Arm.

Erickson: Ich nehme niemanden auf den Arm. Bei solchen Dingen tue ich das nicht. Würdest du es mir erzählen?

Patientin: **Ja.**

Erickson: Bist du dir da ganz sicher?

Patientin: **Ja.**

Erickson: Ich werde dich jetzt verlassen, Jane. Ich werde dich wieder besuchen. Das ist ein Versprechen. Ich weiß nicht genau wann, aber wenn ich dich wieder besuche, werde ich dich bei der Hand nehmen, ungefähr so, und deine Finger zählen – 1, 2, 3, 4. Niemand anders wird dir jemals so die

Hand geben, nur ich werde es so machen. Ich werde zurückkommen und dich eines Tages wieder besuchen, weil ich dich jetzt ausruhen lassen werde. Wenn ich zurückkomme, dir die Hand schüttele und deine Finger zähle, weißt du, daß ich wieder da bin. Ich möchte dich jetzt bitten, etwas sehr Interessantes zu tun. Ich möchte, daß du eine Minute lang ruhig schläfst. Schlafe. Und schlafe. Und schlafe. Und schlafe. Und schlafe gut. Und du wirst wissen, daß das Jahr 1945 ist. [*Pause*] Übrigens, Miss S., was für ein Datum haben wir heute?

Patientin: [*Sagt das korrekte aktuelle Datum.*]

Erickson: **Schlafen Sie?**

Patientin: **Nein, sollte ich das?**

Erickson: Was meinen Sie, weshalb wir Sie hierher gebeten haben?

Patientin: **Wahrscheinlich wollen Sie mir helfen, aber ich brauche keine Hilfe.**

Erickson: Wobei könnte ich Ihnen helfen wollen?

Patientin: Ich habe nicht die geringste Ahnung.

Rossi: Sie bringen die Patientin in dieser Sitzung wieder in einen Trancezustand der Altersregression und sprechen erneut über Themen (Erwachsenwerden, Unglücklichsein), die bei ihr eine Verbindung zu den vorherigen acht Sitzungen herstellen sollen. Sie beenden den Teil dieses Kurzbesuchs im Zustand der Altersregression, indem Sie sie wieder auf das reale Datum hin orientieren, nachdem Sie das Handschüttelsignal durch ein zusätzliches Fingerzählsignal verstärkt haben. Doch obwohl Sie die Patientin wieder auf die Gegenwart hin orientieren, wecken Sie sie nicht völlig aus der Trance auf. Wenn Sie fragen: »**Schlafen Sie?**«, und sie antwortet: »**Nein, sollte ich das?**«, könnte ein unvoreingenommener Beobachter annehmen, sie sei wach und gut auf die reale Zeit hin orientiert. Da Sie sie aber nicht aufgefordert haben, aus der Trance zu erwachen, befindet sie sich nun in einer somnambulen Trance: Sie handelt, als sei sie normal wach, befindet sich in Wirklichkeit aber in einer Trancebeziehung zu Ihnen. Dies ist eine Ihrer Lieblingsmethoden beim Trainieren einer somnambulen Trance, und Sie verwenden diese Methode auch, um die Trancerealität als einen Zustand zu bewerten, der sich zur normalen Realität des Wachzustandes diskontinuierlich verhält. Stimmen Sie dem zu?

ERICKSON: Uhmm. Alle ihre verbliebenen Zweifel hinsichtlich meiner Bereitschaft, ihr zu helfen – alle diese Versicherungen, die ich ihr auf verschiedenen Ebenen [der Altersregression] gebe.
ROSSI: Trotzdem sagt sie zum Schluß: »**Wahrscheinlich wollen Sie mir helfen, aber ich brauche keine Hilfe.**«
ERICKSON: Sie ist dabei zu erkennen, daß sie vielleicht doch Hilfe braucht.
ROSSI: Wenn wir wirklich etwas brauchen, erkennt unser Bewußtsein oft zuerst in Form der Abwehr des Leugnens, was wir brauchen. Wir sagen dann: *»Ich brauche das nicht.«*
ERICKSON: Uhmm.
ROSSI: Wenn ich etwas schreibe, sage ich mir oft: *»Nein, das ist es nicht«* – und gewöhnlich passiert das genau dann, wenn mir eine neue Idee einfällt. Das Neue verbirgt sich oft unter dem Negativen.
ERICKSON: Die kleine Becky [*eine von Ericksons Enkelinnen*] ist zwei Jahre alt, und bei der Party anläßlich ihres zweijährigen Geburtstages war sie in der für ihr Alter typischen schrecklichen Verfassung. Alles, was sie sah, war »mein, mein, mein«. Als nächstes kam dann »'leine machen!«. Zuerst definierte sie, was zu ihr gehörte, und anschließend definierte sie ihre Fähigkeit, Dinge selbst zu tun.
ROSSI: Deshalb ist es für Kinder, wenn sich bei ihnen neue Fähigkeiten zeigen, wichtig, sich mit dieser Tatsache anzufreunden, indem sie das Neue als ihnen eigen deklarieren und indem sie leugnen (Nutzung des Negativen), irgendwelche Hilfe zu benötigen. Das erinnert mich daran, daß für ein neugeborenes Kind eine der ersten wichtigen Differenzierungen darin besteht, daß es nein sagen kann, indem es den Kopf von der Brust der Mutter abwendet, sobald es genug getrunken hat. (Ob das der Ursprung der Verneinung durch Hin- und Herbewegen des Kopfes ist?)
ERICKSON: Ich habe die Patientin über jenes **Vielleicht** hinausgeführt. [*Die Patientin hatte in der Mitte dieses Abschnitts zweimal* **vielleicht** gesagt, bevor sie schließlich zu Ericksons Hilfsangebot **ja** sagte.]
ROSSI: Wir benutzen diese sehr primitiven Abwehrmechanismen des Leugnens häufig sowohl gegenüber anderen als auch gegenüber dem Neuen in uns selbst.
ERICKSON: Sehr früh.

2.6 Fördern der inneren Einstellung zur therapeutischen Arbeit und zur Heilungserwartung: Fragen, die vorteilhafte unbewußte Kanäle erschließen und nutzen

Erickson: Schaun wir mal. Es ist Juni. Bald wird Juli sein. Dann August. Gehen Sie manchmal schwimmen?

Patientin: Nicht, wenn ich es vermeiden kann. Ich mag Wasser nicht besonders.

Erickson: Warum nicht?

Patientin: Weiß ich auch nicht. Mein Herz pocht [in der Nähe von Wasser] immer wie wild. Ich bekomme Panik und weiß nicht warum. Ich habe dann schreckliche Angst.

Erickson: Wie stark ist Ihre Angst?

Patientin: Verdammt stark. Ich habe dann das Gefühl, ich muß so schnell ich kann davonlaufen.

Erickson: Und was tun Sie dagegen?

Patientin: Kommt drauf an. Wenn ich nicht weglaufen kann, setze ich sehr vorsichtig einen Fuß ins Wasser, denke mir eine Ausrede aus, gehe zum Auto zurück und setze mich hinein.

Erickson: Wie lange haben Sie schon Angst vor dem Schwimmen?

Patientin: Das weiß ich wirklich nicht.

Erickson: Würden Sie gern schwimmen?

Patientin: Ich denke schon. Ich hasse es, vor etwas Angst zu haben. Das bedrückt mich.

Erickson: Wie hat es denn angefangen?

Patientin: Das weiß ich nicht.

Erickson: Wie lange haben Sie schon so starke Angst vor Wasser?

Patientin: Ich weiß nicht mehr, wann es angefangen hat. Mami sagt, als kleine Kinder hätten wir uns so weit ins Wasser hineingewagt, daß es uns schon an den Ohren stand, bevor es ihr gelungen sei, uns zurückzujagen.

Erickson: Wann haben Sie aufgehört, sich ins Wasser zu wagen?

Patientin: Das weiß ich nicht. Ich weiß nur, daß ich mir jetzt wirklich einen Ruck geben muß, um mich hineinzutrauen. Es macht mir einfach gar keinen Spaß.

Erickson: Was haben Sie getan, nachdem Sie das letzte Mal im Wasser waren, um zu schwimmen?

Patientin: Ich habe mich abgetrocknet und bin nach Hause gegangen.

Erickson: Wie fühlten Sie sich da?

Patientin: Ich war ziemlich verängstigt.

Erickson: Und wie lange blieb dieses Gefühl bestehen?

Patientin: Nicht besonders lange. Wir gingen vom Schwesternheim aus nach – wo ist es doch gleich? – Henry Hall, und mein Herz hat auf dem ganzen Weg dorthin wie wild gepocht. Als ich dann aus dem Wasser kam und mich auf den Rückweg machte, fühlte ich mich sehr erfrischt. In diesem Fall fand ich das Wasser ziemlich gut.

Erickson: Würden Sie das Angstgefühl gern überwinden?

Patientin: Klar. Jeder sollte schwimmen können. Ich habe es schon mehrmals fast gekonnt, aber dann renne ich wie verrückt davor weg.

Erickson: Sind Sie tatsächlich wie verrückt davor weggelaufen?

Patientin: Ja. Ich springe dann aus dem Wasser und laufe möglichst weit.

Erickson: Gut. Möchten Sie wirklich lernen zu schwimmen?

Patientin: Sicher.

Erickson: Glauben Sie, daß Sie es lernen können?

Patientin: Das weiß ich nicht. Ich habe so ziemlich alles ausprobiert. Ich habe mir ins Gewissen zu reden versucht und mir vorgehalten, daß ich keine Angst zu haben brauche, aber das hat auch nicht geholfen.

Erickson: Nein, das hat auch nicht geholfen, nicht wahr?

Patientin: Nein.

Erickson: Sich selbst zur Ordnung rufen hilft nicht. Sich selbst gut zuzureden hilft nicht weiter, nicht wahr?

Patientin: Manchmal hilft es zwar, aber in diesem Fall war es nicht so.

Erickson: Was, meinen Sie, könnte Ihnen helfen?

Patientin: Wahrscheinlich muß ich Zigtausend für eine Psychoanalyse ausgeben.

Erickson: Aber mit sich selbst darüber zu sprechen hilft nicht.

Patientin: Anscheinend nicht. Vielleicht bin ich ja auch nur nicht streng genug mir selbst gegenüber.

Erickson: Möchten Sie eine Wette mit sich abschließen?

Patientin: Da bin ich dabei.

Erickson: Würden Sie wetten, daß es eine Möglichkeit gibt, darüber hinwegzukommen?

Patientin: Die gibt es bestimmt.

Erickson: Sind Sie sich da sicher?

Patientin: Ja.

Erickson: Ganz sicher?

Patientin: **Absolut.**

Erickson: Was denken Sie, wie lange Sie brauchen werden, um darüber hinwegzukommen?

Patientin: Weiß ich nicht.

Erickson: Sie möchten doch gern völlig darüber hinwegkommen, nicht wahr?

Patientin: **Oh, ganz sicher!**

Erickson: Denken Sie an eine bestimmte Form von Hilfe? Gibt es eine Form von Hilfe, die Sie gern erhalten würden?

Patientin: Herr Menninger meint, es muß etwas geben, das es verursacht hat.

Erickson: Ja.

Patientin: Und wenn einem klar würde, was das war, könnte das helfen.

Erickson: Würden Sie gern darüber nachdenken, was es ist?

Patientin: Ja, aber ich kann es nicht. Ich kann es einfach nicht.

Erickson: Sie können es nicht allein. Aber vielleicht könnten Sie es doch, nur nicht allein.

Patientin: Vielleicht. Aber wer könnte mir helfen, mich an etwas zu erinnern? **Vielleicht leide ich unter Verdrängungen.** Würden Sie das auch sagen, Dr. Fink? Er ist eine Sphinx!

Erickson: Das reimt sich auf Fink. Entweder Sie können sich erinnern oder nicht. Entweder können Sie oder nicht, oder Sie können oder können nicht oder können. Was würden Sie tun, wenn jemand Ihnen helfen würde, sich daran zu erinnern?

Patientin: Vielleicht könnte ich die Situation analysieren und erkennen, daß ich keine Angst davor hätte haben müssen.

Erickson: Aber vielleicht gab es in der Situation tatsächlich etwas, das Sie geängstigt hat.

Patientin: Dann hätte ich natürlich Angst bekommen. Wenn mich etwas geängstigt hätte, müßte ich mich eigentlich daran erinnern, denn man erinnert sich an die meisten Dinge, die einen geängstigt haben.

Erickson: Sie müßten sich daran erinnern und es verstehen, nicht wahr? Sind Sie bereit, noch einen Schritt weiter zu gehen? Vielleicht *müßten* Sie sich zwar daran erinnern können, aber Sie *wollen* sich nicht daran erinnern.

Patientin: Aber ich habe es doch versucht.

Erickson: **Sie können es versuchen, aber möchten Sie wirklich Erfolg damit haben?**

Patientin: Ja.

Erickson: Sind Sie sich da ganz sicher?

Patientin: Ja.

Erickson: Möchten Sie vorher Ihre Zigarette zu Ende rauchen?
Patientin: Ja. Vielleicht bekomme ich dann erst mal längere Zeit keine mehr. [*Raucht die Zigarette zu Ende.*]

Rossi: Dieser Abschnitt zeigt, daß die Schwimmphobie immer noch in voller Stärke besteht. Die Patientin ist sich darüber im klaren, daß sie »**unter Verdrängungen leidet**«. Deshalb konfrontieren Sie sie mit einer Reihe von Fragen, die darauf abzielen, ihre Erwartung zu verstärken, daß weitere therapeutische Arbeit ihr helfen wird, sich zu erinnern und ihr Problem dadurch zu lösen. Schließlich bringen Sie sie dazu, sich zu tatsächlichem Erfolg zu verpflichten, statt nur zum *Versuchen* [»**Sie können es versuchen, aber möchten Sie wirklich Erfolg damit haben?**«). Mir ist aufgefallen, daß Sie Ihren Patienten häufig zunächst eine unbedingte Verpflichtung, eine innere Zusage abverlangen, die garantiert, daß sie eine *Heilung* oder *Veränderung* wirklich wollen, bevor Sie mit therapeutischen Suggestionen zu arbeiten beginnen. Ist diese Verpflichtung ein unverzichtbarer Bestandteil des hypnotherapeutischen Prozesses?
Erickson: Eine eindeutige geistige Haltung. [*Er deutet auf die* »**Absolut**«*-Antwort der Patientin.*]
Rossi: Sie möchten eine eindeutigere geistige Haltung, deshalb antwortet sie mit »**Oh, ganz sicher!**« Warum beharren Sie darauf, daß sie so eindeutig antwortet?
Erickson: Sie muß über ihre Angst hinwegkommen!
Rossi: Dann versuchen Sie also auch hier, gewisse mentale Mechanismen zu evozieren und zu nutzen. Sie fördern einen *Gewißheitsprozeß* statt eines *Ungewißheitsprozesses*. Um das Symptom überwinden zu können, muß sie sich sicher sein, daß sie es will, und sie muß eine unbedingte Verpflichtung eingehen, dieses Ziel zu erreichen.
Erickson: Ja. Stellen Sie sich vor, Sie halten ein einfaches Spielzeug hinter Ihrem Rücken versteckt. Weil das Kind das Spielzeug vielleicht nicht mag, lassen Sie es raten, in welcher Hand es sich befindet.
Rossi: Dadurch entsteht eine Erwartungshaltung, und infolge des lustigen Ratespiels, das folgt, will das Kind das Spielzeug schließlich haben. Entsprechend kann man die Überwindung der Schwimmangst als Rätsel verstehen, das die Patientin zum Staunen bringen kann.
Erickson: Sie wird darauf fixiert, eine Heilung zu wollen.

ROSSI: Sie wird fixiert, ihre Neugier wird geweckt, und sie hat sich verpflichtet, die Heilung zu wollen. Diese Erwartungshaltung hinsichtlich der Heilung entwickeln Sie vor der Trancearbeit und vor therapeutischen Suggestionen. Die Erwartungshaltung ist der zuvor bearbeitete fruchtbare »Boden«, in den Sie die therapeutischen »Samen«-Suggestionen senken werden. Sie steigern die Aktivität ihres Unbewußten hinsichtlich der traumatischen Assoziationen, und Sie aktivieren unbewußte Kanäle für die therapeutische Arbeit.
ERICKSON: *Vorteilhafte* unbewußte Kanäle!

2.7 Eine unterbrochene Tranceinduktion: Festigung der Trance durch wiederholte Induktionen und der Zeigarnik-Effekt

Erickson: Lassen Sie mich Ihre Hand schütteln.
Patientin: In Ordnung.
Erickson: Eins, zwei, drei, vier. Eins, zwei, drei, vier. [*Dr. Fink gibt Erickson ein Blatt Papier.*]
Patientin: Zeigen Sie mir das. Ich will sehen, was auf dem Blatt Papier in seiner Hand steht.
Erickson: In wessen Hand?
Patientin: In der von Dr. Fink. Ich möchte es sehen.
Erickson: **Wachen Sie auf, seien Sie hellwach.** Möchten Sie das hier sehen? [*Zeigt der Patientin das Blatt.*]
Patientin: **Was Sie tun, ist genauso unsinnig wie das, was alle anderen tun.**

ROSSI: Im Moment, in dem Sie ihr das Handschüttelsignal für einen Besuch des Februarmannes im Zustand einer hypnotischen Altersregression geben, lenkt Dr. Fink unabsichtlich ihre Aufmerksamkeit auf sich, indem er Ihnen ein Blatt Papier gibt. Daraufhin kehren Sie rasch Ihre ursprünglich als Induktion geplante Suggestion zu »**Wachen Sie auf, seien Sie hellwach**« um und ermöglichen ihr, sich das Blatt anzuschauen, auf dem Notizen stehen, deren Sinn sie offenbar nicht versteht. (»**Was Sie tun, ist genauso unsinnig wie das, was alle anderen tun.**«) Sie bewältigen diese Unterbrechung, indem Sie sie auffordern aufzuwachen, damit der Konditionierungsprozeß des Handschüttelsignals nicht durch das Nichteintreten der Trance unmittelbar nach dem Signal teilweise gelöscht wird.

Erickson: Ja. Ich wollte verhindern, daß diese Konditionierung verloren geht. Aber da der Vorgang unterbrochen worden war, würde in ihr die Spannung entstehen, die darauf drängt, den Prozeß zum Abschluß zu bringen.
Rossi: Ja, das wird *Zeigarnik-Effekt*[1] genannt.
Erickson: Und je mehr Induktionen gelingen, um so stärker stabilisiert man die Trance.

2.8 Aktivierung und Nutzung mentaler Mechanismen und Prozesse als Essenz von Ericksons Methode; Beruhigung durch Aktivierung und durch Ausstrahlen von Behagen

Erickson: Schlafen Sie nun. Während Sie in tiefen Schlaf sinken, **möchte ich, daß Sie Ihre Hand auf dem Schoß zur Ruhe kommen lassen.** Schlafen Sie tief und fest. Und während Sie tief schlafen, möchte ich, daß Sie Ihre Hand auf dem Schoß zur Ruhe kommen lassen. Schlafen Sie tief und fest, und schlafen Sie weiter tief. Sie schlafen weiter. Und weiter. Weiter. Und Sie schlafen tief und fest und ohne Unterbrechung. Und nun möchte ich Sie bitten, mir etwas zu erzählen. Können Sie das? Ich möchte, daß Sie schlafen und mir davon erzählen. Können Sie das? Lassen Sie sich Zeit, und machen Sie sich bereit, mir davon zu erzählen.

Patientin: Es gibt nichts zu erzählen, außer daß ich Angst bekomme. Ich sehe schreckliche Bilder darüber, daß ich blau werde und ertrinke. Nicht unbedingt ich selbst, aber Menschen werden blau und ertrinken.

Erickson: Schreckliche Bilder von Menschen, die blau werden und ertrinken.

Patientin: Ja.

Erickson: Und Ihr Herz schlägt schnell.

Patientin: Das tut es meistens – natürlich gibt es immer eine plausible Ausrede dafür, daß es das tut.

Erickson: Und Sie mögen die Ausrede nicht?

Patientin: Nein.

Erickson: Meinen Sie, wir können herausfinden, warum das so ist?

Patientin: Vielleicht.

Erickson: Möchten Sie denn, daß wir das tun?

---

1 Der *Zeigarnik-Effekt* ist die Tendenz, eine Aufgabe, bei deren Erledigung man unterbrochen wurde, wieder aufzugreifen, um sie zum Abschluß zu bringen. Siehe Woodworth & Schlosberg 1954.

Patientin: Ja.

Erickson: Meinen Sie, das wird leicht sein? Meinen Sie, es wird angenehm sein? [*Patientin nickt.*] Meinen Sie, es wird angenehm sein?

Patientin: Vielleicht nicht.

Erickson: Sind Sie bereit, es zu versuchen?

Patientin: Klar.

Erickson: Wirklich?

Patientin: Sicher.

Erickson: Haben Sie heute Abend mir gegenüber ein Gefühl der Schuld oder Reue?

Patientin: Ja.

Erickson: Warum? **Sie brauchen deswegen keine Schuld- oder Reue zu empfinden. Ich möchte sehr vorsichtig sein, um genau das Richtige und in der richtigen Reihenfolge zu tun.** Ich habe etwas getan, das nicht ganz angenehm war, nicht wahr? Und deshalb brauchen Sie nicht zu bereuen, daß Sie ein vages Gefühl haben, irgend etwas sei nicht ganz richtig, denn das wird helfen. Wissen Sie, worüber ich spreche? Wahrscheinlich wissen Sie es nicht, aber ich weiß es. Ich möchte, daß Sie sich bezüglich dieser Sache wohlfühlen.

Rossi: Auch in diesem Abschnitt stärken Sie wieder die Erwartung der Patientin, daß gute hypnotherapeutische Arbeit stattfinden wird. Sie induzieren durch Schlafsuggestionen erneut die Trance, und anschließend stellen Sie ihr Fragen über ihre Schwimmangst. Sie gibt zu, daß es möglicherweise nicht leicht oder angenehm sein wird, diese Angst zu überwinden. Offenbar haben Sie das Gefühl, daß sie infolge der unterbrochenen Induktion nicht so entspannt ist wie gewöhnlich. Deshalb versichern Sie ihr, daß sie keine Reue oder Schuld zu empfinden braucht und daß Sie »**sehr vorsichtig sein möchten, um genau das Richtige und in der richtigen Reihenfolge zu tun**«. Bezieht sich das auf die von Ihnen gewählte Reihenfolge, zuerst mit den Schlafsuggestionen die Trance zu induzieren und daraufhin das Handschüttelsignal für die Altersregression zu geben, so wie Sie es in der nächsten Sitzung tun werden?

Erickson: Nur teilweise. »**Ich möchte, daß Sie Ihre Hand auf dem Schoß zur Ruhe kommen lassen.**« Ich wollte, daß sich ihre Hand wohl fühlte.

Rossi: Warum?

ERICKSON: Vielleicht wird sie sich unwohl fühlen, aber zumindest fühlt sich dann ein Teil ihres Körpers wohl.
ROSSI: Man kann im ganzen Körper ein Gefühl des Behagens erzeugen, indem man dafür sorgt, daß sich ein Körperteil wohl fühlt. Auch hier evozieren und nutzen Sie mentale Mechanismen und Prozesse, um die Therapie zu fördern. Milton, mir fällt in Ihrer gesamten Arbeit immer stärker etwas auf, das die meisten Kollegen nicht verstehen: Sie beschäftigen sich ständig mit mentalen Prozessen, mentalen Mechanismen ...
ERICKSON: ... innerhalb der Person!
ROSSI: Auf eine ganz besondere, fast konkret erscheinende Weise innerhalb der Person! Obwohl ich nun schon acht Jahre lang intensiv bei Ihnen studiert und mit Ihnen zusammen die Bücher *Hypnotic Realities* (deutsch: *Hypnose*) und *Hypnotherapy* (deutsch: *Hypnotherapie*) publiziert habe, bin ich immer noch naiv, wie Sie heute bereits in einem früheren Zusammenhang bemerkt haben. Es ist schwer, diese Art von Arbeit zu verstehen. *Sie begnügen sich nicht damit, die mentalen Prozesse in einem Menschen zu analysieren und zu begreifen, sondern Sie evozieren und nutzen sie auch.* Die meisten Therapeuten verstehen diese Vorgehensweise selbst dann nicht, wenn sie fast alle Ihre Schriften kennen. Sie evozieren und nutzen mentale Mechanismen und Prozesse, statt nur über sie zu reden, sie zu analysieren und sie zu verstehen! Das ist wohl der Kern Ihrer Methode, richtig? Man könnte Sie einen »Mechaniker des Geistes« nennen – Ihnen geht es ständig um mentale Mechanismen. Würden Sie dem zustimmen?
ERICKSON: Ja.
ROSSI: Demnach wäre die Essenz der Arbeit eines Therapeuten, unterschiedliche mentale Prozesse zu nutzen, zu fördern, zu transformieren oder zu evozieren?
ERICKSON: [*Nickt zustimmend.*]
ROSSI: Erzählen Sie uns doch bitte noch etwas über diese Methode. Es ist ja wirklich eine völlig andere therapeutische Weltsicht. Die meisten Therapeuten analysieren und erklären *dem* Patienten, was sie *von* ihm verstanden haben.
ERICKSON: Ich meine, ich habe Ihnen diese Frage vorher schon einmal gestellt: Wie kommt man von diesem Raum in jenen Raum?
ROSSI: Richtig – all die verschiedenen Methoden. Ich kann durch dieses Fenster hinausgehen, nach China reisen und anschließend durch jene

Tür zurückkommen. Es gibt unendlich viele Möglichkeiten. Warum fragen Sie mich schon wieder danach?
ERICKSON: Weil Therapeuten so starr in ihrem Denken sind.[1]
ROSSI: Ja, und Psychotherapie besteht in den meisten Fällen darin zu reden. Die meisten Therapeuten denken, ihre Aufgabe sei, zu analysieren und zu verstehen, was im Leben eines Patienten vor sich geht, damit sie ihm sagen können: »Das geht in deinem Leben vor sich.« Aber das ist keine Therapie!
ERICKSON: Nein. Therapie beinhaltet, einen Patienten dazu zu bringen, seine eigenen Prozesse zu nutzen!
ROSSI: *Therapie beinhaltet, Patienten dazu zu bringen, ihre eigenen mentalen Mechanismen und Prozesse zu nutzen.* Der Therapeut ist nicht derjenige, der alle Antworten kennt, der große Weise, der den Patienten versteht und ihm sein Verstehen übermittelt. Das ist lächerlich! Oft übermitteln Therapeuten auf diese Weise nur Vorurteile und Projektionen. Aufgabe des Therapeuten ist nicht, dem Patienten seine eigene Weltsicht zu vermitteln.
ERICKSON: Jeder Mensch hat einen anderen Hintergrund.
ROSSI: So ist es. Jeder Mensch lebt in seiner eigenen, einzigartigen Welt. Wir können Patienten nicht auffordern, ihre eigene Welt aufzugeben und unsere zu übernehmen. Wir können ihnen nur helfen, in ihrer Welt zurechtzukommen. Das ist etwas völlig anderes als das, was im Alltagsleben vor sich geht. Viele, die sich für Psychologie interessieren, sagen: »Oh, ich rede gern mit anderen Menschen. Ich verstehe sie. Ich glaube, ich werde Psychotherapeut, denn andere Menschen reden gern mit mir, und ich verstehe sie.« Aber Menschen nur zu verstehen – die Muster in ihrem Leben zu erkennen – reicht nicht. Wir müssen lernen, Prozesse zu evozieren, die Menschen helfen, selbst ihre Muster zu verändern. *Das* ist die Essenz der Psychotherapie. Würden Sie dem zustimmen?
ERICKSON: [*Nickt zustimmend.*]
ROSSI: Die Essenz der Therapie ist die Arbeit mit diesen mentalen Prozessen.

---

1 Siehe hierzu E. L. Rossi: »Die hinderlichen Vorurteile der meisten Psychotherapieschulen« in: Erickson/Rossi 1980/1995–1998, GS 5, »Allgemeine Einführung«.

2.9 Zehnter »Besuch« des Februarmannes: »Schlaf« führt zu einer tiefreichenden Regression in das Alter von sechs Jahren; die therapeutische Begründung für die Altersregression

Erickson: Ich werde Ihnen nun die Hand schütteln. Eins, zwei, drei, vier. Also gut. Wie alt bist du?
Patientin: Weiß ich nicht.
Erickson: Weißt du nicht? Was meinst du denn, wer du bist?
Patientin: Weiß ich nicht.
Erickson: Weißt du, wer *ich* bin?
Patientin: Ja.
Erickson: Wer bin ich denn?
Patientin: Der Februarmann.
Erickson: Bist du sechs Jahre alt?
Patientin: Ich glaube nicht.
Erickson: **Schließ einfach die Augen, und schlaf einen Moment. Du sollst jetzt sechs Jahre alt sein.** Und ich möchte, daß du mit mir sprichst.
Patientin: Hi.
Erickson: Wie alt bist du?
Patientin: Sechs.
Erickson: Was für ein Monat ist jetzt?
Patientin: Februar.
Erickson: Es ist Februar.
Patientin: Du kommst mich immer im Februar besuchen.
Erickson: Stimmt.

Rossi: Mich interessieren all die kleinen Dinge, die Sie tun und die zusammen eine solide hypnotische Induktion und Altersregression ergeben. Die Patientin befindet sich in einem Zustand der Altersregression, durch die sie in die hypnotische Realität versetzt wurde, in der sie mit Ihnen als dem Februarmann zusammen ist. Sie wollen aber, daß sie sechs Jahre alt ist, und bitten sie deshalb, die Augen zu schließen, einen Moment lang zu schlafen und sechs Jahre alt zu sein.
Erickson: Wenn ich sie *frage*, ob sie sechs Jahre alt sein kann, kann sie meine *Frage* ablehnen. Wenn ich sie *auffordere:* »**Schließ einfach die Augen, und schlaf einen Moment. Du sollst jetzt sechs Jahre alt sein**«, dann *tut* sie etwas.

ROSSI: Ihr Unbewußtes tut es im »Schlaf«-Zustand; sie intendiert es nicht bewußt.
ERICKSON: Das ist richtig.
ROSSI: Das ist der hypnotische Modus: Das Unbewußte kann in ihm unter dem Mantel des Schlafs autonom arbeiten. Sie schläft nicht wirklich. *Schlaf* ist nur eine Metapher, ein Signalwort für ihr Unbewußtes, die Regie zu übernehmen und etwas zu tun.
ERICKSON: Ein sechsjähriges Kind kann wirklich alles glauben.
ROSSI: Ich verstehe. Das ist ein interessanter Grund dafür, hypnotherapeutische Arbeit im Zustand der Altersregression durchzuführen. Der rezeptive Geisteszustand eines Kindes vermag zu glauben; deshalb erfüllen therapeutische Suggestionen in diesem Zustand viel besser ihren Zweck als im skeptischen Geisteszustand des Erwachsenen.
ERICKSON: Aber bei einem Kind kann man nicht von *Glauben* sprechen. [Was] *Es* [erlebt,] *ist real*!

2.10 *Die allmähliche Überwindung einer Schwimmphobie – ein naturalistischer Ansatz; Entwicklung von der Ambivalenz zur Gewißheit; Nebeneinander von Spekulation und Wirklichkeit*

Erickson: Sag mir, Miss S.[1], bist du letzten Sommer schwimmen gegangen?
Patientin: Ja.
Erickson: Hat es dir gefallen?
Patientin: **Könnte man sagen.**
Erickson: **Das verstehe ich nicht: »Könnte man sagen«?**
Patientin: **Ich glaube, es hat mir gefallen.**

ERICKSON: »**Das verstehe ich nicht: ›Könnte man sagen‹**« – »**Ich glaube, es hat mir gefallen.**« Sie macht ein Zugeständnis an ihre reale Vergangenheit, wenn sie sagt: »**Könnte man sagen**«. Ich gehe dem nach, bis sie sagt: »**Ich glaube, es hat mir gefallen.**« Es hat ihr gefallen!
ROSSI: Weil Sie ihr ermöglichen, die positiven Aspekte des Erlebten auszukosten, kann sie schließlich sagen: »**Es hat mir gefallen!**«
ERICKSON: Uhmm. Das ist ein natürlicher Entwicklungsprozeß.

---

1 Auch an dieser Stelle ist es schwierig, das bei der Übersetzung ins Deutsche auftretende Du-Sie-Problem adäquat zu lösen. Anm. d. Übers.

ROSSI: Ein allmähliches Akzeptieren von etwas Neuem, das sie genießen kann – die Überwindung ihrer Wasserphobie. Das ist die Essenz Ihrer »naturalistischen« Methode: die Imitation eines natürlichen Entwicklungsprozesses.

2.11 *Desensibilisierung traumatischer Erlebnisse durch Wiederholung: Nutzung von Zeit und Zukunft sowie »Versprechen«, die Erinnerung zu fördern; die Klapperschlange hinausfegen*

Erickson: Weshalb hast du gesagt, du glaubst, du hast es genossen?
Patientin: Es hat mir manchmal Angst gemacht.
Erickson: Warum?
Patientin: Menschen ertrinken.
Erickson: Kennst du jemanden, der ertrunken ist?
Patientin: Nein.
Erickson: Keinen?
Patientin: Nein.
Erickson: Kanntest du schon einmal jemanden, von dem du dachtest, er sei ertrunken?
Patientin: Ich dachte einmal, Helen sei ertrunken.
Erickson: Wer ist Helen?
Patientin: Meine Schwester.
Erickson: Wann ist das passiert?
Patientin: Nicht hier.
Erickson: Wo ist es passiert?
Patientin: Drüben auf der anderen Straße.
Erickson: Wie ist es passiert?
Patientin: Habe ich dir doch schon erzählt.
Erickson: Erzähl es mir noch einmal.
Patientin: Ich habe versucht, Helen auf dem Arm zu tragen, und dabei hab ich sie ins Wasser fallen lassen.
Erickson: Und was passierte dann?
Patientin: Mami kam und zog sie heraus.
Erickson: Wie sah sie aus?
Patientin: Sie war blau am ganzen Körper.
Erickson: Wie fühltest du dich da?
Patientin: Schrecklich. Ich dachte, sie ist tot.

Erickson: Du dachtest, sie ist tot.

Patientin: Ja.

Erickson: Jane, ich werde dich noch oft besuchen. Und irgendwann, wenn du älter und größer bist, möchte ich, daß du mir das erzählst. Ich möchte, daß du dich genau an alles erinnerst und es mir erzählst. Machst du das für mich? Irgendwann wenn du älter und größer bist, möchte ich, daß du dich ganz genau an das alles erinnerst. Irgendwann wenn du älter und größer bist, werde ich mit dir sprechen. Ich werde dich Jane nennen und dir sagen: »Jane, erzähl mir davon. Alles.« Bist du sicher, daß du das tun wirst? Ich möchte, daß du es mir erzählst. Erzähle es nicht jetzt, sondern später, wenn du älter und größer bist, wenn du erwachsen bist. Und ich möchte, daß du beim Erzählen so schnell sprichst, wie du kannst. So wie »Fischers-Fritz-fischt-frische-Fische!« Hast du irgendwann gelernt, das zu sagen? Ich möchte, daß du mir irgendwann, wenn du älter und größer bist, diese Geschichte erzählst, in allen Einzelheiten. Du wirst dich dann sogar an einige Dinge erinnern, die du jetzt vergessen hast. Versprichst du mir das?

Patientin: Ja.

Erickson: Was soll ich tun, wenn ich dich Jane nenne, damit du mir dies ganz bestimmt erzählst?

Patientin: Du kannst mich daran erinnern, indem du mich danach fragst.

Erickson: Und du wirst mir, wenn du älter und größer geworden bist, alles über Helen erzählen, und du wirst es mir schnell erzählen. Und du wirst es ganz bestimmt tun. Abgemacht? Du wirst mir sogar die Dinge erzählen, an die du dich im Moment nicht erinnern kannst.

Patientin: Vielleicht kann ich mich nicht daran erinnern.

Erickson: Aber du wirst dich erinnern, auch wenn du es mir zwei- oder drei- oder vier- oder fünfmal erzählen mußt. Nicht wahr? [*Patientin nickt.*] Und es könnte sehr gut sein, mir davon zu erzählen, wenn du älter und größer bist, und mir nicht nur zu erzählen, was passiert ist, sondern auch, welche Gefühle du dabei hast. Es ging dir nicht so gut, als es passierte, nicht? Ich möchte, daß du mir von diesen Gefühlen erzählst. Wirst du das tun?

Patientin: Ja.

Erickson: Soll ich dich nun ein wenig schlafen lassen?

Patientin: Ja.

Erickson: Und laß dir alle Erinnerungen wieder einfallen.

Patientin: Ja.

Erickson: Wenn du dann älter und größer bist, komme ich und besuche dich wieder, Jane, und ich sage: »Jane, erzähle mir von Helen.« Und du erzählst mir davon, wenn du 10 Jahre alt oder 12 Jahre alt oder 16 Jahre alt oder 19 oder sogar 25 Jahre alt bist.

Patientin: Vielleicht habe ich es dann vergessen.

Erickson: Ich finde, wenn ein kleines Mädchen etwas verspricht, sollte es sein Versprechen halten. Meinst du nicht auch?

Patientin: Ja.

ERICKSON: Die ganze Erzählung ist nun deutlich weniger schmerzhaft.

ROSSI: Sie ist therapeutisch an den Punkt gekommen, an dem die Patientin die Situation, in der ihre kleine Schwester fast ertrunken wäre, rückblickend objektiver sehen kann. Warum haben Sie sich an diesem Punkt entschieden, ihr eine posthypnotische Suggestion zu geben, über ihre Schwimmphobie später zu sprechen? Warum haben Sie sie nicht sofort darüber befragt, da sie doch guten Rapport zu Ihnen hatte und sich in einer ausgezeichneten Altersregression befand?

ERICKSON: Menschen reagieren in der Regel ängstlich, wenn man sie auffordert, etwas sofort zu tun. Deshalb verschiebt man es auf die Zukunft, so daß sie sich darauf vorbereiten können – aber man erhält auf diese Weise ein Versprechen. Wenn jemand verspricht, in Zukunft etwas zu tun, verleiht die Zukunft dem Versprechen zusätzliches Gewicht.

ROSSI: Und je mehr Zeit vergeht, um so schwerer wird dieses Gewicht und stärkt dadurch Erwartung und Motivation immer mehr.

ERICKSON: Man nutzt Zeit und Zukunft.

ROSSI: Das ist phantastisch!

ERICKSON: »Vertrautheit erzeugt Geringschätzung.« Je öfter Patienten eine traumatische Erinnerung erzählen, um so schwächer wird ihr traumatischer Charakter.

ROSSI: Sie desensibilisieren sie durch das wiederholte Erzählen der traumatischen Geschichte.

ERICKSON: Ich desensibilisiere die Geschichte und mache sie so zu einem »alten Hut«. [*Erickson erzählt nun eine Geschichte darüber, wie seine Mutter im Alter von dreißig Jahren in eine Hütte kam, in der ihre einjährige Tochter auf dem Boden saß und sich eine zusammengerollt vor ihr liegende Klapperschlange anschaute.*] Und meine Mutter sagte: »Ich nahm mir also den Besen und fegte Frau Klapperschlange so schnell aus der Hütte, daß ihr gar nicht klar wurde, was mit ihr passierte.« Vierzig Jahre später, fünfzig Jahre später, sechzig Jahre später sagte sie immer noch, sie hätte »Frau Klapperschlange« aus der Hütte gefegt. Sie setzte immer ein respektvolles »Frau« davor. Und ihre Stimme wurde jedesmal spröder, wenn sie schilderte, wie sie den Besen packte. Das war eine traumatische Erinnerung, und die Mutter ist diesbezüglich nie völlig desensibilisiert worden.

ROSSI: Das Bewegende an einer Geschichte aus dem Leben (oder einer mündlich überlieferten Geschichte) besteht demnach darin, daß die betroffene Person *nicht* hinsichtlich aller ursprünglichen Elemente der Geschichte desensibilisiert ist. Und diese Emotion, die den Erzähler erneut ergreift, erreicht die Zuhörer, und darauf reagieren sie.

2.12 *Zwei-Ebenen-Kommunikation: Nutzung der Illusion von Alternativen für einen »naturalistischen« Umgang mit Aufgebrachtheit; eine Zeit-Doppelbindung; Evozieren einer Einstellung, die es ermöglicht, ohne Unterbrechung schnell zu sprechen*

Erickson: Gut. Schlaf einfach ein. Ich werde dich jetzt verlassen. Schlafe nur. Schlafe bis Juni 1945, so daß es der 3. Juni 1945 [*das reale aktuelle Datum*] ist. [*Patientin wacht auf.*] Immer noch die gleichen Gesichter.

Patientin: Die verändern sich nie.

Erickson: Möchten Sie eine Zigarette?

Beatty: Bitte, bedienen Sie sich.

Patientin: Sind Sie sicher, daß Sie noch ein Päckchen haben?

Erickson: Ja.

Beatty: Ich gebe Ihnen Feuer.

Patientin: Wirklich schade, daß Sie nicht rauchen.

Erickson: Achten Sie darauf, wie sie das gesagt hat!

Beatty: Sie haben das Fenster nicht so weit geöffnet, daß ich meine Pfeife rauchen kann, nicht wahr? Meine Frau schickt mich zum Schlafen und Rauchen immer in mein eigenes Zimmer.

Erickson: Ich hoffe, Ihre Zigarette schmeckt Ihnen.

Beatty: Haben Sie etwas dagegen, wenn ich meine Pfeife rauche?

Patientin: Nein, mein Opa hat mich mit seiner Pfeife schon vollgequalmt, als ich noch ein kleines Kind war.

Beatty: Nun – ich habe bereits erwähnt, daß ich meine Pfeife in meinem Zimmer rauche, und davor habe ich noch gesagt, daß ich auch in meinem eigenen Zimmer schlafe. Dazu möchte ich noch sagen, daß ich allein schlafe, weil ich schnarche. Verbirgt sich darin irgendeine psychologische oder psychoanalytische Bedeutung?

Erickson: Ein Problem nach dem anderen, bitte.

Patientin: Lösen Sie für ihn auch eines? Haben Sie viele Probleme?

Beatty: Ja, ich habe viele Probleme.

Erickson: Es wird Sie sicher freuen zu erfahren, daß mir die Bekanntschaft mit Ihnen sehr nützlich war, als ich bei der Menninger Foundation gearbeitet habe.

Patientin: Hallelujah! Ich bin für irgendwas nützlich.

Erickson: Ich habe dort einen Vortrag gehalten und darin meine Aufzeichnungen über Sie verwendet.

Patientin: Ich bin zu etwas gut! Ist das nicht wunderbar? Ich habe heute Abend [*zu meiner Freundin*] gesagt: »Wäre es nicht ein Witz, wenn ich einfach dasitzen und lachen würde, während Sie darauf warten, daß ich endlich in Hypnose falle?« Dazu hat sie gesagt: »Mach keine Witze.«

Beatty: Arbeiten Sie bei der Menninger Foundation?

Patientin: Nein, ich bin Lehrschwester in Providence. Ich hoffe, daß ich eines Tages da rauskomme, wenn ich die Ausbildung abgeschlossen habe.

Erickson: Können Sie mir etwas über Ihr Verhältnis zum Schwimmen erzählen? Können Sie das, Miss S.?

Patientin: Ich wüßte nicht, was ich darüber erzählen könnte.

Erickson: Steht es mit etwas in Verbindung, worüber Sie Bescheid wissen?

Patientin: Nein.

Erickson: Ihre Hand ist hier [*deutet darauf*], und Sie sagen, Sie wüßten nicht, wann diese Angst begonnen hat. Haben Sie schon mit acht Jahren vor dem Schwimmen Angst gehabt?

Patientin: Ich kann mich nicht daran erinnern. Ich weiß nur, daß ich Angst vor Wasser habe, so weit ich mich zurückerinnern kann. Ich bin trotzdem geschwommen, aber es hat mir keinen Spaß gemacht. Natürlich kann ich schwimmen, wenn ich muß. Man kann viele Dinge tun, wenn man muß. Aber es macht mir keine Freude.

Erickson: Wie schnell können Sie sprechen?

Patientin: Kommt drauf an, wie wütend ich bin.

Erickson: **Wie schnell können Sie »Fischers Fritz fischt frische Fische« sagen?**

Patientin: **»Fischers Fritz fischt frische Fische.«** Aber der Satz gefällt mir nicht.

Erickson: Vielleicht mögen Sie diesen hier: »**Blaukraut bleibt Blaukraut und Brautkleid bleibt Brautkleid.**«

Patientin: Der gefällt mir. Als wir noch kleine Kinder waren, hat meine Omi ihn immer wieder zu uns gesagt. Ich habe nie verstanden warum.

Erickson: **Sagen Sie mir, sind Sie bereit?**

Patientin: Wozu sollte ich bereit sein?

Erickson: Sind Sie bereit?

Patientin: Klar.

Erickson: Was meinen Sie mit »klar«? Ist das nur eine Höflichkeitsfloskel, oder meinen Sie es wirklich?

Patientin: Nun, ich weiß nicht, wozu ich bereit sein soll, falls Sie das meinen. Sie sagen was, und **Ich bin bereit dazu.** Ist es so recht?

Erickson: Ja, in Ordnung. **Aber wir werden warten, bis Sie die Zigarette aufgeraucht haben.**

Patientin: **Ich werde bereit sein, wenn ich die Zigarette aufgeraucht habe?**

Erickson: Genau.

Erickson: Wieder spreche ich auf mehreren Ebenen: »**Sagen Sie mir, sind Sie bereit?**« [*Und schließlich sagt sie:*] »**Ich bin bereit dazu.**«

Rossi: Sie befindet sich in einer sehr aufnahmebereiten Geistesverfassung.

Erickson: Sie hat guten Rapport zu mir und Dr. Fink, und sie ist bereit bezogen auf etwas anderes – und nicht nur darauf, es uns recht zu machen.

Rossi: Dieses »etwas anderes« ist für sie persönlich wichtig.

Erickson: Uhmm. Sie wird »bereit« sein, wenn sie die Zigarette zu Ende geraucht hat. Sie wird »bereit« sein bezüglich ihres eigenen Behagens beim Rauchen. Ihre Hand fühlt sich wohl, ihr Mund fühlt sich wohl; sie ist »bereit«.

Rossi: Sie ist »bereit« zu wichtiger therapeutischer Arbeit. Diese Sequenz ist charakteristisch für Ihre Methode des gleichzeitigen Kommunizierens auf zwei Ebenen (Erickson & Rossi 1976/1980/1996). Sie sprechen ihr Wachbewußtsein an (tatsächlich befindet sie sich in Beziehung zu Ihnen noch in einer somnambulen Trance), doch haben viele Ihrer Bemerkungen über »**wie schnell können Sie … sagen?**« und »**bereit**« sein nur auf einer unbewußteren, früheren Altersstufe einen Sinn.

Erickson: Ja.

Rossi: Wenn Sie sie bitten, »**Fischers Fritz fischt frische Fische**« zu sagen, ist das dann in Wirklichkeit ein Stichwort, von dem Sie hoffen, daß es die früheren Suggestionen [im vorangegangenen Abschnitt] aktivieren wird, die darauf abzielen, daß sie Ihnen mehr über das Schwimmproblem erzählen wird?
Erickson: Nein, aber ich habe ihr »**Fischers Fritz fischt frische Fische**« als Signal gegeben, sich von ihrer Verstimmung über das, was ich gesagt habe, zu lösen und dem zu folgen, was sie gern hätte.
Rossi: Wieso löst das ihren Ärger auf?
Erickson: »Fischers Fritz« war meine Idee. Indem ich »**Blaukraut bleibt Blaukraut, und Brautkleid bleibt Brautkleid**« vorschlug, gab ich ihr die Möglichkeit, etwas zu wählen, das ihr besser gefiel.
Rossi: Dann überlassen Sie ihr die Wahl?
Erickson: Uhmm. Mit »Fischers Fritz« würde sie auf meine Anweisung reagieren. Indem ich ihr eine andere Möglichkeit anbiete, überlasse ich ihr die Wahl.
Rossi: Sie erwecken den Eindruck, daß sie eine Wahl hat, um ihre innere Dynamik zu aktivieren. Deshalb ist es so wichtig, Menschen die Wahl zu lassen: Dadurch werden ihre inneren Welten aktiviert, selbst wenn es sich um eine Illusion von Alternativen handelt: Letztlich tun sie dann immer noch das, was sie nach Ihrer Vorstellung tun sollen.
Erickson: Das schnelle Sprechen bei diesen Schnellsprechspielen soll die Patientin darauf vorbereiten, ohne Schwierigkeiten und Unterbrechungen über das traumatische Material zu sprechen.
Rossi: Dann sind Ihre Schnellsprechspiele ein weiteres Beispiel für Ihre Bemühungen, gewisse Einstellungen zum Nutzen der Therapie zu aktivieren – dieses Mal eine »Ohne-Unterbrechung-Schnellsprech-Einstellung«, wenn die Patientin über etwas Schwieriges sprechen muß. Auch hier geht es darum, die therapeutische Reaktionsbereitschaft zu fördern.
Erickson: Das ist eine Doppelbindung!«
Rossi: Worin besteht die Doppelbindung?
Erickson: Die Patientin bindet sich selbst, indem sie sagt: »**Ich werde bereit sein, wenn ich die Zigarette aufgeraucht habe.**« Ich habe sie darauf vorbereitet, als ich sagte: »**Aber wir werden warten, bis Sie die Zigarette aufgeraucht haben.**«
Rossi: Wir haben das ursprünglich einmal *Zeitbindung* (Erickson & Rossi 1975/1980/1996) genannt.

2.13 Nutzung zweier mentaler Einstellungen zur Aktivierung einer vollständigen traumatischen Erinnerung: Zeitbindung und Schnellsprechen

Erickson: Möchten Sie noch etwas über Ihre Wasserphobie sagen?

Patientin: [*Runzelt die Stirn*] Oh, Dr. Fink wollte das Problem lösen. [*Zu Dr. Fink*] Erinnern Sie sich noch an unser Treffen auf dem Flur, als ich Bereitschaft hatte? [*Wieder zu Erickson*] Er kam herein und sprach über die vielen Ängste, die Menschen haben, und ich sagte ihm, ich hätte Angst vor Wasser. Er wollte es in Ordnung bringen – einfach so.

Erickson: Möchten Sie sonst noch etwas sagen?

Patientin: Vielleicht habe ich es geerbt. Mein Vater wollte nie schwimmen. Er hatte aber keine Angst vor Wasser – er hatte Bronchitis und Asthma und Millionen andere Dinge, und er konnte nicht schwimmen. Wirklich schade, daß er nicht schwimmen konnte. Mami wurde immer wütend auf uns, wenn wir als kleine Kinder unbedingt wollten, daß Papi uns ins Wasser mitnahm. Wir neckten ihn oft, um ihn dazu zu bringen, mit uns ins Wasser zu gehen, und sie war dann sehr verärgert über uns.

Erickson: Wie haben Sie es gelernt?

Patientin: Zu schwimmen? Gar nicht. Na ja, ich habe es ein paarmal fast gelernt. Wir hatten einen Nachbarn, Mr. Smith. Ein Ekel. Einmal sind wir mit ihm zum Schwimmen gegangen – ich erinnere mich nicht mehr daran, ob ich Angst hatte. Ich weiß nicht einmal mehr, wo am Wasser wir waren, aber da war einer von diesen großen langen Piers. Dort sagte er zu mir: »Willst du Schwimmen lernen?« Und ich antwortete: »Nein.« Dann sagte er: »Komm mit, wir sehen uns das Wasser an.« Er nahm mich an der Hand, und wir gingen auf den Pier hinaus, und das Nächste, woran ich mich erinnere, ist, daß ich im Wasser war und er auch. Mami hat mich hinterher ausgeschimpft, aber er hatte mich so wütend gemacht, daß ich ihn trat und kratzte und ihn fast umgebracht hätte. Ich habe auch versucht, ihn zu beißen und sonst noch alles Mögliche. Daraufhin brachte er mich aus dem Wasser. Wahrscheinlich hat er mich für einen hoffnungslosen Fall gehalten.

Erickson: Warum haben Sie ihn getreten und gebissen?

Patientin: Weiß ich auch nicht. Ich war eben wütend auf ihn. Ich hatte nicht erwartet, daß er mich ins Wasser werfen würde. Er wollte mir das Schwimmen beibringen, aber *wie* er das machen wollte, gefiel mir nicht. Deshalb bin ich auf ihn so wütend geworden.

Erickson: Ihre Zigarette wird allmählich kurz.

Patientin: Ja. Aber Sie würden staunen, wenn Sie wüßten, wie kurz man sie rauchen kann.

Erickson: Darüber werde ich nicht staunen.

Patientin: Ich habe den Ruf, im Solarium die kürzesten Kippen zurückzulassen. Es erscheint mir immer wie eine Todsünde, sie nicht so kurz zu rauchen. Wir haben eine Stunde Mittagspause, und es dauert ungefähr zehn Minuten, das Essen, das sie uns vorsetzen, zu verzehren. Wenn wir uns dann noch kämmen, bleiben uns fünf Minuten zum Rauchen. Deshalb rauchen die Mädchen nur ungefähr so viel von einer Zigarette; ich sitze dann einfach da und beobachte sie, und mir wird immer übler.

Erickson: Sie rauchen sie gar nicht. Sie schütteln nur die Asche ab. Meinen Sie nicht, Sie sollten einmal ziehen?

Patientin: Oh, ich weiß nicht. Je öfter man zieht, um so kürzer wird sie. Andererseits ist es auch Verschwendung, sie einfach so glimmen zu lassen. Da sind noch mindestens drei Züge drin.

Erickson: Werden Sie sie nehmen?

Patientin: Ich hoffe. Ist es nicht in der Sahara passiert, daß einmal sechs Mann eine Zigarette geraucht haben? Ich habe mir angewöhnt, in Kurzschrift zu denken. Wenn ich ohne Finger von hier weggehe, können Sie meiner Mutter erklären, warum das so ist.

Erickson: Vielleicht gehen Sie ohne etwas anderes zurück.

Patientin: Sie meinen, daß ein paar von meinen Erinnerungen hier zurückbleiben werden? Was würden Sie damit machen?

Erickson: Sie in Ordnung bringen.

Patientin: Ohne daß ich hier bin?

Erickson: Vielleicht. [*Patientin löscht die Zigarette.*] Jane, ich möchte, daß Sie mir alles über Helen erzählen. Schnell, rasch, geschwind, erzählen Sie mir von Helen, Jane.

Patientin: Helen. Also, wie war das noch?

Erickson: Schnell, mit allen Gefühlen, die Sie hatten.

Patientin: Aber – vielleicht hat das hier etwas mit Wasser zu tun. Einmal, als wir noch kleine Kinder waren – ich erinnere mich nicht mehr, wo wir da lebten, aber Mami schrubbte die Fußböden, und sie benutzte dazu einen von diesen großen – nicht Wannen – Bottichen würden Sie wahrscheinlich sagen. Es kam mir so vor, als würde sie ständig die Böden schrubben. Helen war damals noch sehr jung, aber sie war ungefähr so groß wie ich. Mami ging in den Nebenraum und ließ den Zuber auf dem Boden stehen, und Helen spielte darin. Ich sagte Mami, Helen sei im Wasser, und sie antwortete: »Das ist schon in Ordnung.« Deshalb sagte ich ihr, Helen würde ganz naß werden, worauf sie erwiderte: »Laß sie doch um Himmels willen in Ruhe!« Dann wollte ich sie auf den Arm heben. Ich legte meine Arme um ihre Taille und versuchte, sie hochzuheben. Sie war aber zu schwer für mich, machte eine Art Purzelbaum rückwärts und landete im Wasser. Ich rief Mami zu, Helen sei im Wasser, aber sie reagierte nicht. Ich rief sie wieder, und dann **fing ich an, mir die Lunge aus dem Leib zu brüllen**. Da kam Mami, um nachzuschauen, was los war, und zog Helen aus dem Wasser.

Erickson: Erzählen Sie weiter.

Patientin: Wasser floß ihr aus Mund und Nase. Dann schlug Mami ihr auf den Rücken. Ja, ich glaube, sie schlug ihr auf den Rücken. Und ich weinte.

Erickson: Erzählen Sie mir jetzt wirklich, was mit Helen los war.

Patientin: Sie hat lange nicht geatmet. Ich fühlte mich schrecklich.

Erickson: Was glauben Sie, was Sie Schreckliches getan hatten?

Patientin: Ich nahm sie hoch und wollte ihr helfen, aber sie ertrank fast.

Erickson: Waren Sie ein wenig wütend auf Helen?

Patientin: Ich war wütend auf sie, weil sie sich so schwer machte. Sie hatte ihre Hände um [den Zuber] geschlungen und wollte ihn nicht loslassen.

Erickson: Alle Gefühle. Alle Gefühle.

Patientin: Sie wollte nicht loslassen. Ich hätte Helen loslassen sollen, aber ich tat es nicht. Ich glaube, dabei habe ich irgendwie das Gleichgewicht verloren.

Erickson: Ich möchte, daß Sie sich an alles erinnern. Jane, erzählen Sie mir den Rest über Helen.

Patientin: Sie hatte ein rosafarbenes Kleid an. Ich wollte nicht, daß ihr an diesem Morgen etwas passierte. Sie sah so hübsch aus. Wenn Leute in unser Haus kamen, sagten sie immer, sie sei so hübsch und schön, und hübsche Kinder wie sie könnten früh sterben, deshalb müsse man sehr vorsichtig mit ihnen sein.

Erickson: Waren Sie eifersüchtig auf Helen?

Patientin: Nein.

Erickson: Sagen Sie die Wahrheit.

Patientin: Vielleicht ein bißchen.

Erickson: Waren Sie eifersüchtig?

Patientin: Ja.

Erickson: Weiter. Reden Sie weiter.

Patientin: Es ist so albern.

Erickson: Was hat das alles mit dem Schwimmen zu tun? Fangen Sie an nachzudenken und zu verstehen. Was hat das alles mit Ihrer Angst vor dem Schwimmen zu tun?

Patientin: Das Wasser war schmutzig. Es war Seife drin. Auch an den Rändern des Fasses war überall Seife. Und Helen kamen Blasen aus dem Mund.

Erickson: Was hat das mit Ihrer Schwimmangst zu tun?

Patientin: Ich muß Angst haben, ich könnte jemanden ins Wasser werfen und ertränken. Das muß es sein. Vielleicht habe ich auch Angst, ich könnte mich selbst hineinstoßen. Ich habe Angst davor, daß jemand ertrinkt.

Erickson: Das ist die erste vollständige Beschreibung der traumatischen Situation.

Rossi: Die vollständige Beschreibung erfolgt genau in dem Moment, in dem zwei Ihrer indirekten Methoden der Nutzung von Einstellungen evoziert wurden: (1) die Doppelbindung (oder Zeitbindung) wird automatisch aktiviert, wenn sie ihre Zigarette zu Ende geraucht hat; und Sie nutzen diesen entscheidenden Augenblick außerdem, um (2) die »Schnell-Sprechen-ohne-Unterbrechung«-Einstellung zu aktivieren, die Sie im letzten Abschnitt mit Ihrem Fischers-Fritz-Spiel eingeführt haben. Mit Hilfe der Zeitbindungs- und Schnellsprecheinstellung gelingt es schließlich, die traumatisch verstreuten Assoziationen der Patientin zu einer vollständigen, kohärenten Geschichte zu verbinden und zu kanalisieren. *Vermutlich ist dies die klarste wortwörtliche Dokumentation dessen, wie Sie zwei Einstellungen simultan nutzen, um eine verschollene traumatische Erinnerung wiederherzustellen, auf der eine Phobie basiert.*

Erickson: Ja, und es ermöglicht ihr, visuelle Erinnerungen zu integrieren, die das Bild abrunden. Zum erstenmal erzählt sie den gesamten Vorgang so, daß sie damit beginnen kann, das Trauma vom Wasser und vom Schwimmen zu trennen.

Rossi: In Wirklichkeit war Jane also eine mißverstandene Heldin, und tatsächlich war es die Schuld der Mutter, daß Helen beinahe ertrunken wäre. Jane hatte versucht, ihre Mutter zu warnen, als Helen im Wasser war, aber die Mutter war nicht gekommen. Jane hatte Helen aus dem Wasser zu ziehen versucht, aber unglücklicherweise hatte Helen einen

Purzelbaum rückwärts ins Wasser gemacht. Erst als Jane »**anfing, sich die Lunge aus dem Leib zu brüllen**«, war die Mutter zur Hilfe gekommen, also ziemlich spät.

2.14 *Erneute Tranceinduktion durch Armkatalepsie: Eine umfassendere Erinnerung an frühen Liebesverlust als Ursache für Geschwisterrivalität; Behagen und die implizite Direktive als Biofeedbackmechanismen*

Erickson: [*Leitet ihre beiden Arme sanft in die Höhe.*] **Schlafen Sie jetzt ein. Schlafen Sie ein. Schlaf ein. Tiefer, guter Schlaf. Und wenn du tief schläfst, dann laß deinen Arm auf dem Schoß ruhen**, und du wirst weiterschlafen, nicht wahr? [*Der linke Arm der Patientin bleibt auf ihrem Schoß liegen.*] Weißt du, was du getan hast? Erinnerst du dich daran, was du mir erzählt hast?

Patientin: Ja.

Erickson: Weißt du, warum ich möchte, daß du es mir erzählst?

Patientin: Nein.

Erickson: Als du es mir erzähltest, hattest du furchtbare Angst, nicht wahr? Und du hast etwas ausgelassen, nicht wahr? Ich möchte, daß du es mir jetzt noch einmal erzählst, während du schläfst, und daß du mir dieses Mal alles erzählst. Und erzähle mir die ganze Wahrheit. Du wirst deine Sache sehr gut machen. Du wirst es so machen, daß du dich gut dabei fühlst und daß du deine Schwimmangst verstehst. Du würdest sie gern loswerden, nicht wahr? Und wenn du mir von diesem Vorfall erzählst, möchte ich, daß alles, was mit deiner Schwimmangst zusammenhängt, zur Sprache kommt. Bist du dazu bereit? Möchtest du, während du schläfst, eine Weile dasitzen und darüber nachdenken? Gut. **Und wenn du bereit bist, kannst du deine rechte Hand senken.** Glaubst du, du hast genug Mut, um das zu tun, oder soll ich dir helfen? [*Patientin nickt.*] Also gut, ich werde dir helfen. Und diesmal wirst du nichts auslassen, und du wirst es herausbringen und dich lachend davon befreien. Du wirst nichts aus deinem Geist verbannen, und du wirst alles vollständig erzählen, nicht wahr? Und genau so ist es richtig. Soll ich nun etwas tun, um dir zu helfen? Etwas Bestimmtes? Oder vertraust du darauf und glaubst mir, daß ich alles mir Mögliche tun werde, und wird das für dich befriedigend sein?

Patientin: Ja. [*Pause*] Einmal als Helen noch **sehr klein** war, saß sie in ihrem hohen Kinderstuhl und spielte mit Wäscheklammern. Mami hängte im Hof Wäsche auf, und Helen wollte näher an die Tür, um Mami auf dem Hof zuschauen zu können. Ich wollte sie näher an die Tür heranrücken. Deshalb bat ich Papi, zu kommen und sie näher an die Tür zu schieben. Er sagte nein. Dann fragte ich Mami, ob sie hereinkommen und Helen näher an die Tür rücken könnte, und auch Mami sagte nein. Also versuchte ich selbst, sie zu schieben. Ich zog an dem Stuhl, und er fiel um und auf mich. Mein Arm tat weh, und Helen fiel aus ihrem Kinderstuhl. Sie weinte und weinte. Papi kam, um nachzusehen, was da passiert war, und er fragte mich, was ich getan hätte. Ich sagte, ich hätte versucht, Helens Stuhl näher an die Tür zu rücken. Er sagte: »Du solltest so etwas nicht versuchen, wenn man dir ausdrücklich gesagt hat, daß du es nicht tun sollst.« Er war schrecklich wütend. Deshalb schlug er mich. Das hatte er noch nie getan. Er hatte mich vorher noch nie geschlagen.

Erickson: Und das tat weh, nicht wahr?

Patientin: [*In Tränen*] Er hat mich auch danach nie wieder geschlagen. Ich glaube, ich habe ihn eine Weile gehaßt.

Erickson: Du hast ihn eine Weile gehaßt, nicht wahr?

Patientin: Natürlich habe ich ihn gehaßt! Das war nicht richtig. Aber **ich wollte ihn umbringen**. Er war so blind, daß er nicht gemerkt hat, daß ich nur helfen wollte.

Erickson: Erzähl weiter.

Patientin: Mami hat geweint. Sie hat gesagt, ich soll in mein Zimmer gehen und dort bleiben. **Ich haßte sie alle. Ich wollte sie alle umbringen.**[1] Ich fühlte mich schlecht. Ich habe vorher nie jemanden umbringen wollen. Aber in diesem Moment wollte ich sie alle umbringen.

Erickson: Erzähl weiter.

Patientin: [*Pause*] Papi spielte oft mit mir. Das hat uns beiden viel Spaß gemacht. Aber als dann Helen kam, spielte er nicht mehr mit mir. Außerdem wurde er auch noch krank. Ich glaube, ich war noch zu klein, um verstehen zu können, daß er krank war. Mami sagte ständig, er sei krank, und wir sollten ihn in Ruhe lassen. Wir gingen oft in die obere Etage des Hauses,

---

1 Jane ist das dritte der vier Kinder der Familie. Sie hat noch einen älteren Bruder und eine ältere Schwester (Larry und Lisa), und Helen ist das jüngste Kind.

legten unseren Kopf auf ihn und schlugen Purzelbäume in seinen Schoß. Nachdem Helen geboren war, ließ er uns das nicht mehr tun. Aber er ging zu Helen und spielte mit ihr. Und dann fielen wir über ihn her und tobten mit ihm, so daß er völlig außer Atem kam.

Erickson: Du warst immer wütend, wenn er mit Helen spielte.

Patientin: **Ich war schrecklich wütend.**

Erickson: Sprich weiter. Erzähl all diese Dinge.

Patientin: Sie war die Jüngste, und Großmama hat gesagt, die Jüngsten würden immer verhätschelt. Helen war klein und brauchte mehr Aufmerksamkeit. Das ist mir klar. Als wir älter wurden, rannten wir ihr immer weg. Wir versteckten uns oben im Haus, und sie suchte uns und konnte uns nicht finden. Dann weinte sie, und wir ließen sie einfach weinen. Wir saßen da, hörten sie weinen und lachten darüber. Als ich älter wurde, wurde mir klar, wie dumm das war. **Helen konnte doch nichts dafür. Mami war an allem schuld.**

Erickson: Erzähl mir darüber.

Patientin: Ach, das stimmt so auch nicht. Man konnte Mami keinen Vorwurf machen. Omi sagte immer, wenn Mami sich nicht genug um uns kümmern würde, käme sie zu Besuch zu uns; aber das ist nie passiert. Mami hat mich nicht ausgeschimpft, weil ich Helen ins Wasser fallen ließ. **Sie guckte mich nur an, als wäre ich schrecklich, einfach schrecklich böse.** Aber das war ich nicht. Dann gewöhnte ich mir an, ins Zimmer zu schleichen und sie anzuschauen – Helen, meine ich. Ich schaute sie mir an und fühlte mich schlecht wegen meiner Gefühle, aber die hatte ich nun einmal. **Ich wurde ständig schrecklich wütend auf alle.** Ich ging allein irgendwohin und weinte, wollte aber nicht, daß mich jemand weinen sah.

Erickson: Erzähl weiter. Und erwähne auch alle Gefühle. Alle Gefühle, die du gehabt hast. Mach weiter.

Patientin: Irgendwann im Sommer, als Helen größer geworden war, gingen wir mit Mami und Papi und den Leuten, die nebenan wohnten, zum See. Die Nachbarn hatten ein Mädchen mit Namen Dotty, das sehr nett zu uns Kindern war. Helen hatte gerade das Laufen gelernt, und Mami bat mich, auf sie aufzupassen. Aber ich hatte Angst. Ich hatte Angst, auf sie aufzupassen.

Erickson: Warum?

Patientin: Ich fragte mich, was ich bloß machen sollte, wenn sie **wieder blau werden** würde. Mami schwamm im See, und außer Larry war niemand mehr in der Nähe. Aber Larry spielte Ball, und wenn Helen ertrunken wäre, hätte ich nichts tun können, um es zu verhindern. Sie würde dann **einfach tot sein**. Und es wäre dann meine Schuld gewesen. Deshalb ließ ich sie nicht ins Wasser. Aber sie weinte, und Mami schimpfte mich aus und sagte, ich sei dumm und sollte sie mit ins Wasser nehmen. Also paßte ich auf sie auf, während sie im Wasser spielte. Ich stand direkt neben ihr und hielt meine Arme um ihre Taille, damit ihr nichts passieren konnte.

Erickson: Erzähl weiter.

Patientin: Dann kam Larry zu uns und paßte auf sie auf. Er holte sie sofort aus dem Wasser und ließ sie auf seinem Rücken reiten. Das gefiel ihr. Ich ging zu Lisa und spielte mit ihr, und sie sagte: »Was ist los? Paßt du nicht gerne auf Helen auf?« Ich antwortete: »Nein, ich hasse sie.« Dann fühlte ich mich schlecht, weil ich das gesagt hatte, denn es stimmte gar nicht, daß ich Helen haßte – ich mochte sie.

Erickson: Hast du mir über den Vorfall mit Helen im Waschbottich etwas nicht erzählt?

Patientin: Mami kam nicht, als ich sie rief. Sie kam einfach nicht. Ich rief sie und sagte ihr, Helen sei völlig durchnäßt. Ich sagte, sie würde krank werden. Als ich anfing, laut zu weinen, sagte sie: »Wein doch nicht deswegen.« Dann kam sie, um nachzuschauen, was los war, und als sie Helen im Bottich sah, schaute sie mich nur an.

Erickson: Erzähl weiter.

Patientin: Helen hustete den ganzen Tag. Ich bekam große Angst bei dem Gedanken daran, daß ich vielleicht etwas getan hatte, was ich nicht hätte tun sollen. Ich wollte einfach nicht, daß ihr etwas passierte.

Erickson: Und trotzdem warst du wütend auf sie, weil sie dich in Schwierigkeiten gebracht hatte.

Patientin: Ich weiß nicht, warum sie sich so an dem Bottich festgehalten hat. Ich glaube, ich hätte sie herausheben können, wenn sie losgelassen hätte. Aber sie ließ einfach nicht los.

Rossi: Am Anfang dieses Abschnitts induzieren Sie erneut eine tiefere hypnotherapeutische Trance, indem Sie ihre Hand und ihren Arm hochheben und suggerieren: »**Schlafen Sie jetzt ein. Schlafen Sie ein. Schlafe ein. Tiefer guter Schlaf.**« Dies ist eine Ihrer typischen Katalepsie-Induktionen.[1] Daran schließen Sie eine implizite Direktive an, indem Sie hinzufügen: »**Und wenn du tief schläfst, dann laß deinen Arm auf dem Schoß ruhen.**« Wenn der Arm dann auf ihrem Schoß ruht, verstehen Sie das als Signal ihres Unbewußten dafür, daß Sie mit der hypnotischen Arbeit fortfahren können.

Dann benutzen Sie bezogen auf den anderen Arm wieder die implizite Direktive. Und wenn Sie sagen: »**Und wenn du bereit bist, kannst du deine rechte Hand senken**«, so ist das ein Signal für sie, Ihnen die ganze Geschichte erneut zu erzählen, und zwar auf eine für sie »angenehme« Weise. Daß die Erinnerung an das Trauma in einer angenehmen Gemütslage erfolgt, ist wichtig für die Fortsetzung des Desensibilisierungsprozesses und für Ihre immer noch andauernden Bemühungen, ihr alle wichtigen Details zu entlocken.

Die implizite Direktive ist eine sehr nützliche indirekte Methode, die wie ein Biofeedbacksignal funktioniert. Sie zeigt Ihnen und der Patientin an, wann ihr Körper-Geist-System bereit ist, fortzufahren und sich dabei möglichst gut zu fühlen.

ERICKSON: Für eine formelle Theorie ist das Verweben all dieser Erinnerungen wichtig.

ROSSI: Ja. Freud hat von der »Überdeterminiertheit der Symptome«[2] gesprochen, wobei ein Symptom wie die Schwimmphobie das Ergebnis einer Verkettung vieler miteinander verwobener Ursachen für psychischen Streß ist. Wir erfahren in dieser Sitzung, daß Jane, als ihre kleine Schwester noch »**sehr klein**« war, dieser helfen wollte, die Mutter zu sehen. Daß sie dabei Helens hohen Kinderstuhl umwarf, war wirklich ein Unfall. Janes Vater und Mutter verstanden das nicht und entwickelten den Verdacht, Jane habe Helen etwas Böses antun wollen. Wegen dieses Mißverständnisses bestraften sie Jane mit Liebesentzug. Nun haßte Jane zum ersten Mal in ihrem jungen Leben ihren Vater und wollte ihn

1 Eine genaue Beschreibung der Art, wie Erickson die Katalepsie zur Vertiefung der Tranceinduktion benutzte, siehe Erickson/Rossi, *Hypnose erleben* (1981/2004), S. 49 ff.

2 Überdeterminiertheit der Symptome (hysterischer), siehe Sigmund Freud, GW Bd. I, S. 293 f, 453; Bd. II/III, S. 575; Bd. V, S. 189, 206.

umbringen – und dann auch »sie alle«. (**»Ich haßte sie alle. Ich wollte sie alle umbringen.«**)

Doch schon vor diesem Unfall hatte sich die Situation für Jane stark verändert, als Helen auf die Welt gekommen war. Der Vater hörte auf, mit Jane zu spielen. Außerdem wurde der Vater um diese Zeit krank. Bezüglich ihrer Mutter sagte Jane: »**Helen konnte doch nichts dafür. Mami war an allem schuld**«, daß sie Jane nach Helens Geburt weniger Aufmerksamkeit schenkte. Als der Unfall passierte, bei dem Helen fast im Waschbottich ertrunken wäre, war tatsächlich die Mutter schuld, weil sie nicht gekommen war, als Jane sie gerufen hatte. Doch zu diesem Zeitpunkt hatten beide Eltern schon das Gefühl, daß Jane Helen etwas antun wollte. So kam es, daß die Mutter sie auch in dieser Situation verdächtigte und sie anschaute, »**als wäre ich schrecklich, einfach schrecklich böse.**«

In einem Sommer, als Helen schon etwas größer war, befand sich Jane eines Tages wieder in Wassernähe (am See) und fühlte sich für Helen verantwortlich. Natürlich ließ Jane Helen nicht ins Wasser, weil sie Angst hatte, daß die kleine Schwester »**wieder blau werden**« und »**einfach tot sein**« würde. Aber wieder wurde Jane mißverstanden und wegen ihres vorsichtigen und gut gemeinten Handelns bestraft. Wir können annehmen, daß Jane ihre Angst vor Wasser daraufhin auf sich selbst ausweitete und daß dies zu dem führte, was wir als ihre »Schwimmphobie« bezeichnen.

Aus den bisherigen Berichten der Patientin können wir schließen, daß der elterliche Liebes- und Aufmerksamkeitsentzug zu einer Folge von Mißverständnissen führte, die darin gipfelten, daß Jane »**schrecklich wütend auf alle**« wurde, weil man sie fälschlich verdächtigte, sie habe versucht, ihrer kleinen Schwester etwas Böses anzutun. Zumindest in diesem Fall scheint die sogenannte Geschwisterrivalität eine direkte Folge des (von den Eltern selbst nicht wahrgenommenen) Entzugs von Aufmerksamkeit dem älteren Kind gegenüber nach der Geburt des jüngsten Kindes gewesen zu sein.

[*Einige dieser miteinander verbundenen Ursachen für psychischen Streß, die zur Entstehung von Janes »Schwimmphobie« geführt hatten, sind auf Tafel 1 am Ende des folgenden Abschnitts in Form eines Diagramms dargestellt.*]

2.15 *Die vielen Determinanten der Schwimmphobie: Ursachen, Verstärkung und Generalisierung von Angst; Nichtwissen und unbewußte Prozesse*

Erickson: Möchtest du mir noch etwas anderes erzählen? Dann erzähl mir nun den Rest.

Patientin: Mami hatte mir gesagt, wenn ich mit Mr. Smith schwimmen gehe, bringt er es mir bei, und ich werde eine gute Schwimmerin. Als sie mir das sagte, wollte ich es nicht. Ich wollte einfach nichts tun, was sie oder jemand anders mir sagte. Als Mr. Smith mir vorschlug, zum Wasser zu gehen und es mir anzuschauen, sah ich, daß es tief und schwarz war. Ich fragte mich, wo Helen war, und ich hielt nach Mami Ausschau, aber beide waren nicht zu sehen. Als er mich fragte, ob ich schwimmen lernen wollte, sagte ich nein. Nachdem er mich aufgefordert hatte, meine Füße ins Wasser zu tauchen, zog er mich ins Wasser und versuchte, mir das Schwimmen beizubringen. **Ich bekam Angst und trat ihn. Ich war so wütend, daß ich ihn umbringen wollte,** aber ich konnte es nicht. Ich war zu klein. Er hat nie jemanden untergetaucht. Er sagte, daß man das nicht tut. Aber er hat mich ins Wasser gezogen, als ich gerade nicht aufpaßte, und das war mindestens so schlimm. Ich habe keine Angst davor, untergetaucht zu werden. Es macht Spaß zuzuschauen, wie die Blasen nach oben steigen.

Erickson: So wie du zugeschaut hattest, als die Blasen von Helen hochstiegen?

Patientin: Das hat mir keinen Spaß gemacht. **Ich dachte, sie sei tot.**

Erickson: Gibt es sonst noch etwas, das mit deiner Angst vor dem Schwimmen zu tun hat?

Patientin: Ich war oft am Rouge River, an einer Stelle, wo zwei riesige Seile über den Fluß gespannt waren – eins oben und eins unten. Die großen Jungen überquerten an diesen Seilen den Fluß. Ich war zu klein dafür, aber ich lief ständig hinter Larry her. Das war ihm egal. Einmal ging er zu dieser Stelle am Fluß, und ich lief hinter ihm her. Er sagte, er wolle den Fluß auf dem Seil überqueren, und er nehme mich mit, wenn ich mich an seinem Gürtel festhielte. Als wir in der Mitte des Flusses waren, bekam ich schreckliche Angst, aber er brachte uns auf die andere Seite. Wir spielten dort und pflückten Blumen, und dann mußten wir sie wegwerfen, weil wir sie nicht zurück mitnehmen konnten. Ich hatte Angst, allein wieder zurückzugehen. **Ich hatte Angst, meinen Fuß ins Wasser zu setzen.** Larry mußte mich tragen. Ihm machte das nichts aus. Es machte ihm Spaß. Ich bat ihn, niemandem etwas davon zu erzählen. **Ich hatte das Gefühl, ich müßte weinen, aber ich weinte nicht.** Niemand sollte wissen, daß ich so große Angst hatte.

Erickson: Und was noch? Was noch?

Patientin: Vor ein paar Jahren – ungefähr vor drei Jahren –, bevor Carl zur Armee ging, machte ich mit ihm und einem anderen Paar zusammen einen Ausflug zu einem See in der Nähe von Pontiac. Wir plantschten und blödelten im Wasser herum. Ich hatte zwar Angst, aber irgendwie machte es auch Spaß. Carl zog mich im Wasser hin und her und nahm keine Rücksicht auf meine Angst. Schließlich besorgte uns Paul ein Boot, so daß wir auf den See hinausfahren konnten. Es sah aus, als ob ein Sturm aufkommen würde, aber die Leute sagten, es würde noch lange dauern, bis der Regen käme – wahrscheinlich erst am Abend. Es war ungefähr drei Uhr nachmittags. Wir fuhren also auf den See, und dann fing es doch früher an zu regnen. Es donnerte und blitzte. Ich habe das immer sehr gemocht, aber die Wellen waren ziemlich hoch. Wegen der hohen Wellen kamen wir nicht von der Stelle. Ich hatte Angst. **Ich zitterte wie verrückt.** Carl fragte mich, ob mir kalt sei, aber mir war nicht kalt. **Ich hatte Todesangst.** Als wir schließlich wieder am Ufer angekommen waren, sagte ich, ich wollte nach Hause. Sie wollten sich am Abend eine Show ansehen, aber das war mir egal. Ich glaube, ich habe ihnen den Abend verdorben. Aber ich sagte einfach, ich würde nicht mitkommen.

Erickson: **Hast du irgendwelche Gefühle zurückgehalten?**

Patientin: **Ja. Ich weiß aber nicht welche.**

Erickson: Hör zu, Jane. Du schläfst immer noch, nicht wahr? Ich möchte, daß du etwas ganz klar verstehst. Du bist heute Abend aus sehr wichtigen Gründen hierhergekommen, aus sehr ernsten Gründen. Es ist nichts Gutes daran, Angst vor dem Schwimmen zu haben. Die Angst vor dem Schwimmen hat dir mehr zu schaffen gemacht, als du zugeben wolltest, nicht wahr? Sogar wenn du eine Blume in einer mit Wasser gefüllten Vase siehst, fühlst du dich unwohl.

Patientin: Manchmal sogar schrecklich unwohl. Und trotzdem kaufe ich ständig Blumen für andere Menschen. Ich weiß nicht, warum ich das tue.

Erickson: Weil Blumen etwas mit Begräbnissen zu tun haben? Ist das vielleicht der Grund?

Patientin: Ich mag Begräbnisse nicht.

Erickson: Nun wird allmählich die vollständige Geschichte sichtbar: daß ihre Mutter, ihr Vater und andere sie verurteilt haben.
Rossi: Erst jetzt, während sich die Patientin in diesem tieferen und angenehmeren Trancezustand befindet, erhalten Sie ein klares und umfassendes Bild von den vielen Faktoren, durch die ihre Angst vor Wasser und vor dem Schwimmen entstanden ist und verstärkt wurde. Auch die Ausweitung der Angst auf viele andere Dinge, die sie zufällig damit assoziiert, etwa Wasser in einer Blumenvase und Begräbnisse, wird deutlich.
Erickson: Die Verbindung von harmlosen Blumen mit ihren Problemen könnte entstanden sein, als sie und Larry die Blumen, die sie gepflückt hatten, wegwarfen, weil sie diese nicht über das gefährliche Wasser mitnehmen konnten.
Rossi: Sie weiß nicht, warum sie ständig Blumen für andere Leute kauft, weil sie sich der Vielfalt der Assoziationen, die sie mit Blumen, Wasser (Trauma) und Tod verbindet, nicht bewußt ist. Wenn sie auf Ihre Frage **»Hast du irgendwelche Gefühle zurückgehalten?«** mit **»Ja. Ich weiß aber nicht welche«** antwortet, ist ihr *Nichtwissen* ebenfalls ein Indikator für autonome unbewußte Prozesse, die nach Ausdruck in ihrem Verhalten drängen.

Das gefährliche Überqueren des Flusses an einem Seil zusammen mit Larry hat ihre Angst vor Wasser verstärkt, und diese wurde dann auf die Blumen ausgeweitet, die sie wegwerfen mußte, um das Wasser überqueren zu können. Die Verbindung zwischen Tod und Wasser wurde viele Jahre später erneut verstärkt, als sie **»Todesangst hatte«**, weil sie mit Carl und einem anderen Paar in einem Boot auf einem See von einem gefährlichen Sturm überrascht wurde. Diese Stufen in der Entstehung, Verstärkung und Ausweitung ihrer Angst vor Wasser sind auf Tafel I auf der folgenden Seite dargestellt.

TAFEL I

Die vielen Determinanten von psychischem Streß, die Janes Schwimmphobie erzeugten.
Sieben Stufen der Entstehung (1–5) und Verstärkung (6–7) der Angst vor Wasser und Tod.

Ursprungstraumata	Interpersonale Reaktionen	Psychologische Konsequenzen
1. Geburt von Helen, der jüngeren Schwester der Patientin.	Mutter & Vater entziehen Jane ihre Aufmerksamkeit. Vater wird krank und entzieht Jane die Aufmerksamkeit.	»Ich war schrecklich wütend darüber.«
2. Helens Kinderstuhlunfall als Baby.	Mutter & Vater glauben, Jane wolle Helen etwas antun, und bestrafen sie.	Jane möchte ihre Eltern umbringen; sie versteckt sich vor Helen.
3. Helen ertrinkt fast im Waschbottich, während Jane auf sie aufpaßt.	Eltern fühlen sich bestätigt in ihrer Ansicht, daß Jane »böse« sei.	Jane wird »wütend auf alle« und möchte nicht, daß jemand sie weinen sieht.
4. Jane ist am See für Helen verantwortlich.	»Sie [Helen] würde einfach tot sein. Und es wäre dann meine Schuld gewesen.«	Angst wird auf alle Situationen ausgeweitet, bei denen Helen und Wasser eine Rolle spielen. Wasser wird mit dem Tod assoziiert.
5. Mr. Smith versucht, Jane zum Schwimmen zu zwingen.	Jane »bekommt Angst«, tritt Mr. Smith und »möchte ihn umbringen«.	Luftblasen, Wasser und Schwimmen werden wieder mit dem Tod assoziiert (»Ich dachte, [Helen] ist tot.«).
6. Gefährliche Flußüberquerung auf dem Seil mit Larry.	»Ich hatte Angst, meinen Fuß ins Wasser zu setzen … Ich hatte das Gefühl, ich müßte weinen, weinte aber nicht.«	Angst vor Wasser wird verstärkt und erweitert auf Blumen, die weggeworfen werden.
7. Bootsfahrt auf dem See bei Sturm.	»Ich zitterte wie verrückt … hatte Todesangst.«	Assoziation von Tod und Wasser wird erneut verstärkt und auf Beerdigungen ausgeweitet.

2.16 Erwachen aus der Trance und Durcharbeiten von Widerstand auf der Ebene des Bewußtseins: Links-/rechtshemisphärische Spekulationen: Ambivalenz als zwischen Symptom und Heilung pendelnde Zwei-Ebenen-Reaktion

Erickson: Du bist aus einem sehr wichtigen Grund hierhergekommen: um zu lernen, deine Wasserphobie und deine Ängste zu verstehen. Willst du diese Ängste wirklich überwinden? Meinst du, daß du einen Schritt in diese Richtung gegangen bist? Ich werde dich nun bitten, einen weiteren Schritt zu gehen. Bist du dazu bereit? **Ich werde dich nun kurz aufwekken, und ich möchte, daß du dich an alles erinnerst, was du im Schlaf gesagt hast:** an deinen Haß auf deine Mutter, auf Helen und auf deinen Vater und an all die anderen Dinge. Und du sollst **wirklich versuchen, intelligent und verständnisvoll mit mir darüber zu sprechen.** Wirst du das tun? Ich möchte, daß du dich an all diese Dinge erinnerst und darüber sprichst. Wirst du das tun?

Patientin: In Ordnung.

Erickson: **Wache nun auf. Wachen Sie auf.** Wie fühlen Sie sich? Müde?

Patientin: Erschöpft. **Ich fühle mich, als hätte ich im Alleingang einen Krieg verloren.**

Erickson: **Sie sind wirklich unglaublich clever.** Sie haben also im Alleingang einen Krieg verloren. **Was war das für ein Krieg, den Sie verloren haben?**

Patientin: Gott allein weiß das. Aber ich habe ihn verloren. Da bin ich mir sicher. Vielleicht habe ich ihn auch gewonnen. Das weiß ich nicht. Jedenfalls wäre beides ermüdend gewesen.

Erickson: Warum sind Sie heute Abend hierher gekommen?

Patientin: Ich nehme an, ich wollte Sie wiedersehen.

Erickson: Weswegen?

Patientin: **Das weiß ich nicht.** Ich meine … Schließlich haben Sie gesagt, wir würden uns wiedersehen.

Erickson: Glauben Sie, daß Sie diesen Sommer schwimmen gehen werden?

Patientin: **Das weiß ich nicht.** Vielleicht.

Erickson: **Gibt es in Ihrem Geist zwei Antworten auf diese Frage?**

Patientin: **Ja und nein, wie gewöhnlich.**

Erickson: Haben Sie jemals zuvor bezogen auf das Schwimmen gleichzeitig ja und nein gedacht?

Patientin: Nein, gewöhnlich antworte ich darauf mit einem nachdrücklichen Nein. Manchmal muß ich dann trotzdem schwimmen, weil ich mich nicht immer elegant aus der Affäre ziehen kann. Hier, rauchen Sie doch eine von meinen Zigaretten.

Erickson: Wenn man Woche für Woche zur Psychoanalyse geht, ohne daß etwas dabei herauskommt, nennt man das *Widerstand*. Ich umgehe den Widerstand, indem ich ihr auftrage, sich im Wachzustand daran [an diese traumatischen Ereignisse] zu erinnern.

Rossi: Sie geben hier eine sehr direkte positive posthypnotische Suggestion: »**daß du dich an alles erinnerst, was du im Schlaf gesagt hast**« und: »**Du solltest wirklich versuchen, intelligent und verständnisvoll mit mir darüber zu sprechen.**«

Dann suggerieren Sie sehr direkt: »**Wache nun auf.**« Keine somnambule Trance mehr; sie ist hellwach, so daß sie über all ihr kürzlich wiedererinnertes traumatisches Material auf intelligente Weise im normalen Wachzustand sprechen kann. Wenn ich meine Spekulationen über die Rolle der rechts-/linkshemisphärischen Reaktionen bei Ihrer Methode fortführen darf, würde ich sagen, daß Sie sie jetzt ihre traumatischen Erinnerungen »durcharbeiten« lassen, indem Sie ihr Ichbewußtsein – ihren losgelösteren, analytischen und logischen linkshemisphärischen Prozeß – das empfangen und integrieren lassen, was zuvor in ihren eher unbewußten und rechtshemisphärischen Prozessen verschlossen lag. In diesen konnte sie ihre Traumata nur in Form der Schwimmangst und der Ausweitung auf Angst vor Blumen, Tod, Begräbnissen usw. »ausagieren«.

Erickson: Sie weiß, daß sie einen Krieg durchlebt hat, aber die soeben von ihr vollbrachte Trancearbeit unterliegt einer Amnesie.

Rossi: Ja, nach dem Aufwachen antwortet sie auf Ihre Frage danach, warum sie am heutigen Abend gekommen sei, mit »**Das weiß ich nicht**«. Auf Ihre wichtige Frage darüber, ob sie diesen Sommer schwimmen gehen wird, antwortet sie ebenfalls mit »**Das weiß ich nicht**«. Dann antwortet sie auf Ihre gezielte Frage »**Gibt es in Ihrem Geist zwei Antworten?**« ambivalent mit »**Ja und nein, wie gewöhnlich**«. Ich glaube, diese Ambivalenz ist der erste echte Beweis dafür, daß es Ihnen gelungen ist, den Eisernen Vorhang ihrer defätistischen Haltung dem Schwimmen gegenüber ein wenig zu öffnen.

Erickson: Ja.

Rossi: Die Ambivalenz ist ein klassischer Hinweis darauf, daß sich in ihr eine andere Einstellung oder Potentialität entwickelt.

ERICKSON: [*Nickt heftig.*]

ROSSI: Ihre Antwort »**Ja und nein, wie gewöhnlich**« bedeutet, daß in ihr zwei Reaktionsebenen gleichzeitig zum Ausdruck drängen: ihre habituelle Neinhaltung und die neue therapeutische Möglichkeit des Ja. *Sie befindet sich in diesem Moment in der Mitte zwischen Symptom und Heilung.*

Wenn sie den scheinbar sarkastischen Witz über das Aufwachen macht (»**Ich fühle mich, als hätte ich im Alleingang einen Krieg verloren.**«), antworten Sie ziemlich kryptisch: »**Sie sind wirklich unglaublich clever ... Was war das für ein Krieg, den Sie verloren haben?**« Worum ging es da?

ERICKSON: [*Deutet auf eine Passage (Abschnitt 2.23 weiter unten), wo Jane beim automatischen Schreiben die Buchstaben* **t-e** *schreibt, die, wenn man sie zu* ***»war«*** **(Krieg)** *hinzufügt,* ***»wa-te-r«*** **(Wasser)** *ergeben. Doch sogar an dieser Stelle hatte Erickson den bemerkenswerten Scharfblick zu erkennen, daß ihre Bemerkung über das Verlieren des Krieges* ***(war)*** *in Wirklichkeit ein verschlüsselter Hinweise (eine Zwei-Ebenen-Reaktion) auf den Verlust ihres Wasser betreffenden Symptoms* ***(wa-te-r)*** *war.*]

2.17 *Eine vollbewußte Integration traumatischer Erinnerungen: Direkte, offene Kommunikation hinsichtlich aller hypnotherapeutischen Prozesse; die Vergegenwärtigung des Todes*

Erickson: Sie sind doch aus einem bestimmten Grund hierhergekommen. Sind Sie denn heute abend schon in Trance gewesen?

Patientin: Ja.

Erickson: Fühlen Sie sich deswegen müde?

Patientin: Ja. Ich werde niemals den Abend vergessen, an dem Dr. Fink mich hypnotisierte, und später glaubte ich, der Drink, den Sie mir gaben, habe meine Kopfschmerzen verursacht. Als Sie mich dann fragten, ob ich Schmerzen von hier nach unten oder von hier nach oben hätte [Abschnitt 1.6], sagte ich nein, aber ich dachte bei mir: »Das ist eine Lüge.« Das war vermutlich mein Unbewußtes. Schwester Dey sagte später, ich hätte zu ihr gesagt, ich könne nicht zum Dienst gehen, und sie habe geantwortet, es müsse etwas in dem Drink gewesen sein. Ich sagte: »Warte nur, bis ich ihn wiedersehe.« Später vergaß ich die Sache.

Erickson: Nun, ich möchte, daß Sie heute Abend noch etwas anderes tun. **Sie waren in Trance, und Sie waren auch wach.** Und als Sie wach waren, haben Sie uns von Ihrer Schwimmangst erzählt, und als Sie in Trance waren, haben Sie auch viel besser darüber sprechen können. **Ich möchte nun, daß Sie sich wirklich vollständig an alle Ideen, Gedanken und Gefühle erinnern, die Ihnen in den Sinn gekommen sind, sowie an diejenigen, die Sie beschrieben haben. Und ich möchte, daß Sie sie überprüfen und offen, ehrlich und ohne etwas auszulassen darüber sprechen, und daß Sie dies hellwach tun.**

Patientin: Wo soll ich anfangen?

Erickson: Wo werden Sie anfangen?

Patientin: Er will nicht einmal einen bestimmten Bereich angeben. Nun, wir werden sehen. Zunächst einmal ist mir jetzt klar, daß ich unglaublich eifersüchtig auf Helen war. Das war ziemlich blöd, aber wahrscheinlich ist es normal.

Erickson: Also nicht blöd.

Patientin: Ja, wenn Sie so wollen.

Erickson: Wenn *Sie* wollen.

Patientin: Wenn *ich* will. Bis sie geboren wurde, war ich das jüngste Kind. Ich wurde eindeutig verhätschelt. Das muß so gewesen sein – das jüngste Kind wird immer ein wenig verhätschelt. Vielleicht hat Larry mich ja auch gehaßt. Ich muß ihn fragen, ob das so war. Und ich bin auf Helen oft furchtbar wütend geworden. Sie war so klein. Und auf Babys darf man nicht wütend werden. Aber ich bin nun einmal auf sie wütend geworden, so wütend, daß ich sie hätte erwürgen können. Bitte verstehen Sie das nicht wörtlich. Ich war zwar so wütend auf sie, daß ich sie hätte umbringen können, aber ich glaube nicht, daß ich es getan hätte, auch wenn ich die Versuchung, es zu tun, gespürt habe. Den Vorfall mit dem Kinderstuhl werde ich wohl niemals vergessen. Ich war völlig angeekelt vom Leben und von allen Menschen. Vielleicht bin ich deshalb immer noch die meiste Zeit von Menschen angeekelt. Es ist so närrisch. Die Menschen weigern sich, das Offensichtliche zu sehen, und statt dessen sehen sie alles, was *nicht* offensichtlich ist. Und alle werden völlig verwirrt. Ich kann mich nicht daran erinnern, daß Papi bis zu jenem Zeitpunkt jemals ein böses Wort zu uns gesagt hat. Wir hätten ihm Haare ausreißen können, und er hätte immer noch nichts gesagt. Aber als ich Helen aus dem hohen Kinderstuhl kippte, wurde er wütend. Und ich kann das verstehen. Man wirft Babys einfach nicht auf den Boden. Aber er hätte nicht zulassen sollen, daß sein Temperament mit ihm durchging. Ich war so empört, daß ich glaubte, er habe nicht gemerkt, daß ich Helen helfen wollte, Mami zu sehen, damit sie sich nicht mehr die Lunge aus dem Leib brüllen würde. Als Papi mich dann verprügelte, dachte ich: »Niemand liebt mich. Ich bin verstoßen worden.« Von da an haßte ich alle, auch Helen. Ich glaube nicht, daß ich Lisa und Larry gegenüber irgendwelche Gefühle hatte. Ihnen gegenüber war ich immun, oder sie waren mir gegenüber immun. Aber als ich Helen auf ihren Kopf fallen ließ ... Ich kann mich erinnern, daß Nachbarn kamen und sagten: »Sie ist ein so wunderschönes Mädchen. Sie sieht wie gemahlt aus. Genau so, wie ein Baby aussehen sollte.« Ich erinnere mich, daß eine der Frauen sagte: »Ihr müßt vorsichtig sein. So wunderschöne Kinder sterben oft früh.« Und ich dachte: »Sie wird bestimmt nicht lange leben, wenn ich so weitermache.« Ich nehme an, daß deshalb alle dachten, ich würde versuchen, sie umzubringen. Und vielleicht habe ich das tatsächlich versucht. Ja, ich glaube, so war es. Ich war noch ziemlich jung für jemanden, der Menschen umbringt. Dann folgte bald die Geschichte mit dem Waschbottich und der eisige Blick, den meine Mutter mir zuwarf. Auch nachdem sich Helen wieder erholt hatte, glaubte ich, sie würde sterben. Sie hustete Tag und Nacht. Wahrscheinlich hat Mami sie wach gehalten. Aber seitdem war ich eine Ausgestoßene – natürlich nur für kurze Zeit. Aber danach hatte ich offenbar immer eine besondere Vorliebe dafür, Dinge zu tun, die man mir ausdrücklich verboten hatte.

Dann kam der Vorfall mit Mr. Smith – das war vielleicht ein Typ! Wenn ich jetzt darüber nachdenke, muß ich zugeben, daß er wahrscheinlich ein guter Kerl war – aber damals habe ich das nicht so gesehen. Er hatte noch sehr kleine Zwillinge. Natürlich waren wir auch noch klein – aber sie waren jünger als wir. Sie waren damals sechs – sie müssen sechs gewesen sein – wir gingen oft zu ihnen, um mit ihnen zu spielen. Ich erinnere mich noch, daß Mami uns erzählt hat, Mr. Smith sei Deutscher. Vor der Geburt der Babys wollte er, daß seine Frau die Kinder in Deutschland zur Welt bringt und sie deutsche Staatsbürger werden, nicht amerikanische. Deshalb glaubte ich von Anfang an, er sei der übelste Mensch auf der ganzen Welt. Wahrscheinlich war es ein völlig normaler Wunsch, denn er war ja selbst in Deutschland geboren. Er war sehr wütend auf seine Frau, weil sie nicht nach Deutschland wollte. Er war immer ziemlich nett zu uns Kindern. Er nahm uns oft irgendwohin mit und spielte mit uns, aber ich habe mich immer bemüht, ihm nicht zu nahe zu kommen.

ROSSI: Sie ist nun hellwach, und Sie sagen zum erstenmal in dieser ganzen therapeutischen Begegnung anscheinend offen und direkt zu ihr: **»Sie waren in Trance, und Sie waren auch wach.«** Sie möchten, daß sie sich jetzt **»wirklich vollständig an alle Ideen … erinner[t] und offen, ehrlich und ohne etwas auszulassen darüber [spricht], und daß Sie dies hellwach tun.«** Diese ehrliche und direkte Herangehensweise auf einer einzigen Ebene ist charakteristisch für Ihr Vorgehen am Ende schwieriger Phasen hypnotherapeutischer Arbeit, wenn Sie Ihren Patienten »alles verraten« – die Art, wie Sie indirekt mit ihnen arbeiten usw.[1] Es ist sehr wichtig, ausdrücklich zu betonen, daß sie [Jane] es **»hellwach tun«** soll, denn Sie möchten nicht, daß sie in ihr konditioniertes Muster somnambuler Trance zurückfällt, während sie Ihnen über ihre Erlebnisse in Trance berichtet. Das war auch der Zweck Ihrer posthypnotischen Suggestion im letzten Abschnitt, wo Sie zu ihr sagten: **»Ich werde dich nun kurz aufwecken, und ich möchte, daß du dich an alles erinnerst, was du im Schlaf gesagt hast …«**

Übrigens gefällt mir die Art, wie Sie Jane sehr kurz und bündig nicht gestatten, ihre eigenen Gefühle als »blöde« zu bezeichnen.

Sie drückt hier zum erstenmal klar und emotional ausgewogen aus, wie sie sich selbst und ihre frühe Familienbeziehungen versteht. Ist dies die Art von Selbstverständnis, die zu erreichen Sie ihr helfen wollten?

ERICKSON: Sie hat erst einen Teil des Weges dahin zurückgelegt.

ROSSI: Was bleibt noch zu tun?

ERICKSON: Sich darüber klar zu werden, was der Tod ist.

ROSSI: Warum ist das zu diesem Zeitpunkt wichtig?

ERICKSON: Wenn Omi in Zusammenhang mit dem Tod erwähnt wird, bleibt es Jane verwehrt zu begreifen, was der Tod wirklich ist.

ROSSI: Sie ist dabei, das wichtige Verständnis dessen, was der Tod ist, zu integrieren. Das ist das Gesamtbild, an dessen Integration Sie arbeiten.

ERICKSON: Und es steht zu ihrer Erkenntnis dessen, was der Krieg nun bedeutet, in Beziehung.

---

1 Weitere Beispiele für Ericksons Methode des »Alles-Verratens« sind in den verschiedenen Fallstudien in Erickson/Rossi 1979/1981 *(Hypnotherapie)* zu finden.

2.18 *Eine bewußte und unbewußte Einschätzung der therapeutischen Arbeit: Ideomotorisches Signalisieren als Methode der Tranceinduktion*

Erickson: Sind Sie mit Ihrer augenblicklichen Leistung zufrieden?

Patientin: Nein.

Erickson: Lassen Sie Ihre Hand die Antwort aufschreiben. Sind Sie mit Ihrer augenblicklichen Leistung zufrieden?

Patientin: [*Schreibt automatisch »nein«.*] Let's go, Harry. Ich kann aber an nichts anderes denken.

Erickson: Kann Jane schwimmen gehen? Lassen Sie diese Frage durch Ihre Hand beantworten. Ich möchte, daß sie schnell antwortet.

Patientin: [*Schreibt »ja«.*] Das ergibt doch keinen Sinn. Genau das gleiche ist passiert, als ich mich fragte, wie diese drei Männer heißen. Dr. Fink, wollen Sie sich wieder Notizen machen?

Fink: Können Sie mit diesem Stift besser schreiben?

Patientin: Nein. Ich dachte, Sie würden vielleicht wieder etwas schreiben – so etwas wie dieses dumme Zeug über Ann Arbor und Grand River.

Fink: Sie wissen etwas über Ann Arbor, nicht?

Patientin: Ich bin da durchgekommen.

Fink: Waren Sie dort schon einmal?

Patientin: Nicht lange.

Erickson: **Lassen Sie Ihre linke Hand sinken, falls ich Sie unterbrechen darf, Jane.**

Patientin: [*Linke Hand senkt sich langsam.*] Ich bin froh, daß ich das nicht zu … transkribieren brauche.

Erickson: »Ich bin froh, daß ich das nicht muß – transkribiere das!«[1]

Patientin: Was bedeutet das? Nun machen Sie schon – klären Sie mich auf.

Erickson: [*An Mr. Beatty gewandt*] Verstehen Sie nun, warum ich gesagt habe, daß es kein besonders einfacher Prozeß ist?

Patientin: Was soll das heißen?

Erickson: Machen Sie sich deswegen keine Sorgen.

Patientin: Ich brauche mir nie Sorgen über irgendwas zu machen. Schweigen ist Gold. Was bedeutet das?

Erickson: Wir werden es herausfinden.

---

1 In beiden Fällen heißt es im Original: »*I'm glad I don't have to – transcribe this.*« Anm. d. Übers.

Patientin: Das erinnert mich an die Zeit, in der Helen Briefe schrieb, bevor sie schreiben konnte – all das Gekritzel [*dies bezieht sich auf das Blatt Papier, das Dr. Fink und Erickson hin und hergereicht haben.*] Ich nehme an, daß ich das auch nicht sehen soll. Morgen werde ich Sie hassen.

Erickson: Ich sehe, daß sich Ihre linke Hand schon senkt. Meinen Sie nicht auch?

Patientin: Ja.

Erickson: Also gut. [*An Dr. Fink gerichtet*] Die Antwort lautet ja (engl: *yes*), aber der Buchstabe »s« ist durch eine unmerkliche Bewegung des Stifts entstanden. Es folgt das Wort *Montag*, und dann ein Gekrakel, wegen dem sie die Bemerkung über das Transkribieren gemacht hat. Sie hat schon einmal erwähnt, daß sie früher stenographiert hat.

Patientin: Reden Sie weiter. Das ist sehr interessant.

Erickson: Was passiert morgen?

Patientin: Morgen?

Erickson: Ja.

Patientin: Ich werde Dr. Young im O. P. assistieren. Sie kennen Dr. Young? Es gibt übrigens zwei davon.

Erickson: Was passiert morgen sonst noch?

Patientin: Ich werde ein Buch in die Bibliothek zurückbringen. Danke, daß Sie mich daran erinnert haben.

Rossi: Sie versuchen nun, ihre Zufriedenheit mit der therapeutischen Arbeit auf bewußter und unbewußter Ebene sorgfältig zu überprüfen. Auf der Ebene des Bewußtseins sagt sie nein, sie sei nicht zufrieden; und auf unbewußter Ebene antwortet sie durch automatisches Schreiben ebenfalls mit Nein. Dennoch kann sie auf Ihre Frage, ob sie schwimmen können werde, automatisch mit Ja antworten. Ein gewisser therapeutischer Erfolg ist erzielt worden, aber es bleibt noch Arbeit zu tun.

Dann bitten Sie ihr Unbewußtes zu signalisieren, ob es in Ordnung sei, die Aktivität ihres Bewußtseins zu unterbrechen, indem Sie sagen: **»Lassen Sie Ihre linke Hand sinken, falls ich Sie unterbrechen darf, Jane.«** Daraufhin senkt sich ihre linke Hand langsam auf die für unbewußtes ideomotorisches Signalisieren charakteristische Art. Natürlich ist auch das eine Methode, erneut eine Trance zu induzieren, ohne daß es der Patientin so recht bewußt wird.

2.19 *Tranceinduktion, Kritzeln und automatisches Schreiben zwecks weiterer Desensibilisierung und Stärkung der Selbstsicherheit*

Erickson: Schlafen Sie nun ein. Schlafen Sie ein. **Leichter, tiefer, guter Schlaf.** Schlafen Sie nun? Schlafen Sie tief und gut, und nun schlafen Sie, nicht wahr? Gut. Ich möchte, daß Sie jetzt mit dieser Hand **locker und mühelos** noch einmal schreiben, was Sie vorher geschrieben haben. Schreiben Sie **locker und mühelos**. [*Patientin schreibt.*] Darf ich es lesen?

Patientin: Ja.

Erickson: »Gestern war Montag. Der Spaziergang nach Cusic war sehr langweilig. Denk noch einmal darüber nach, Jane. Es muß eine Möglichkeit geben.« Versuchen Sie, ein anderes Thema anzuschneiden? Oder sind Sie immer noch bei dem Problem mit dem Wasser? Oder versuchen Sie, ein anderes Thema anzuschneiden? Ist es Ihnen recht, weiter zu schlafen, es mir aber auch zu erklären, damit ich es besser verstehe? Sie können weiterschlafen und völlig frei sprechen.

Patientin: Ich war in Romulo in der Schule, und wir sind zwei-, drei- oder viermal die Woche nach Cusic gegangen. Manchmal waren wir zum Schwimmen dort.

Erickson: Erzählen Sie weiter.

Patientin: Ich bekam dann oft schreckliche Angst. Das war wohl ziemlich blödsinnig, denn dort gab es nichts, wovor man hätte Angst haben müssen. Die anderen Kinder lachten über mich, und auch ich lachte, weil ich wirklich komisch war. Sie nahmen mich mit ins Wasser. Zwei hielten mich an den Seiten fest und gingen mit mir, und das Wasser reichte mir bis zum Hals. Ich glaube nicht, daß ich damals wirklich Angst hatte, aber ich mußte sicherstellen, daß ich wieder aufs feste Land kam. Deshalb riß ich mich los und raste wie verrückt auf den Pier zu. Ich dachte ständig: »Würde es mir doch nur gelingen, mich allein ins Wasser zu wagen und allein schwimmen zu lernen.« Ich dachte mir Möglichkeiten aus, das zu schaffen. Einmal bin ich tatsächlich allein ins Wasser gegangen. Cusic war sehr schön, und an diesem Abend war es recht dunkel. Das Wasser sah häßlich aus, aber ich dachte: »Jetzt oder nie.« Also wagte ich mich ins Wasser. Ich ging einige Male hinein und wieder heraus, und ich wanderte im Wasser umher, bis es mir bis zu den Schultern reichte, und ich weiß nicht warum, aber plötzlich kamen mir Ertrinkende in den Sinn, und ich dachte: »Vielleicht sollte ich besser zurück ans Ufer gehen.« Aber das tat ich nicht. Ich ging weiter, weil ich dachte, wenn ich mich selbst dazu bringen kann, lerne ich vielleicht zu schwimmen. Das Nächste, woran ich mich noch erinnere, ist, daß ich plötzlich wieder am Strand war.

Erickson: Erzählen Sie weiter. [*Pause*] Ist Ihnen klar, was Ihre Hand gerade schreibt?

Patientin: G-n-a-d-e (engl: *M-e-r-c-y*[1]).

Erickson: Gut. Erzählen Sie mir, was es damit auf sich hat.

Patientin: Es bedeutet nichts.

Erickson: Wissen Sie, was der Rest davon nun sein wird?

Patientin: Vernunft wird es sein.

Erickson: Können Sie es jetzt erklären?

Patientin: Nein.

Erickson: Fürchten Sie sich zu wissen, was es bedeutet?

Patientin: Ja.

Erickson: Bedeutet dieses *Gnade* irgendwas?

Patientin: Ich glaube nicht.

Erickson: Schaun wir einmal, was die Hand sagt, Jane. Bedeutet das Wort *Gnade* etwas? [*Patientin schreibt.*] Wissen Sie, was Ihre Hand geschrieben hat? [*Patientin nickt.*] Können Sie mir sagen, was es bedeutet? Fürchten Sie sich, es zu wissen? Fürchten Sie sich, es zu wissen, weil auch andere hier sind?

Patientin: Nein.

Erickson: Fürchten Sie sich, es mir mitzuteilen? [*Patientin atmet schwer und wirkt sehr gequält.*] Fürchten Sie sich, es mir mitzuteilen? Fürchten Sie sich, es selbst zu wissen? [*Patientin nickt.*] Möchten Sie, daß ich etwas tue, das Ihnen hilft, den Mut aufzubringen, es zu wissen? [*Patientin nickt.*] Gut. Angenommen, Sie bekommen eine vage Vorstellung davon, was es ist – nicht besonders deutlich, nur einen schwachen Schimmer. Haben Sie sie vor Augen? [*Patientin nickt.*] Spüren Sie die Idee ein wenig besser? [*Patientin nickt.*] Vielleicht können Sie sie noch ein wenig stärker spüren. Ein wenig mehr. [*Patientin nickt.*] Bis Ihnen die ganze Idee vollständig vor Augen steht. Es ist nicht so beängstigend, wie Sie dachten, nicht wahr?

---

1 Aus dem folgenden Zusammenhang läßt sich nicht ableiten, ob tatsächlich »Gnade« gemeint ist. Es könnte sich auch um »Erbarmen« ebenso wie »Segen« handeln. Anm. d. Übers.

Patientin: Nein.

Erickson: Es tut weh, ja. Aber das ist in Ordnung, nicht? Und Sie können wirklich wissen, was es bedeutet, nicht wahr? Sind Sie bereit, mich wissen zu lassen, was es ist? [*Patientin nickt.*] Alles? [*Patientin nickt.*] Wollen Sie es mir jetzt erzählen? Wollen Sie es mir jetzt erzählen? [*Patientin nickt.*] Gut. Jane, erzählen Sie es mir. Sie können es unbesorgt tun. Sie können es mir erzählen, nicht wahr? Gut. Fangen Sie an. Fangen Sie an.

Patientin: Gestern kam Ann (Dey) zu mir und sagte, ihre Familie hätte für drei Wochen ein Häuschen in Mexiko. Wir haben zu verschiedenen Zeiten Urlaub. Darüber haben wir immer geschimpft und gesagt, daß es unfair ist. Aber sie sagte, ihr Vater und ihre Mutter hätten mich für ein Wochenende eingeladen. Wir haben jedes zweite Wochenende frei, und sie sagte: »Du kannst kommen, und wir gehen dann schwimmen.« Als sie das sagte, war das für mich, als hätte sie mir kaltes Wasser ins Gesicht geschüttet. Aber ich habe darüber nachgedacht – ich muß sie besuchen. Ich kann ihr nicht einfach sagen, daß ich nicht kommen will. Ich habe nicht einmal einen Grund, nicht zu kommen.

Erickson: Ja, und was hat »Gnade« damit zu tun?

Patientin: Das weiß ich nicht. Ann kann schwimmen, und wenn ich mit ihr zusammen bin, fühle ich mich besser.

Erickson: Warum hat Sie das Angebot so verängstigt?

Patientin: Eigentlich war es gar nicht so beängstigend. Ich habe das nur zuerst gedacht.

Erickson: Kritzeln Sie jetzt gerade nur, oder versuchen Sie, mir etwas anderes mitzuteilen?

Patientin: Es ist nur Gekritzel.

Erickson: Sie glauben, daß es Gekritzel ist? Glauben Sie das immer noch?

Patientin: Das muß es wohl sein.

Erickson: Schauen Sie sich an, was Ihre Hand hier schreibt. Ist das Kritzeln? Das war kein Gekritzel, nicht wahr? Glauben Sie, daß Sie den Mut aufbringen können zu verstehen, was das Gekritzel tatsächlich war? Glauben Sie, daß Sie das hinbekommen? Gut, es wird sehr interessant sein, Ihre Erinnerungen zu durchsuchen und die Lösung zu entdecken. Oder wäre es Ihnen lieber, wenn Ihre Hand Sie überraschen und ein höchst bedeutsames Wort schreiben würde, das Ihnen den Schlüssel zur Bedeutung des Gekritzels liefert? Führen Sie einfach Ihre Hand hier nach oben, und lassen Sie sie das bedeutsame Wort schreiben, das den Sinn des Gekritzels offenbart. Ich nehme an, es könnte interessant werden zu sehen, was Ihre Hand schreibt. Weil Sie es nicht wissen, nicht wahr? Und Ihre Hand weiß es. [*Patientin schreibt.*] Können Sie mir sagen, welches Wort das ist?

Patientin: Versuchen.

Erickson: Nehmen wir uns jetzt ein anderes Wort vor, das bedeutsam ist, und schauen wir einmal, ob Ihre Hand es diesmal schneller und leichter schreiben kann. Nun? Welches Wort ist es? [*Patientin schreibt:* **»Scheitern«**.] Schreiben Sie jetzt noch schneller etwas, das uns Aufschluß geben könnte. Was für ein Bild steht in dem Gekritzel? [*Patientin schreibt:* **»Mädchen mit Badekappe.«**] Sie stellen mir also in Wahrheit eine Frage, nicht wahr? Wären Sie so freundlich, die Frage zu formulieren?

Patientin: Ich weiß, daß ich keine Angst bekomme, wenn ich nicht zu schwimmen versuche. Und wenn ich es tue, ist es wieder vergeblich.

Rossi: Nachdem Sie ihr unbewußtes ideomotorisches Signal empfangen haben, daß es in Ordnung ist, ihr Bewußtsein zu unterbrechen, induzieren Sie nun am Anfang dieses Abschnitts erneut durch Suggestionen eine tiefere Trance: **»leicht, tief und gut zu schlafen … locker und mühelos.«**

Erickson: In ihrem Geist herrscht aus irgendeinem Grund ein Tumult. Ich muß bei ihr sein, um sie zu trösten, damit sie sich **»locker und mühelos«** äußern kann. Weil ich sie unterstütze, kann sie mit den verschiedensten Arten von Unruhe fertig werden.

Rossi: Trotz der offenbar zufriedenstellenden Einsicht und des bewußten Durcharbeitens ihrer Schwimmphobie im Wachzustand einige Abschnitte vorher finden wir hier erneut eine Art emotionalen Widerstands schon gegen den bloßen Versuch. Warum? Hat sie im Wachzustand rationalisiert, und wird sie nun in Trance wieder von ihren Ängsten geplagt? Oder ist das nur ein Teil des typischen Prozesses der allmählichen Desensibilisierung durch Wiederholung der Erinnerung und durch teilweises Wiedererleben des Traumas?

Erickson: Vielleicht können Sie [*Dr. Marion Moore*] das aufgrund Ihrer Erfahrungen mit jüngeren Soldaten im Kampf beantworten.

Moore: Ich habe mich als stärker dargestellt als sie. Man versetzt sich in eine Haltung, in der man besser ist, als man normalerweise tatsächlich ist, um den jungen Soldaten zu zeigen, was sie tun müssen, wenn sie keine Feiglinge oder was auch immer sein wollen.

ERICKSON: Als Sie das erste Mal in einer Kampfsituation waren, hatten Sie da Angst?
MOORE: Nein. Etliche Männer hatten Angst, aber ich nicht.
ROSSI: Ihr Herrschaften aus dem Süden habt wohl selten Angst [*Dr. Moore stammt aus Tennessee*]!
ERICKSON: Sie würden also etwas ähnliches sagen, um die jungen Soldaten zu beruhigen.
ROSSI: In diesem Abschnitt geben Sie [*Erickson*] Unterstützung und ermöglichen weiteres »Durcharbeiten«. Ihre Fragen, das Kritzeln und das automatische Schreiben helfen, unaufgelöstes Material über die Ängste der Patientin vor »**Scheitern**« und vor dem »**Mädchen mit Badekappe**« zu reaktivieren.
ERICKSON: Ja, es geht um Unterstützung und Beruhigung.

2.20 Interpersonale Aspekte der Heilung von Phobien: Durchbrechen von Personaverhalten durch Mitteilen eigener Ängste

Erickson: Sie wollen nicht, daß es wieder umsonst ist, nicht wahr?
Patientin: Nein.
Erickson: Gut. Ich werde Ihnen nun ein paar Dinge sagen, Jane. Als Sie wach waren, habe ich Sie ausdrücklich gebeten, über alles zu sprechen, was Sie mir in Trance gesagt haben. Das hat Ihnen nicht sonderlich gefallen. Habe ich recht? Und trotzdem wollten Sie höflich sein und alle Regeln der Etikette beachten, nicht wahr?
Patientin: Ja.
Erickson: Und Sie können nicht verstehen, warum ich, wenn ich therapeutisch arbeite, zulasse, daß Fremde dabei sind, nicht wahr? Das ist Ihnen sehr unangenehm. Es erscheint Ihnen nicht ganz fair oder ehrlich, richtig? Vielleicht wird Ihnen das Folgende helfen, die Situation besser zu verstehen: Die Angst vor dem Schwimmen tritt bei Ihnen offenbar in Beziehung zu anderen Menschen auf. Dieser Herr, der heute Abend hier ist, ist Ihnen völlig fremd. Er hat für Sie keine Bedeutung, und Sie haben für ihn keine Bedeutung, abgesehen davon, daß Sie sich beide für viele identische Dinge interessieren. Sie wissen nicht, warum ich ihn hergeholt habe, aber es gibt einen Grund dafür. Diesen kann ich Ihnen nicht erklären, ebenso wie Sie selbst sich viele Dinge nicht erklären konnten. Sie müssen einige der Ängste, die in Ihren Beziehungen zu anderen Menschen

zutage treten und die Sie vor anderen Menschen verbergen, überwinden, indem Sie sie offenlegen, damit klar wird, daß wir durchaus leben können, wenn andere über unsere Ängste Bescheid wissen. Verstehen Sie? Auf diese Weise machen wir uns diese anderen Leute zunutze. Sie haben heute Dinge zu uns gesagt, an die Sie sich vorher nicht einmal zu erinnern wagten, nicht wahr? Und Sie haben sich in unseren Augen liebenswerter gemacht, weil wir nun klar sehen, daß hinter all dem charmanten Verhalten eine sehr menschliche Person steckt. Man erwartet von einem Menschen nämlich mehr als charmantes Verhalten. Man möchte wissen, daß es hinter dem Charme ein menschliches Wesen gibt und daß da etwas Echtes ist – nicht nur ein schneller Verstand, Schlagfertigkeit, witzige Antworten und ein locker sitzendes Lachen – also nicht nur etwas für die Show. Wir mögen Menschen dann besonders, wenn wir wissen, daß sie in vielen kleinen Dingen echt sind. Und Sie werden mir wirklich glauben, was ich sage, weil Sie wissen, daß es die Wahrheit ist, und weil Sie wissen, daß jeder, der mir zuhört, weiß, daß es die Wahrheit ist.

Erickson: In der traditionellen Psychotherapie muß man die Dinge geheim halten. Ein Ehemann und seine Frau waren über ein Jahr lang jeweils separat in einer Psychoanalyse, und beide versuchten, dies vor dem Partner geheimzuhalten. Ich sagte ihnen, sie könnten eine Menge Geld sparen, wenn sie einfach offen über das, was alle wüßten, miteinander sprechen würden.

Rossi: Dann glauben Sie das, was Sie hier sagen, also wirklich: daß es wichtig ist, daß die Patientin anderen ihre Ängste mitteilt – sogar Fremden. Weil sie ihre Ängste in Beziehungen zu anderen Menschen erlernt hat, kann sie sie am besten aufgeben, wenn sie sie anderen mitteilt.[1]

Erickson: [*Schildert nun weitere Beispiele aus seiner geheimen Arbeit mit Margaret Mead und Gregory Bateson für das U.S. Office of Strategic Services während des Zweiten Weltkriegs. Er führte damals Gespräche mit japanischen und deutschen Kriegsgefangenen. Diese Information ist jedoch immer noch strengster Geheimhaltung unterworfen und kann deshalb zur Zeit noch nicht veröffentlicht werden.*]

---

1 Die interpersonale Komponente von Ericksons Arbeit wurde von Jay Haley in seinen Büchern *Gemeinsamer Nenner Interaktion* (1963/1978), *Die Psychotherapie Milton H. Ericksons* (1973/1978) und *Conversations with Milton H. Erickson* (1985, 3 Bände) herausgearbeitet.

2.21 *Emotionale Katharsis und Umdeutung als zentral für Ericksons Methode: Keine Umstrukturierung der Persönlichkeit, sondern »Förderung einer umfassenderen Sichtweise«; Versagen als notwendiger Bestandteil eines erfolgreichen Lebens*

Erickson: Nun zu Ihrer Angst vor dem Schwimmen. Sie machen einen sehr schweren Fehler in der Art, wie Sie damit umgehen. Diesen Fehler werden Sie korrigieren müssen. Sie versuchen und versuchen und versuchen immer wieder, sich zum Schwimmen aufzuraffen. Sie wollen es unbedingt, aber einige Ihrer Ängste davor sind und bleiben einfach zu stark. Ist es nicht so? Ab jetzt werden Sie völlig anders mit dieser Situation umgehen. Sie werden nicht mehr zulassen, daß Sie sich gezwungen fühlen, es mit dem Schwimmen immer und immer wieder zu versuchen. Als erstes müssen Sie sich all die Dinge ins Gedächtnis rufen, die Sie mir erzählt haben, und sie dort präsent halten. Erhalten Sie die Erinnerung an sie alle lebendig, und erinnern Sie sich auch an die Bedeutung dieser Ereignisse. Und bedenken Sie, daß Sie als kleines Kind viel ehrlicher und aufrichtiger mit Ihren Gefühlen umgegangen sind als später – weil andere Menschen nicht sehen sollten, daß Sie weinten, und das war wirklich nicht ehrlich, denn Sie haben ja geweint. Und dieses Weinen war kein Zeichen von Schwäche, wie Sie glaubten. **Und wenn Sie jetzt darüber nachdenken, wird Ihnen klar, daß die Starken ebenso wie die Schwachen manchmal weinen. Ihnen wird klar, daß auch die Starken ihre glücklichen und ihre traurigen Augenblicke haben.** Ist es nicht so? Und so haben Sie den Eindruck erweckt, Sie würden nie weinen, sich nie böse und nie unglücklich fühlen. Und Sie wollen nicht der Tatsache ins Auge sehen, daß Sie auf Helen schrecklich eifersüchtig waren und daß Sie Ihren Vater und Ihre Mutter gehaßt haben. Aber Sie verstehen das nicht richtig. Jane, Sie verstehen es nicht, obwohl es sehr einfach ist. Sie verstehen nicht, daß Sie einige Dinge, die Ihr Vater und Ihre Mutter getan haben, mochten. Und daß Sie andere Dinge, die sie getan haben, haßten. Und das ist etwas völlig anderes, als die eigenen Eltern ganz generell zu hassen. Sie haben einiges, was Ihr Vater und Ihre Mutter getan haben, gehaßt, und anderes, was sie getan haben, hat Ihnen gefallen. **Und es besteht ein großer Unterschied zwischen dem, was Menschen sind, und dem, was sie tun.** Und es besteht ein großer Unterschied zwischen dem, was Menschen tun *wollen*, und dem, was sie *tatsächlich* tun. Und Sie werden lernen, ehrenhafte Absichten zu respektieren und zu bewundern. **Und**

Sie werden Menschen, die in manchen Dingen hier und da und anderswo versagen, voll und ganz respektieren. Dämmert Ihnen, worauf ich hinaus will?

Sie müssen wirklich aufhören, mit sich selbst darüber zu streiten, ob Sie sich zum Schwimmen aufraffen sollen. Sie brauchen so etwas nicht zu tun. Sie müssen sich wirklich ehrlich, gründlich und respektvoll sich selbst gegenüber mit Ihren Erinnerungen befassen – und sich mit Ihrem Verständnis dieser Erinnerungen befassen. Und seien Sie froh, daß Sie als kleines Kind so viel Charakter hatten, und verurteilen Sie sich nicht, weil dieses kleine Kind, das bestimmte Implikationen und Bedeutungen seines Tuns noch nicht begreifen konnte, Dinge tat und tun wollte, die es noch nicht verstand. Was bedeutete Totsein damals für Sie? Es bedeutete, eine Zeitlang zu verschwinden – an einem anderen Ort zu sein. Es hatte für Sie noch nicht die Bedeutung, die der Tod heute für Sie als Erwachsene hat. **Auf Helen eifersüchtig zu sein, als Sie noch sehr klein waren, hatte eine bestimmte Bedeutung. Für Sie als Erwachsene bedeutet Eifersucht heute etwas völlig anderes.** Finden Sie es nicht wichtig, daß ein Baby seinen eigenen Wert, seine Persönlichkeit und seine Bedürfnisse so wichtig nimmt, daß es sie auf jede ihm mögliche Art verteidigt? Sie haben sich all die Jahre verurteilt, nicht wahr?

Patientin: Ja.

Erickson: Warum? Vielleicht damit Sie irgendwann einmal zu einem noch besseren und umfassenderen Selbstverständnis gelangen könnten. Vielleicht war es auch bloßer Zufall. Doch was auch immer geschehen sein mag, Sie können es für sich nutzen. Ich möchte, daß Sie Ihre Eifersucht auf Helen als etwas sehen, das den Kern Ihres Persönlichkeitsempfindens ausmacht – daß es sich dabei um einen Ausdruck der Wertschätzung Ihrer selbst als Person handelt. Um das Gefühl eines kleinen Kindes für seinen eigenen Wert. Und als Sie Helen in ihrem hohen Kinderstuhl umgeworfen haben, und sie fiel auf Sie, und Sie verletzten sich den Arm, als Sie aus ganz und gar guten Motiven heraus handelten, war es ekelhaft, es war gemein, es war zum Verrücktwerden, daß etwas, das Sie zum Wohl von Helen hatten tun wollen, zur Folge hatte, daß Ihnen der Arm weh tat und daß Ihr Vater, den Sie liebten, Sie schlug und Sie dadurch verriet, weil er Sie wegen etwas schlug, das er nicht verstand. Rückwirkend betrachtet war es eine ziemlich erbärmliche Reaktion auf Ihr gut gemeintes Vorhaben. Sie haben versagt, und Ihr Vater hat versagt. **Aber Versagen gehört zum Leben. Es ist ein fester Bestandteil eines erfolgreichen Lebens.**

ROSSI: Sie nehmen hier eine sehr umfassende Umdeutung ihrer kindlichen Muster des Verständnisses von Versagen und Eifersucht vor. Sie deuten die Eifersucht der Patientin Helen gegenüber um und machen sie dadurch zum Kern einer positiveren, reiferen Persönlichkeitsentwicklung. Diese Idee ist mittlerweile durch die Humanistische Psychologie sehr bekannt geworden, aber 1945 war sie noch neu. Würden Sie zustimmen, daß wir hier sehen, daß emotionale Katharsis und die Umdeutung von Mißverständnissen aus der Kindheit ein wichtiges Element Ihrer hypnotherapeutischen Methode sind? Also Katharsis und Hilfe bei der Umdeutung und Umstrukturierung der Persönlichkeit?

ERICKSON: *Keine Umstrukturierung. Man erschließt ihnen eine umfassendere Sicht!*

ROSSI: Dann ist Hypnotherapie also keine Magie. Sie fördert nur eine umfassendere Sicht, die die Patienten von den Einschränkungen und der Enge der kindlichen Sicht befreit.

ERICKSON: Ja, beispielsweise wenn ich sage: »**Und wenn Sie jetzt darüber nachdenken, wird Ihnen klar, daß die Starken ebenso wie die Schwachen manchmal weinen. Ihnen wird klar, daß auch die Starken ihre glücklichen und ihre traurigen Augenblicke haben ...**« Es handelt sich um einen Wechsel vom zu stark vereinfachenden Verständnis des Kindes zum reiferen Verständnis des Erwachsenen. »**Aber Versagen gehört zum Leben. Es ist ein fester Bestandteil eines erfolgreichen Lebens.**«

ROSSI: Wenn Sie sagen: »**Und es besteht ein großer Unterschied zwischen dem, was Menschen sind, und dem, was sie tun**« und: »**Und Sie werden Menschen, die in manchen Dingen hier und da und anderswo versagen, voll und ganz respektieren**«, nutzen Sie das Kindheitstrauma, um das reife Verständnis der Patientin zu vergrößern. So wird das Trauma in ihrer Erinnerung zu einem neuen Persönlichkeitskern, und zwar auf eine positive Weise, nicht auf die alte verletzende Art.

ERICKSON: Ja, darum geht es, wenn ich sage: »**Auf Helen eifersüchtig zu sein, als Sie noch sehr klein waren, hatte eine bestimmte Bedeutung. Für Sie als Erwachsene bedeutet Eifersucht heute etwas völlig anderes.**«

2.22 *Symptomverschreibung: Hervorrufen einer Ja-Haltung und Implikation zur Verstärkung posthypnotischer Suggestionen*

Erickson: Wenn Sie sagen, daß Sie nicht wissen, wie Sie sich bezüglich der Reise nach Mexiko verhalten sollen – nun, das kann ich für Sie regeln. **Ich kann es sehr schön für Sie lösen.** Glauben Sie, daß ich das kann?

Patientin: Ja.

Erickson: Ich kann es auf verschiedene Arten lösen. Aber ich werde Ihnen noch nicht genau sagen, wie ich es mache. Ich werde noch ein Gespräch mit Ihnen führen, denn Sie haben noch viel Arbeit vor sich. Wann soll die Reise denn stattfinden?

Patientin: Irgendwann im Juli.

Erickson: Und bis dahin sind Sie in Detroit?

Patientin: Ja.

Erickson: Haben Sie das Gefühl, daß Sie genug Zeit haben, um das Problem zu lösen?

Patientin: Ja.

Erickson: Dr. Fink hat mir eine Notiz gegeben, auf die er von Ihnen eine Antwort bekommen möchte. Wollen Sie, daß Miss Dey bei unserer nächsten Sitzung wieder dabei ist? Oder meinen Sie, daß wir auch ohne sie zurechtkommen?

Patientin: Wir werden auch ohne sie zurechtkommen.

Erickson: Um noch einmal zusammenzufassen, was wir bisher herausgefunden haben: Sie haben viele vergessene Erinnerungen, vergessene Ängste wiedergefunden. Ich habe Sie auf ein paar Möglichkeiten aufmerksam gemacht, diese Dinge [anders als bisher] zu sehen, und ich nehme an, Sie schließen sich meiner Sichtweise allmählich an. Ist das richtig? **Und beim nächsten Mal können wir am Problem Ihrer Angst vor Wasser arbeiten. Wirkt es nicht schon wesentlich kleiner auf Sie als vorher?**

Patientin: Ja.

Erickson: Jetzt möchte ich Ihnen noch einen Auftrag geben: **Versuchen Sie bis zur nächsten Sitzung auf keinen Fall zu schwimmen. Das müssen Sie versprechen, verstehen Sie?** Keine Ausflüge nach Webster Hall. Sie können Miss Deys Einladung nach Mexiko annehmen und dabei das Thema Schwimmen völlig ausklammern. Sie brauchen sich mit dieser Frage nicht mehr zu beschäftigen als damit, was Sie in Mexiko essen werden. Darüber brauchen Sie sich keine Sorgen zu machen. Ebensowenig brauchen Sie sich wegen des Schwimmens zu sorgen. Was Sie dort essen, ist eine Sache, über die Sie nicht nachzudenken brauchen, ebensowenig wie darüber, in was für einem Bett Sie dort schlafen werden. Und ganz genau so brauchen Sie auch nicht über das Schwimmen nachzudenken. Möchten Sie mir noch irgend etwas sagen?

Patientin: Nein.

ROSSI: Sie hat am Ende dieser Sitzung immer noch unaufgelöste Ängste. Deshalb nutzen Sie, während sie sich noch in Trance befindet, ihr Gefühl des *Nichtwissens*, um *scheinbar* die Verantwortung für den Umgang mit ihrer Angst vor dem Schwimmen während ihrer beabsichtigten Mexikoreise zu übernehmen. (**»Ich kann es sehr schön für Sie lösen.«**) Doch bevor Sie dies tun, führen Sie beiläufig und indirekt eine wichtige posthypnotische Suggestion ein, indem Sie sagen: **»Und beim nächsten Mal können wir am Problem Ihrer Angst vor Wasser arbeiten.«** Ebenso beiläufig bringen Sie sie anschließend dazu zuzugeben, daß die Probleme schon **»kleiner«** wirken.

Als nächstes verringern Sie ihre Ängste durch *direktes Verschreiben des Symptoms*: **»Versuchen Sie bis zur nächsten Sitzung auf keinen Fall zu schwimmen. Das müssen Sie versprechen, verstehen Sie?«** Dies scheint eine ganz direkte und offene posthypnotische Suggestion zu sein. Aber indirekt bewirkt sie per Implikation etwas, das Ihnen besonders wichtig ist. Diese posthypnotische Suggestion auszuführen wird ihr ganz sicher leicht fallen, weil sie ja ihr Symptom ist und weil dieses Symptom durch die Kraft ihrer lebenslang bestehenden Schwimmangst unterstützt wird. Und weil es der Patientin so leicht fällt, diese posthypnotische Suggestion auszuführen, wird bei ihr eine Ja-Haltung oder eine akzeptierende Haltung aktiviert, die zur Verstärkung der anderen sehr wichtigen therapeutischen Suggestionen beiträgt, die Sie ihr kurz vorher so beiläufig gegeben haben (daß weiter an der Phobie gearbeitet werden muß und daß die Phobie schon wesentlich kleiner wirkt). Die wichtige Entlastung, die durch Ihre Symptomverschreibung im Unbewußten der Patientin stattfindet, absorbiert nun ihre gesamte Aufmerksamkeit, so daß die beiden wichtigeren, aber beiläufig plazierten therapeutischen Suggestionen in ihr Unbewußtes sinken können. Dort können sie die Grundlage für die spätere Heilung schaffen, ohne durch Verzerrungen und Ängste von Seiten des Bewußtseins behindert zu werden.

Auf einer anderen Ebene ermöglicht Ihnen die Symptomverschreibung auch implizit die Kontrolle über das Symptom: Wenn die Patientin aufgrund Ihrer Suggestion das Symptom zu aktivieren vermag, kann sie vermutlich später lernen, es auf Ihre Suggestion hin zu deaktivieren.[1]

2.23 *Nichtwissen und Symptomverschreibung in der therapeutischen Arbeit: Ein Bonmot als Form verschlüsselter Zwei-Ebenen-Kommunikation*

Erickson: Ist dieses Gekritzel hier unten etwas, worüber Sie sprechen wollen? Lassen Sie Ihre Hand die Antwort schreiben. [*Patientin schreibt »nein«.*] Sind Sie da sicher? **Ich möchte, daß Sie nach dem Aufwachen eine Lucky Strike vorziehen.** Werden Sie das tun?

Patientin: Ja.

Erickson: Außerdem möchte ich, daß Sie nach dem Aufwachen zu schätzen wissen, wie gut Sie heute Abend gearbeitet haben. Es fällt mir schrecklich schwer, Ihnen zu sagen, wie gut Sie gearbeitet haben. Sie selbst haben nicht die erforderliche Qualifikation und das notwendige Verständnis, das Sie brauchen, um erkennen zu können, daß Sie heute Abend eine riesige Menge Arbeit erledigt haben. Als Krankenschwester wissen Sie, daß ein Chirurg, der eine Kolotomie [Dickdarmöffnung] durchgeführt hat, eine sehr wichtige Arbeit erledigt hat, aber Sie wissen aus eigener Erfahrung auch zu würdigen, daß hinter jeder erfolgreichen Operation viele Ausbildungsjahre und lange Erfahrung stehen und daß Begabung und Training die Voraussetzungen für jede Operation sind. Ist es nicht so?

Patientin: Ja.

Erickson: Und wenn ich sage, daß Sie erstaunlich kompetent gearbeitet haben, meine ich das so. Auch wenn **Sie eigentlich nicht wissen, was genau Sie tatsächlich getan haben und wie Sie es getan haben.** Ihnen ist nicht klar, was Sie meinten oder was Sie sagten, als Sie erklärten, Sie hätten im Alleingang den Krieg verloren. Das ist kein richtiges Bonmot. Es sollte eins sein, aber ich nehme an, daß Ihnen irgendwie klar ist, daß es kein Bonmot war. Sie hatten den Krieg verloren. Wissen Sie, was es war? Gibt

---

1 Viele Beispiele für Möglichkeiten, die Symptomverschreibung zu nutzen, um Patienten zu helfen, ihre eigenen Symptomreaktionen unter Kontrolle zu bringen, werden beschrieben in: Rossi 1986b/1991 *(Die Psychobiologie der Seele-Körper-Heilung)* und Rossi & Cheek 1988 *(Mind-Body Therapy).*

es im Wort Krieg [engl. *war*] noch zwei weitere Buchstaben? Antworten Sie mit Ihrer Hand. [*Patientin schreibt »ja«.*] Wissen Sie, welche Buchstaben es sind? [*Patientin schreibt »ja« und dann die Buchstaben* **t-e**.] Was bedeutete es, als Sie den Krieg verloren? Das ist sehr schmerzhaft und qualvoll, nicht wahr? Sie haben eine schmerzhafte Angelegenheit verloren, also etwas, das man eigentlich gern los wird, oder nicht? Nun dämmert Ihnen wahrscheinlich, warum ich mir wegen Ihrer Reise keine Sorgen mache. Verstehen Sie? Ist das nicht herrlich? [*Patientin lacht.*] Und noch etwas: Ich möchte Ihnen dafür danken, daß Sie mir so großzügig und liebenswürdig gestattet haben, Dinge auf meine Weise zu tun. Ich schätze das sehr. Es ist sehr freundlich von Ihnen, mich Dinge auf meine Weise tun zu lassen, und als Gegenleistung werde ich versuchen, viele Dinge auf Ihre Weise zu tun. Ist das eine faire Vereinbarung?

Patientin: Ja.

Rossi: Auf eine für Sie typische Weise bringen Sie hier Ihre Wertschätzung für die Arbeit der Patientin zum Ausdruck und fügen Ihre Ansichten darüber hinzu, daß sie *nicht gewußt* habe, **»was genau Sie tatsächlich getan haben und wie Sie es getan haben«**. Dadurch geben Sie ihrem Unbewußten Vorrang und die Macht, obwohl Sie ihr vorher geholfen haben, soviel wie möglich bewußt zu verstehen.

Erickson: Wie hat sie ihre Angst vor Wasser verloren? Sie hat das *»t-e«* zum Krieg [engl. *war*] hinzugefügt, und dadurch das *Wasser* [engl. *water*] verloren.

Rossi: Das verstehe ich nicht.

Erickson: Ich sagte ihr, sie werde etwas verlieren. Sie verliert die beiden Buchstaben von *Wasser* [*water*], so daß *Krieg* [*war*] entsteht.

Rossi: Ihre Erklärungen strapazieren die Bereitschaft, Ihnen zu glauben; sie hat doch nur ein paar Buchstaben verloren! Ich habe mich gefragt, ob es irgendeine symbolische Beziehung zwischen den Wörtern *Krieg* und *Wasser* gibt, habe aber keine gefunden. [*Rossi faßt nun den ganzen Fall bis zum augenblicklichen Stand zusammen, wobei er sich an Tafel 1 orientiert.*] Am Ende jener Sitzung [Abschnitt 2.15] hätten die meisten einsichtsorientierten Therapeuten den Fall wahrscheinlich abgeschlossen in der Annahme, Janes Symptome würden nun verschwinden, weil der Prozeß des Verstehens und Durcharbeitens abgeschlossen sei. Doch statt sie zum Schwimmen zu ermutigen, tun Sie das Gegenteil und verschreiben

praktisch das Symptom [Abschnitt 2.22]. Warum hatten Sie nach all der Einsicht immer noch das Gefühl, sie sei nicht bereit zu schwimmen?
ERICKSON: Über Ihre Kindheitssituation stehen uns nur Annahmen zur Verfügung. Auch nach all Ihren theoretischen Erwägungen wissen wir immer noch nicht, wie die Situation wirklich beschaffen war. Durch das Verschreiben des Symptoms belege ich ihr Schwimmen mit *meinem* Verbot.
ROSSI: Dann ist es jetzt Ihr Verbot zu schwimmen, nicht ihr eigenes. Das ist entscheidend bei der Symptomverschreibung: Man kann das Verbot später verändern.
ERICKSON: Ja, *mein* Verbot kann ich ändern!
ROSSI: Es fällt ihr viel schwerer, ihr eigenes Verbot zu ändern. Das ist also die wichtige Veränderung, die bei der Symptomverschreibung stattfindet: *An die Stelle des Schwimmverbots, das aus ihrem Geist stammt, setzen Sie Ihr Verbot!*
ERICKSON: Ja! [*Er erzählt einen Fall, in dem er einem Paar half,* donnerstags *ehelichen Verkehr zu haben, indem er darauf beharrte, daß die beiden es* freitags *tun sollten.*[1] *Entscheidend war, daß sich die junge Braut durch Ericksons »Anmaßung, den Tag zu bestimmen«, »verletzt« fühlte. Deshalb verkehrte sie einen Tag früher ehelich, »weil sie den Tag selbst bestimmen wollte«!*]
ROSSI: In diesem Fall haben Sie also das Symptom verschrieben, indem Sie das Paar aufforderten, die Ehe bis zu einem bestimmten Zeitpunkt nicht zu vollziehen. Dadurch wurde die Frau dazu provoziert, auf ihrer Entscheidungsfreiheit zu beharren, indem sie einen Tag früher ehelich verkehrte, als Sie ihr erlaubt hatten!

2.24 *Erwachen aus der Trance: Ausführen einer unbedeutenden posthypnotischen Suggestion; die Patientin erhält Gelegenheit, dem Therapeuten gegenüber Feindseligkeit auszudrücken und sie auf ihn zu richten*

Erickson: Und wenn Sie auf mich wütend sein wollen, dann fangen Sie am besten gleich damit an. Auf einen Psychiater kann man wütend werden, ohne daß er das persönlich nimmt. Schlafen Sie nun ein, und wachen Sie auf.

---

1 Siehe »Patient H« in »*Besondere Techniken zur Kurzzeit-Hypnotherapie*«, Erickson 1954b/1980/1998, GS 5, S. 202–232.

Schließen Sie die Augen, und schlafen Sie tief. Gab es noch etwas, das Sie sagen wollten? Schließen Sie die Augen, und schlafen Sie tief. So ist es gut. Wachen Sie nun allmählich auf, und fühlen Sie sich erfrischt und lebendig, wenn auch ein wenig müde. Aber genießen Sie wirklich, wach zu sein.

Patientin: Hallo allerseits. [*Greift nach einer Zigarette.*] Kann ich eine von Ihren [**den Lucky Strikes**] haben? Sie würden wohl keine Phillip Morris wollen?

Erickson: Das haben Sie wunderbar gesagt. Ich würde keine wollen.

Patientin: Wenn Schwester Louisa mich jetzt sehen könnte! Ich habe Ihnen nichts davon erzählt, aber der Priester, der uns einen Vortrag über Psychoanalyse gehalten hat – ich möchte, daß Sie das klar sehen – ich spiele mit dem Teufel. Und Sie auch!

Erickson: Nun, ich glaube, ich bin in der Lage, ihn aus der Fassung zu bringen. Den Teufel, meine ich.

Fink: Gibt es auf dem zweiten Brett im Bücherschrank etwas, wozu Sie eine Frage haben?

Patientin: Mr. Estabrooks? Da fällt mir etwas ein. Sie kennen Mr. Estabrooks, einen Ihrer Freunde. **Er sagt schlimme Dinge über Sie** – eigentlich nicht so schlimm – aber er sagt, Sie glauben nicht, daß ein Mensch, der sich in Hypnose befindet, einen anderen umbringen kann. Er sagt, es gehe dabei einzig und allein um die Einstellung des Hypnotiseurs – wenn man wirklich denke, daß Hypnotisierte es tun würden, würden sie es tun. Er sagt ein paar ziemlich üble Dinge über Sie [*an Erickson gerichtet*].

Beatty: Er scheint ziemlich gut darin zu sein.

Erickson: Wissen Sie, **ich habe sein Buch auseinandergenommen**, auf eine ziemlich unfreundliche Art.

Beatty: Ich frage mich, ob viele Exemplare davon verkauft wurden (Estabrooks 1943).

Patientin: Das Exemplar in der Bibliothek wirkt ehrlich gesagt **ziemlich abgenutzt**.

Fink: Seit kurzem?

Patientin: Ann und ich haben darin gelesen. Father Patrick hatte gerade seine Vorlesung über Psychoanalyse und darüber, daß wir uns von Freuds Büchern fernhalten sollten, abgeschlossen. Deshalb bin ich in die Bibliothek gegangen, um mir eines seiner Bücher auszuleihen. Wir müssen es verstecken, denn sie schauen hin und wieder in unseren Zimmern nach, welche Bücher wir lesen.

Erickson: Dem Priester ist es offenbar sehr erfolgreich gelungen, Ihr Interesse an Freud zu wecken. Fühlen Sie sich ein wenig müde?

Patientin: Ein wenig, aber nicht besonders. Ich habe gerade drei Operationen mit Dr. Roberts hinter mir, bei denen nichts so lief, wie es sollte – so wie üblich.

Erickson: Möchten Sie mich noch etwas fragen?

Patientin: Nein. Nicht, daß ich wüßte. Wahrscheinlich werde ich darüber nachdenken, wenn ich wieder zu Hause bin.

Erickson: Möchten Sie darüber nachdenken, während Sie noch hier sind?

Patientin: Nein – nein.

ROSSI: In diesem letzten Abschnitt der Sitzung realisiert sie die posthypnotische Präferenz für Lucky Strikes, die Sie im vorigen Abschnitt suggeriert haben. **»Ich möchte, daß Sie nach dem Aufwachen eine Lucky Strike vorziehen.«** Warum haben Sie das getan? Wollten Sie nur eine posthypnotische Suggestion demonstrieren, oder war dies ein Marker, der Ihnen helfen sollte, die Fähigkeit der Patientin, posthypnotische Suggestionen auszuführen, zu prüfen?

ERICKSON: [*Nickt indifferent.*]

ROSSI: Sie geben ihr am Ende dieser Sitzung Gelegenheit, Feindseligkeit Ihnen gegenüber auszudrücken. Sie halten das für wichtig und unvermeidbar, weil Patienten es sehr konkret verübeln, wenn man ihnen Symptome wegnimmt. Deshalb geben Sie ihnen die Möglichkeit, ihre Feindseligkeit zu erkennen, sie zu neutralisieren und zu verschieben, damit sie diese nicht durch Festhalten am Symptom zum Ausdruck bringen.

Die Patientin greift Ihre Suggestion, Feindseligkeit zum Ausdruck zu bringen, allem Anschein nach nicht offensichtlich auf, sondern drückt sie stattdessen in verschiedener Hinsicht versteckt aus, indem sie berichtet, Dr. Estabrooks sage in seinem Buch **»schlimme Dinge über Sie«**. Im nächsten Moment versetzt sie einen weiteren »Hieb«, indem sie sagt, Estabrooks' Buch sei **»ziemlich abgenutzt«** (was bedeutet, daß es *viel gelesen* wird), obwohl Sie **»sein Buch auseinandergenommen haben«**, nachdem Sie es gelesen hatten.

SITZUNG III

Aktivieren und Nutzen psychodynamischer Prozesse

Bei der dritten Sitzung im Jahre 1945 anwesend: Dr. Milton H. Erickson, Dr. Jerome Fink, die Patientin (die auch »Miss S.« und »Jane« genannt wird) und die Freundin der Patientin, »Ann Dey«. *Bei der Kommentierung im Jahre 1979 anwesend:* Dr. Milton H. Erickson und Dr. Ernest L. Rossi.

3.0 Überprüfung und Wiederholung vorheriger hypnotischer Arbeit; Ursache von Kopfschmerzen infolge von Hypnotherapie

Erickson: Nun, Jane, was steht denn heute Abend auf dem Programm?

Patientin: Seit ich hier bin, versuche ich, mich zu erinnern, was ich in Kurzschrift aufgeschrieben hatte ... Ich soll mich heute Abend, wenn ich hier weggehe, nicht mehr vor dem Schwimmen oder vor Wasser fürchten. Richtig?

Erickson: [Und zwar] mit einem besseren Verständnis. Erinnern Sie sich noch, wie das geschehen soll?

Patientin: Nein. Ich erinnere mich an ein paar Dinge. Dr. Fink, wissen Sie noch? Ich hatte Ihnen von »diesem verdammten Krieg« erzählt und dann *t-e* hinzugefügt [so daß aus Krieg *(war)* Wasser *(water)* wurde]; und dann war da noch ein langes Wort, aber ich weiß immer noch nicht welches.

Erickson: Sonst noch was?

Patientin: Oh ja. Ich habe meine Mutter, meinen Vater und meine kleine Schwester sehr gehaßt. Wie war das doch gleich? Ich könnte auch sagen, daß es nicht unbedingt das Wasser sein muß, wovor ich Angst haben sollte. Das war im Grunde eine Verschleierung. Ich war ziemlich wütend auf meine Mutter und meinen Vater, aber statt weiter auf sie wütend zu sein, fing ich an, das Wasser zu hassen. Das habe ich mir übrigens selbst überlegt ... Da war noch etwas anderes ... Sie haben etwas über verdrängte Gefühle gesagt. Sie schienen anzunehmen, ich hielte es für ein Zeichen von Schwäche, zu weinen und Dummheiten zu machen, aber ich glaube nicht, daß das so ist.

Erickson: Was glauben Sie denn?

Patientin: Ich glaube nicht, daß das so ist. Jedenfalls glaube ich nicht, daß ich glaube, daß das so ist. Wenn ich andere Menschen weinen und ähnliches durchmachen sehe, denke ich nie, daß sie schwach sind.

Erickson: Aber wenn es um Sie selbst geht, halten Sie es für Schwäche.

Patientin: Es kommt darauf an, warum ich geweint habe.

Erickson: Sonst noch etwas?

Patientin: Ja. Ich weiß, daß ich etwas vergessen habe.

Erickson: Wie fühlten Sie sich nach der letzten Sitzung?

Patientin: **Ich hatte wahnsinnige Kopfschmerzen.** Ansonsten ist mir ziemlich viel klar geworden. Ich hätte niemals geglaubt, daß ich Mutter und Vater und dazu Helen hätte erwürgen können.

Erickson: Was empfinden Sie, nachdem Sie diese Dinge entdeckt haben?

Patientin: Es ist sehr interessant. Wahrscheinlich wäre es auch gut, wenn ich wüßte, wie ich sie nutzen könnte, nachdem ich sie nun entdeckt habe. Es ist, als hätte man ein Auto und könnte es nicht fahren.

Erickson: So etwas lernt man mit der Zeit.

Patientin: Ja.

ROSSI: Diese Sitzung fand Ende Juni statt, etwa drei Wochen nach der vorherigen, in der die Patientin einen umfassenden Einblick in die psychodynamischen Prozesse in ihrem Inneren erlangt hatte. Am Ende jener Sitzung hatten Sie ihr suggeriert, sie solle noch nicht zu schwimmen versuchen. Sie beginnen diese neue Sitzung, indem Sie die Auswirkungen der vorangegangenen Arbeit überprüfen, so wie es für Sie typisch ist. Auf Ihre Frage hin, wie sie sich nach der Arbeit gefühlt habe, berichtet sie: »**Ich hatte wahnsinnige Kopfschmerzen.**« Haben Sie eine Ahnung, was diese Kopfschmerzen verursacht haben könnte? Sie hat einmal gesagt, sie habe auch nach ihrer Hypnosesitzung bei Dr. Fink Kopfschmerzen bekommen.

ERICKSON: Ja, in der vorigen Sitzung offenbarte sie alle ihre Erinnerungen, aber nun hat sie wieder eine Amnesie. Sie hat den Überblick verloren. Sie kann sich nur an einen kleinen Teil erinnern.

ROSSI: Ist das so, weil sie sich deswegen immer noch in einem Konflikt befindet?

ERICKSON: Nein, sie haßt Helen. Warum? Weil Helen schwer war und sich am Waschbottich festhielt; deshalb war der Unfall nicht Janes Schuld. Ihre Mutter hatte alle Vorfälle, die Jane in der vorigen Sitzung erwähnt hatte [siehe die Übersicht in Tabelle 1, Abschnitt 2.15], falsch verstanden, ebenso wie ihr Vater. Sie sehen, es handelt sich um ein großes Bild mit vielen Elementen.

ROSSI: Und es ist wichtig, sämtliche Elemente der Situation zu verstehen.

ERICKSON: Und Kopfschmerzen hat sie bekommen, weil sie versucht hat, all diese Elemente in ihrem Geist zu ordnen.

ROSSI: Dann hat die harte Arbeit, die große geistige Anstrengung die Kopfschmerzen verursacht.

3.1 Tranceinduktion durch motivierende Fragen, die das Bewußtsein nicht beantworten kann; scheinbarer Widerstand gegen Tranceinduktionen als Angebot einer Gegenleistung; Widerstand und Lachen als emotionale Balance und Befreiung in der Übertragung

Erickson: Haben Sie viel über das Schwimmen nachgedacht?

Patientin: Letzte Woche wäre ich fast schwimmen gegangen.

Erickson: Warum haben Sie es nicht getan?

Patientin: Ich dachte mir, ich sollte es besser nicht tun.

Erickson: Warum?

Patientin: Sie haben es mir doch verboten. Deshalb beschloß ich, es zu lassen.

Erickson: Wie fühlen Sie sich aufgrund Ihrer Entscheidung, nicht zu schwimmen?

Patientin: Nicht besonders schlecht. Ich wollte es eigentlich sowieso nicht. Gewöhnlich bin ich nur zum Schwimmen gegangen, wenn ich keine Möglichkeit sah, mich davor zu drücken.

Erickson: Wie große Probleme hatten Sie, wenn Sie versuchten, sich davor zu drücken?

Patientin: Gar keine. Ich hab ihr[1] einfach gesagt, ich könnte nicht.

Erickson: Und wie haben Sie sich dabei gefühlt?

Patientin: Nicht besonders schlecht. Ich weiß auch nicht warum. Sie fragte mich, und ich sagte nein, obwohl ich ihr nicht einfach hätte sagen sollen, daß ich nicht mitgehen würde.

Erickson: Haben Sie sich später dafür entschuldigt?

---

1 Bezugsperson nicht genannt. Vermutlich Ann Day. Anm. d. Ü.

Patientin: Nein.

Erickson: Was hätten Sie im vergangenen Mai getan?

Patientin: Wahrscheinlich wäre ich mitgegangen. Sie ist ziemlich hartnäckig, und wenn ich sie nur schief angucke, fühlt sie sich schon verletzt.

Erickson: Wie sonst hätten Sie sich im vorigen Mai gefühlt?

Patientin: Mal überlegen. Wahrscheinlich hätte ich mir eine Million Entschuldigungen ausgedacht, aber ich hätte ihr nicht gesagt, daß ich einfach nicht mitkommen wollte. Ich wäre dann sehr wütend auf mich selbst gewesen, und wenn es mir nicht gelungen wäre, mich aus der Affäre zu ziehen, wäre ich mitgekommen und hätte mich jede Minute darüber geärgert.

Erickson: Und diesmal war das nicht so?

Patientin: Nein.

Erickson: Glauben Sie, Sie könnten das noch einmal so machen?

Patientin: Wahrscheinlich nicht.

Erickson: Hat Sie die Einladung auch diesmal verängstigt, so wie im vergangenen Mai?

Patientin: Nein, ich glaube nicht, daß ich verängstigt war. Ich wollte einfach nicht mitgehen.

Erickson: Hätte die Einladung Sie im vergangenen Mai verängstigt?

Patientin: Nun, wenn Sie mich fragten, konnte ich mir natürlich immer einen guten Grund dafür ausdenken, warum ich nicht mitgehen könnte.

Erickson: Und Sie konnten entweder ja oder nein sagen?

Patientin: Uhmm.

Erickson: Finden Sie, es war fair, Sie um dieses Versprechen zu bitten?

Patientin: Sicher. Ich meine, Sie hätten mich nicht darum gebeten, wenn es nicht fair gewesen wäre.

Erickson: Wir empfinden solche Dinge manchmal als unfair.

Patientin: Vielleicht dann, wenn ich vor Sehnsucht, schwimmen zu gehen, gestorben wäre – ich war aber froh, daß ich einen Grund hatte, nicht zu gehen.

Erickson: Wann brechen Sie zu diesem Sommerausflug auf?

Patientin: Am fünfzehnten Juli – stimmt doch, Ann, oder?

Erickson: Und bereiten Sie sich irgendwie darauf vor?

Patientin: Ich werde bis zum fünfzehnten Juli viel Geld ausgeben.

Erickson: Wofür?

Patientin: Ich weiß, was Sie von mir hören wollen. Sie möchten, daß ich sage, ich werde mir einen Badeanzug kaufen. Das werde ich wohl tatsächlich tun müssen.

Erickson: Warum?

Patientin: Weil man ohne nicht schwimmen kann.

Erickson: Warum brauchen Sie denn einen neuen?

Patientin: Weil ich etwas zu feiern habe. Schließlich sollte man hin und wieder etwas feiern.

Erickson: Möchten Sie sonst noch etwas erwähnen?

Patientin: Oh ja. Ich habe in dem, was ich Ihnen vorher erzählt habe, einen Fehler gefunden. Ich hatte gesagt, als ich Helen aus dem hohen Kinderstuhl geworfen habe, hätte ich sie zur Tür ziehen wollen. Ich habe Mutter danach gefragt, und ihrer Meinung nach war es anders. Sie glaubt, ich hätte versucht, Helen ins Eßzimmer zurückzubringen, wo Vater war. Zumindest konnte man wohl daraus, wie der Stuhl lag, wie Helen lag und wie ich selbst lag, schließen, daß es so gewesen sein muß.

Erickson: Entscheidend ist natürlich, wie Sie selbst sich an den Vorfall erinnern. Verändert diese andere Sicht die Geschichte denn wirklich grundsätzlich?

Patientin: Nein. Ich habe mich nur gefragt, wie dieser Fehler entstanden sein kann. Theoretisch ist so etwas doch gar nicht möglich, oder?

Erickson: Angenommen, Sie erinnern sich an etwas, das mit einem bestimmten roten Buch im Bücherschrank zusammenhängt. Und dann schauen Sie im Bücherschrank nach und stellen fest, daß es sich gar nicht um ein rotes Buch handelt … in Wirklichkeit ist das Buch blau. Solche Irrtümer kommen vor. Es geht dabei um Ihre eigene Einstellung zu dem Buch. Sonst noch etwas?

Patientin: Mal überlegen. Nein, ich glaube nicht.

Erickson: Wissen Sie, wie Ihre wahren Gefühle im Moment aussehen?

Patientin: Bezogen worauf?

Erickson: Das Schwimmen.

Patientin: Nun, ich glaube, ich kann es jetzt versuchen. Ich meine, es gibt keinen logischen Grund, sich davor zu fürchten. Vorher gab es natürlich auch keinen. Ich weiß nicht, ob ich mich fürchten würde. Ich glaube aber nicht.

Erickson: Möchten Sie wirklich herausfinden, wie Sie sich dabei fühlen?

Patientin: Sicher.

Erickson: Wie würden Sie vorgehen?

Patientin: Einfach schwimmen gehen und schauen, was passiert.

Erickson: Gibt es noch eine andere Möglichkeit?

Patientin: Ich glaube nicht.

Erickson: **Würden Sie gern herausfinden, ob es noch eine andere Möglichkeit gibt?**

Patientin: Wie sollte die andere Möglichkeit aussehen?

Erickson: **Möchten Sie es herausfinden?**

Patientin: Er beantwortet einfach keine Frage. Natürlich.

Erickson: **Angenommen, Sie schlafen jetzt ein.**

Patientin: Ich werde nicht einschlafen. Ich werde herausfinden, ob Mr. Estabrook recht hat oder nicht.

Erickson: Wirklich?

Patientin: Uhmm.

Erickson: Möchten Sie wissen, ob ich recht habe?

Patientin: Klar. Warum nicht? [*Erickson prüft Exemplare seiner Veröffentlichungen.*] Er wird seine ganze Bibliothek durchsuchen.

Erickson: Sehen Sie, hier habe ich das gleiche gesagt wie Estabrooks.

Patientin: Das ist bedauerlich.

Erickson: Ich bin also der gleichen Meinung wie Estabrooks. Ein paar Dinge, die er in seinem Buch schreibt, sind korrekt. Und das ist einer von den Punkten, in denen ich seine Meinung teile.

Patientin: Einer von wenigen?

Erickson: Ja. Wie lange wollen Sie herauszufinden versuchen, ob Estabrooks recht hat?

Patientin: Wenn Sie es sagen, werde ich Ihnen wohl glauben. Wie steht es mit Hypnose, während ein Mensch schläft? Er sagt, wenn man mit einem Schlafenden zu reden anfängt, bekommt man keine Einwilligung oder keine Mißbilligung.

Erickson: Ich kann mich nicht an die Stelle erinnern, aber irgendwo sagt Estabrooks, daß Hypnose und Schlaf völlig verschiedene Dinge sind. Er sagt auch, das eine könne in das andere umgewandelt werden. Anderswo wieder sagt er, beide seien identisch. Er kann sich einfach nicht entscheiden.

Patientin: Wo bleibt bei all dem die Wahrheit?

Erickson: Die Wahrheit ist: Wenn man einen Schlafenden hypnotisieren will, muß man ihn aus dem Schlaf aufwecken.

Patientin: Das muß ich mir aufschreiben. »Dr. Erickson sagt ...«

Erickson: Angenommen Sie schlafen jetzt ein.

Patientin: Meinen Sie, das sollte ich?

ROSSI: Das ist eine Ihrer Lieblingsmethoden der Tranceinduktion: *Sie stellen eine Reihe motivierender Fragen, die das Bewußtsein nicht beantworten kann.* Der Patient kann die Antwort nur finden, wenn er nach innen geht und ein paar Minuten nachdenkt. Dieses Nach-Innen-Gehen läßt sich leicht zu einer Trance vertiefen, wenn man es als »Schlaf« bezeichnet und impliziert, daß der Patient in Hypnose versetzt werden wird, damit sein Unbewußtes die Antwort offenbaren kann. Viele Ihrer Fragen, die das Bewußtsein nicht zu beantworten vermag, dienen natürlich dazu, bei der Patientin Einstellungen zu aktivieren, die die Erfahrung der Altersprogression[1] fördern, die in Kürze stattfinden wird. Ein Beispiel hierfür ist Ihre Frage: »**Würden Sie gern herausfinden, ob es noch eine andere Möglichkeit gibt?**«

Die Patientin zeigt eindeutig Widerstand gegen die Tranceinduktion, wenn sie auf Ihre Fragen über ihre Gefühle ebensowenig antwortet wie auf Ihre Suggestion »**Angenommen, Sie schlafen jetzt ein**«. Sie implizieren, daß sie in Trance fallen muß, um sich über ihre Gefühle klar zu werden. Dann wird Ihnen plötzlich klar, daß Sie möglicherweise am besten an ihre Frage über Mr. Estabrooks anknüpfen, in der, wie wir aus der vorherigen Sitzung wissen, indirekte Feindseligkeit Ihnen gegenüber zum Ausdruck kommt. Aber warum ist ihr Widerstand diesmal so stark?

ERICKSON: Wenn man im Alltagsleben jemanden dazu bringen will, etwas für einen selbst zu tun, erreicht man das in der Regel am besten, indem man zunächst selbst etwas für die betreffende Person tut. Deshalb lasse ich zu, daß sie einen Streit mit mir beginnt.

ROSSI: Sie überlassen ihr also die Kontrolle?

ERICKSON: Für den Moment.

ROSSI: Damit sie später Ihnen die Kontrolle übergibt – sozusagen eine Hand wäscht die andere?

ERICKSON: Uhmm.

ROSSI: Und weil sie schrecklich viel von Ihnen hat einstecken müssen, muß sie die Möglichkeit erhalten, es auch Ihnen einmal zu »geben«!

ERICKSON: Genau so ist es.

ROSSI: Das ist ein fester Bestandteil Ihrer Arbeit. Sie geben den Patienten, mit denen Sie arbeiten, immer Gelegenheit, ihre Feindseligkeit und

---

1 Ausführliche Beschreibung des Phänomens der Zeitverzerrung und ihrer therapeutischen Nutzung siehe Erickson/Rossi 1980/1995–1998, GS 3, Teil IV, S. 302–408.

ihren Unmut über das, was sie von Ihnen einstecken müssen, zu entladen. Die meisten Therapeuten tun das nicht. Möglicherweise ist ein großer Teil des Widerstands nichts anderes als eine Art, das emotionale Konto zwischen Therapeuten und Patienten auszugleichen.

ERICKSON: Ist Ihnen das starke Gelächter aufgefallen? [*Hier bezieht sich Erickson auf einen anderen Fall aus neuerer Zeit, bei dem Dr. Moore und ich zugegen waren. In diesem Zusammenhang hatte das Gelächter des Patienten die Funktion, die Entladung starker aufgestauter Feindseligkeit und starken Widerstandes zu überdecken.*]

3.2 Eine Tranceinduktion, die Motivation und Verhalten des Patienten durch eine kontingente Suggestion nutzt: Umdeutung von Widerstand in Kooperation

Erickson: Angenommen, Sie schlafen jetzt ein.

Patientin: Also gut, ich werde schlafen. Darf ich meine Zigarette weiterrauchen?

Erickson: Nachdem Sie eingeschlafen sind, ja. Schlafen Sie jetzt ein. Schlafen Sie ein. Schlafen Sie tief. Und **sobald Sie fest schlafen, möchte ich, daß Sie mit dem Rauchen anfangen.** Sobald Sie schlafen, fest schlafen, möchte ich, daß Sie an Ihrer Zigarette ziehen. Und schlafen Sie tief und fest. Tief und fest. Sinken Sie in tiefen Schlaf. Schlafen Sie angenehm und gut. Schlafen Sie tief und fest ein. Schlafen Sie tief. Schlafen Sie tief. Nehmen Sie einen Zug aus Ihrer Zigarette, sobald Sie schlafen. [*Die Patientin zieht an der Zigarette.*] Schlafen Sie fester, als Sie jemals vorher geschlafen haben. Und genießen Sie die Zigarette. Und das werden Sie, nicht wahr? Und Sie werden weiter fest schlafen. Tiefer und behaglicher Schlaf. Und Sie schlafen. Und Sie werden weiter schlafen, nicht wahr? Und Sie genießen Ihre Zigarette. Rauchen Sie weiter. [*An die Beobachter gerichtet*] Achten Sie auf die Umwandlung eines Objekts des Widerstandes in ein Objekt der Kooperation. [*Wieder zur Patientin*] Und schlafen Sie nun tief? [*Patientin nickt.*] Erinnern Sie sich an die Dinge und verstehen Sie die Dinge, die Sie erlebt haben? Fühlen Sie sich wohl damit? Sind Sie ihretwegen deprimiert?

Patientin: Nein.

Erickson: Freuen Sie sich, nun besser zu verstehen, was geschehen ist?

Patientin: Ja.

Erickson: Sind Sie zuversichtlich, wenn Sie daran denken, was heute Abend geschehen wird?

Patientin: Ja.

Erickson: Glauben Sie, daß es eine andere Möglichkeit gibt herauszufinden, wie Sie sich beim Schwimmen fühlen werden, als die, es einfach auszuprobieren?

Patientin: Wahrscheinlich gibt es eine.

Erickson: Können Sie sich vorstellen, worin sie bestehen könnte? Ich möchte, daß Sie weiterschlafen, immer tiefer schlafen. Rauchen Sie gern Zigaretten? Würden Sie gern damit aufhören? Nehmen Sie noch einen Zug, und genießen Sie ihn. Sie schlafen immer fester. Sie schlafen tief und angenehm. Möchten Sie noch einen Zug? Nehmen Sie einen. [*Patientin löscht die Zigarette.*] Ich werde hier eine Frage für Sie aufschreiben. Lassen Sie Ihre Hand die Antwort schreiben. Ja oder nein. Antworten Sie ja oder nein.

ROSSI: Sie nutzen den Wunsch der Patientin zu rauchen, um eine hypnotische Induktion zu fördern, indem Sie eine kontingente (bedingte) Suggestion verwenden: **»Sobald Sie fest schlafen, möchte ich, daß Sie mit dem Rauchen anfangen.«** Dies ist ein gutes Beispiel für Ihre Utilisationsmethode. Sie nutzen jedes Verhalten, das auszuführen ein Patient motiviert ist, und lassen Ihre hypnotischen Suggestionen darauf »mitreisen«. So lassen sich sogar Verhaltensweisen, die als Widerstand auftreten, umdeuten und in den Therapieprozeß einbeziehen.

ERICKSON: Ja, und dadurch entsteht die Situation, in der ihre Hand als Antwort ja oder nein schreiben kann.

ROSSI: Übrigens fällt mir auf, daß Sie 1945, also zu der Zeit, als diese Arbeit stattfand, viel öfter nach Art der traditionellen autoritären Hypnose mit Wiederholungen gearbeitet haben.

ERICKSON: Das war deshalb so, weil es sich um einen experimentellen Fall handelte und wir uns auf die Psychodynamik konzentrierten.

3.3 *Pseudoorientierung auf die Zukunft hin; implizite Direktive mit einem Verhaltenssignal für Somnambulismus*

Erickson: Schlafen Sie fest. Schlafen Sie weiter tief. Und jetzt möchte ich, daß Sie sich an einiges erinnern, was geschehen ist. Ich möchte, daß Sie sich erinnern, wie schnell sich die Zeit verändert hat. Das hat sie doch, nicht wahr? Nun möchte ich, daß Sie verstehen, daß Sie genau zuhören und verstehen, daß sich die Zeit erneut verändern wird. Es ist jetzt Juni 1945.

Und ich werde die Zeit nun erneut verändern. Ich möchte, daß Sie den Juni 1945 vergessen. Sie vergessen Juni 1945 und können mir trotzdem zuhören und mich verstehen. Die Zeit wird sich ändern, und Sie werden nicht wissen, was für ein Tag oder Monat ist; und das wird Ihnen gleichgültig sein. Sie werden einfach tief und fest und angenehm schlafen. Es wird Ihnen sogar egal sein, was für ein Tag ist. Sie wollen nur schlafen. Und nun verändert sich die Zeit, und ich möchte, daß Sie erkennen, wie schnell sich die Zeit verändert hat. Sie wissen immer noch nicht, welcher Tag ist, und es ist Ihnen egal. Bald wird August 1945 sein. August 1945. Und es wird wirklich August 1945 sein, und bevor August 1945 ist, müssen viele Dinge mit Ihnen geschehen. Viele verschiedene Dinge. Und ich möchte, daß diese Dinge nun ganz langsam mit Ihnen geschehen. Ich möchte, daß sie durch Ihren Geist ziehen – an jedem Tag im Juli und an jedem Tag in der ersten Augustwoche. Ich möchte, daß Ihnen diese Tage klar vor Augen stehen, bis Sie sich allmählich sogar an die letzte Woche im Juni 1945 erinnern. Und nun schlafen Sie und lassen die Zeit bis zum August 1945 vergehen. Schlafen Sie einfach weiter, während die Zeit vergeht, während Dinge mit Ihnen geschehen – viele Dinge geschehen. Und im August 1945 werden Sie mich treffen. Das werden Sie, oder nicht? **Wenn August 1945 ist, möchte ich, daß Sie mit offenen Augen schlafen und mit mir sprechen und mir erzählen, was in der letzten Juniwoche, in den Juliwochen und in der ersten Augustwoche passiert ist. Und Sie müssen mir vom Schwimmen erzählen, davon, was Sie im Hinblick darauf getan haben und wie Sie das gemacht haben.** [*Patientin öffnet die Augen.*] Hallo. [*Patientin lächelt.*] Immer noch die gleichen Leute.

Rossi: Ihr Satz »**Wenn August 1945 ist, möchte ich, daß Sie mit offenen Augen schlafen … und wie Sie das gemacht haben**« ist ein klares Beispiel dafür, wie Sie die implizite Direktive[1] verwenden, um ihr ein Verhaltenssignal zu geben, während sie sich in einem somnambulen Zustand befindet (in tiefer Trance mit offenen Augen, wobei sie handelt, als sei sie wach) und bereit ist, sich auf die Zukunft hin zu orientieren. Sie wissen, daß sie im Urlaub im Juli Gelegenheit zum Schwimmen haben wird. Deshalb pseudoorientieren Sie sie auf den noch in der

1 Siehe »Indirekte Suggestionsformen« in Erickson/Rossi 1980/1995–1998, GS 4, S. 105–138.

Zukunft liegenden August hin, den Zeitpunkt, zu dem sie nach ihrem Urlaub eine weitere Sitzung bei Ihnen haben wird. Dann soll sie Ihnen berichten, wie sie »es gemacht hat« – vermutlich, wie sie es angestellt hat zu schwimmen. Sie sagen ihr nicht direkt, daß sie während der Ferien schwimmen wird. Direkte Suggestionen könnten zuviel Widerstand wecken, auch wenn sie sich in Trance befindet. Statt dessen umgehen Ihre Suggestionen jeden Widerstand, den sie gegen erforderliche Anstrengungen oder gegen Suggestionen bezüglich des Schwimmens aufgebaut haben könnte. Die Pseudoorientierung auf die Zukunft hin ermöglicht Ihnen und ihr anzunehmen, daß ihre Bemühungen zu schwimmen erfolgreich waren und daß sie Ihnen nun nur noch zu berichten braucht, wie sie es angestellt hat.[1]

ERICKSON: Ja.

3.4 *Die Integrität der Persönlichkeit in somnambuler Trance*

Patientin: Die bösen Fünf! [*Die Patientin meint die fünf bei dieser Sitzung anwesenden Personen.*] Irgendwelche Freiwilligen für den Schädel auf dem Tisch?

Erickson: Welcher Schädel?

Patientin: Der Schädel, der da liegen sollte.

Erickson: Warum?

Patientin: Meinen Sie nicht auch, daß dort ein Schädel liegen sollte?

Erickson: Ich besitze zwei Schädel. Einen davon trage ich mit mir herum.

Patientin: »Grinse nur, du hohler Schädel.«

Fink: Hat das etwas mit der Leiche im Keller zu tun?

Patientin: Was meinen Sie mit der Leiche im Keller?

Erickson: Ich möchte nicht, daß Sie mir berichten, wie Sie heute Abend hierher gekommen sind. Aber Sie haben mir eine ganze Menge zu erzählen, nicht wahr? Wann haben wir uns das letzte Mal gesehen?

Patientin: Im Juni.

Erickson: Ja, ich trage immer noch meinen besten Anzug. [*Patientin schaut sich die Kleidung der Anwesenden an.*] Kümmern Sie sich nicht darum. Ich habe die ganze Sache arrangiert.

Patientin: Es macht mir nichts aus.

---

1 Siehe auch »Pseudoorientierung in der Zeit als hypnotherapeutische Vorgehensweise« (Erickson/Rossi 1980/1995–1998, GS 6, S. 145–177).

ROSSI: Sie haben immer wieder betont, daß Patienten in Trance ihre Persönlichkeit behalten, und was Sie damit gemeint haben, veranschaulicht der zynische Humor der Patientin in diesem Abschnitt. Dr. Fink versucht, mit einem Scherz über eine Leiche im Keller darauf zu reagieren, weil er hofft, dadurch psychodynamisches Material in Fluß zu bringen. Es zeigt sich aber, daß bei Miss S. nichts dergleichen existiert. Sie agiert, als wäre sie wach, befindet sich aber tatsächlich in einer somnambulen Trance.

ERICKSON: Ja, sie glaubt, sie sei wach.

3.5 *Verwirrung in der Zeitorientierung: Implikation und Fragen zur Aufrechterhaltung und Erweiterung der Zukunft; Keine Lügen, sondern Implikationen (»No Lies, but Implies!«)*

Erickson: Das braucht es auch nicht. Es ist Ihre Sache, ob Sie reden wollen. Wie war es in der letzten Juniwoche?

Patientin: Sie wissen ja, wie das ist. Man erwartet sehnlichst den ersten Urlaubstag. Man sieht, wie sich alle anderen auf die Abreise vorbereiten, und man haßt sie deswegen. Dann sind sie endlich weg, und alles wirkt völlig verlassen.

Erickson: Waren Sie in dieser Woche in …?

Patientin: In dieser Woche? Ich gehe jeden Samstag oder Montag dort hin.

Erickson: Welcher Wochentag ist heute?

Patientin: Ich kann diesen Kalender nicht sehen.

Erickson: Ich würde dem Kalender sowieso nicht trauen.

Patientin: Ist er auf Griechisch geschrieben?

Erickson: Welcher Wochentag ist heute?

Patientin: Mal sehen.

Erickson: Sie wissen es nicht, oder?

Patientin: Nein. Das ist zu dumm. Ich vergesse wirklich nur selten, welcher Wochentag gerade ist.

Erickson: Sie müssen über wichtigere Dinge nachdenken.

Patientin: Aber an den Wochentag sollte ich mich doch erinnern. Müssen wir jetzt wirklich herausfinden, welcher Wochentag ist?

Erickson: **Wie ist es Ihnen ergangen? Ich habe Sie das letzte Mal im Juni gesehen, nicht wahr?**

Rossi: Es ist interessant zu beobachten, wie sie rationalisiert, sie sei nicht in der Lage, einen Kalender zu sehen, der sich offensichtlich in ihrem Blickfeld befindet. Dann benutzt sie Verwirrung, um das aktuelle Datum nicht kennen zu müssen. All das tut sie, um mit Ihren Suggestionen im Einklang zu bleiben, die sie auf die Zukunft hin orientiert haben. Sie verstärken diese Pseudoorientierung, indem Sie sie weiter danach ausfragen, was seit Ihrem letzten Treffen im Juni geschehen ist. Sie tun weiterhin so, als sei August 1945 (Zukunft) und bedrängen sie mit Fragen: »**Wie ist es Ihnen ergangen? Ich habe Sie das letzte Mal im Juni gesehen, nicht wahr?**« Sie lügen nicht, sondern *implizieren*, daß Sie sich in der Zukunft befinden. Selbst ohne die Pseudoorientierung auf die Zukunft hin beim Öffnen ihrer Augen würden Sie auf dieser Implikation beharren und so ihrem Unbewußten mehr Zeit verschaffen zu lernen, sich in die Zukunft zu versetzen und sie in Form eines Rollenspiels zu simulieren.

3.6 Verwirrung und Amnesie bei der Pseudoorientierung auf die Zukunft hin: »Irrelevant« steht immer neben relevant

Patientin: Ja. Sie haben ein erstaunlich gutes Gedächtnis für alle Menschen, die Sie kommen und gehen sehen. Das ist wirklich außergewöhnlich.

Erickson: Fahren Sie fort.

Patientin: Einen Moment. Sie haben mir gesagt, ich würde Ihnen erzählen, was ich getan habe. Ich will Ihnen etwas sagen – ich kann mich nicht daran erinnern.

Erickson: War es ein guter Sommer?

Patientin: Die meisten Sommer sind ziemlich gut.

Erickson: Aber war *dieser* Sommer ein guter Sommer?

Patientin: Ja.

Erickson: Weshalb waren Sie im Juni bei mir?

Patientin: Wegen des Schwimmens.

Erickson: Das ist ein guter Anfang.

Patientin: Schwimmen?

Erickson: Ja. Wohin sind Sie gefahren?

Patientin: Ich war bei Ann in ihrer zweiten Urlaubswoche.

Erickson: Wie lange hatten Sie Urlaub?

Patientin: Ich hatte zwei Wochen frei, aber wir haben nicht zur gleichen Zeit Urlaub bekommen.

Erickson: Die zweite Woche Ihres Urlaubs überschnitt sich mit Anns Urlaub?

Patientin: Nein. Ich habe versucht, eine Woche frei zu bekommen, aber sie haben mir statt Samstag Sonntag frei gegeben. Oder hatte ich doch frei? Ich weiß nicht mehr, wie es war. Sie haben mich völlig verwirrt.

Erickson: Nun, ich möchte Genaueres darüber wissen. Erzählen Sie mir vom Schwimmen.

Patientin: Wie war das noch? Wir sind Samstag mit Paul hingefahren. Ich habe mir diesen neuen Badeanzug gekauft.

Erickson: Wirklich? Welche Farbe hatte er?

Patientin: Das war in Demery's Laden. Ich glaube zumindest, daß es in Demery's Laden war. Nein, das stimmt doch nicht. Es war ein anderer kleiner Laden in der Nähe von Demery's. An den Namen erinnere ich mich nicht mehr. Es war ein gelber Zweiteiler – er sah wirklich heiß aus.

Erickson: So einer, bei dem die Motten schreien: »Schon wieder eine Kürzung der Ration«?

Patientin: Ja.

Erickson: Erzählen Sie weiter.

Patientin: Ich kann mich nicht mehr erinnern. Ich mußte Sonntag abend zurück sein. Wir müssen schwimmen gegangen sein. Das Haus liegt direkt am See.

Erickson: Ja, erzählen Sie weiter.

Patientin: Ich leide unter einer Amnesie. Wann sind wir schwimmen gegangen?

Miss Dey: Das solltest du wissen!

Patientin: Ich weiß es aber nicht.

Erickson: Hat es Ihnen Spaß gemacht?

Patientin: Klar. Es war wunderbar. Aber ich kann mich nicht mehr daran erinnern, wann ich schwimmen war. Nächstes Mal werde ich Tagebuch führen.

Erickson: War es wirklich wunderbar?

Patientin: Oh ja. Das Wasser war kühl!

Erickson: Woran haben Sie beim Schwimmen gedacht?

Patientin: Einfach daran, wie schön es war und wie ich Ann noch nasser machen konnte, als sie sowieso schon war.

Erickson: Haben Sie auch an Ihre frühere Angst vor dem Schwimmen gedacht?

Patientin: Ja.

Erickson: Wie hat sich das auf Sie ausgewirkt?

Patientin: Es war komisch. Ich meine, es war wirklich komisch.

Erickson: Hat Ihnen das Schwimmen tatsächlich Spaß gemacht?

Patientin: Uhmm.
Erickson: Wie oft sind Sie schwimmen gegangen?
Patientin: Das weiß ich nicht. Ich bin heute Abend nicht ganz da. Ich kann mich an nichts erinnern. Sonst habe ich ein sehr gutes Gedächtnis.
Erickson: Warum schauen Sie ständig aus dem Fenster?
Patientin: Draußen sieht es so kühl aus, und ich weiß, daß es nicht so ist. Es erinnert mich an Lisas – meiner Schwester – Haus mit all den Bäumen. Durch ihr Grundstück fließt ein Fluß, so wie in den Wild-West-Filmen, in denen der Held auf einem Pferd durch den Fluß reitet. Es ist wirklich wunderschön.
Erickson: Haben Sie vorher schon jemals darüber nachgedacht, daß dieser Fluß wunderschön ist?
Patientin: Oh ja. Er ist sehr schön. Aber ich wollte vorher noch nie in ihm naß werden. Wahrscheinlich fange ich mir irgendeine schreckliche Krankheit ein. Von verschmutztem Flußwasser muß man doch irgendwelche Krankheiten bekommen. Ich vermute, daß er verschmutzt ist, obwohl ich keine Anzeichen dafür sehe.
Erickson: Wie oft sind Sie darin geschwommen?
Patientin: Nur einmal.
Erickson: Wann war das?
Patientin: Am letzten Julitag. Ich hatte einen Zahnarzttermin. **Sie sollten sich wirklich mehr Schlaf gönnen, Dr. Fink.**

Rossi: Sollte ich in der Veröffentlichung nicht einige dieser irrelevanten Nebenbemerkungen weglassen? Zum Beispiel die letzte, an Dr. Fink gerichtete?

Erickson: Nein, sie sind wichtig! Ich beschäftige mich mit der Unmittelbarkeit [ihrer imaginären Erfahrung] – mit dem, was unangenehm hätte sein können. Sie entzieht sich diesem Bemühen, indem sie zu Dr. Fink sagt, er »**sollte sich wirklich mehr Schlaf gönnen**«.

Rossi: So vermeidet sie, von ihren unangenehmen Zahnarzttermin erzählen zu müssen?

Erickson: Ja.

Rossi: Sie pendelt in diesem Abschnitt zwischen Verwirrung und Amnesie – vielleicht, weil ihr Unbewußtes einfach noch nicht weiß, wie es auf Ihre Suggestionen zur Orientierung auf die Zukunft hin reagieren soll.

3.7 *Beharrliches Fragen zwecks Förderung von Pseudoerinnerungen an eine erfolgreiche Bewältigung der Schwimmphobie: Nutzung des Nebeneinanderstellens von Gegensätzen zur Motivation hypnotischer Arbeit*

Erickson: Erzählen Sie mir vom Schwimmen.

Patientin: Mein Ausflug begann am 28. Ich fuhr am Freitag los und kam am 30. zurück. Dr. McNally rief an.

Erickson: Er begann an welchem 28.?

Patientin: Juli.

Erickson: Am 28. Juli?

Patientin: Ja.

Erickson: Und wann sind Sie bei Miss Dey schwimmen gewesen?

Patientin: Sie hatte ihren Urlaub vor mir, wissen Sie.

Erickson: War es ein Wochenende?

Patientin: Ich mußte jemanden finden, der für mich arbeitete. Sie wollten mir keine Woche frei geben. Ich sollte mir für jeden Arbeitstag eine Vertretung suchen. Ann zum Beispiel. Sie könnte zurückkommen und für mich arbeiten.

Erickson: Hatten Sie im Wasser Schwierigkeiten zu atmen?

Patientin: Haben Sie schon mal Mund, Ohren und Nase voll Wasser gehabt?

Erickson: Ja.

Patientin: Dann bekommt man Probleme mit dem Atmen.

Erickson: Mußten Sie sich überwinden, schwimmen zu gehen?

Patientin: Nein.

Erickson: Können Sie mir über den Monat Juli nicht ein wenig mehr erzählen als das [was Sie mir schon erzählt haben]? Wie kam es, daß Sie zu Lisa gefahren sind?

Patientin: Wie es kam, daß ich dorthin gefahren bin? So etwas ist doch allgemein üblich. Und ich hatte viel Spaß. Ich bin gerne dort.

Erickson: Wie kam es, daß Sie im Fluß geschwommen sind?

Patientin: Ich ging spazieren und kam an den Fluß. Es war so schön dort.

Erickson: Und hatten Sie Ihren Badeanzug an?

Patientin: Nein.

Erickson: Wo haben Sie sich umgezogen?

Patientin: Ich bin zurück ins Haus gegangen. Lisa gefiel mein Vorhaben nicht besonders. Das Flußwasser war ihr zu schmutzig! Sie sieht niedlich aus, wenn sie sich aufregt.

Erickson: Weiß sie, wie große Angst Sie vor dem Schwimmen hatten?

Patientin: Nein. Ich erzähle ihr immer nur Dinge, die uns beide zum Lachen bringen können.

Erickson: Sagen Sie, können Sie sich an den vergangenen Juni besser erinnern als an den Juli?

Patientin: Oh ja. Wir hatten Kurse und erhielten Sommervergünstigungen. Im Juni sind alle möglichen Dinge passiert. Wenn Sie mich über den Juni fragen …

Erickson: Sagen Sie mir, wie große Sorgen Sie sich im Juni über das Schwimmen gemacht haben?

Patientin: Ich glaube nicht, daß ich mir deswegen Sorgen gemacht habe.

Erickson: Mit welchen Erwartungen haben Sie dem Schwimmen im Juni entgegengesehen?

Patientin: Ich hatte ziemlich starke Angst. Ich wollte mich möglichst objektiv dabei beobachten und schauen, ob ich wirklich Angst davor hätte oder nicht.

Erickson: Als Sie im Juli schwimmen waren, haben Sie da über die Zeit, die Sie mit mir verbracht haben, nachgedacht?

Patientin: Oh ja. Und ich habe Ihnen hundert Millionen Mal gedankt.

Erickson: Wirklich?

Patientin: Uhmm.

Erickson: **Sagen Sie, rauchen Sie immer Luckies?**

Patientin: Nein.

Erickson: Nicht?

Patientin: Ich habe mich nur gefragt, woher Sie sie haben.

Erickson: Mögen Sie Luckies?

Patientin: Eine Zigarette ist eine Zigarette. Es sei denn, es ist eine Philip Morris.

Erickson: Und was sind die?

Patientin: Es muß einen Namen für sie geben. Und für Chelseas und Raleighs auch.

Erickson: Mögen Sie Chelseas immer noch nicht?

Patientin: Haben Sie schon einmal eine geraucht?

Erickson: Ja.

Patientin: Schauen Sie sich Dr. Fink an.

Fink: Ich bin froh, wenn diese Woche um ist.

Patientin: Natürlich, aber als Assistenzarzt sind Sie doch nicht ständig auf den Beinen, oder? Sie doch?

Erickson: Ist das alles, was Sie mir über Ihre Erlebnisse im Sommer erzählen wollen?

Patientin: Ich war eine Woche bei meiner Omi. Dort bin ich nicht schwimmen gegangen. Sie malt ständig den Teufel an die Wand – man könnte Lungenentzündung bekommen und Millionen andere Dinge. Und wenn man aus dem Haus geht, sagt sie: »Ich frage mich, ob sie wirklich den Ort aufsucht, den sie mir genannt hat.« Man macht es sich wirklich leichter, wenn man nicht schwimmen geht, während man bei ihr zu Besuch ist.

Erickson: Wie fühlten Sie sich dabei?

Patientin: Daß ich nicht zum Schwimmen gegangen bin? Ich wäre gern gegangen; es war so heiß. Aber Omi ist es lieber, wenn man nicht geht; deshalb tun wir es nicht.

Erickson: Erinnern Sie sich noch an den Abend mit mir am letzten Junitag?

Patientin: Ja.

Erickson: Wie haben Sie sich da wegen des Schwimmens gefühlt? Was glaubten Sie damals, was Sie wegen des Schwimmens im Urlaub empfinden würden? Erinnern Sie sich, wie Sie sich im vergangenen Juni gefühlt haben?

Patientin: Ich habe mich gefragt, ob ich immer noch Angst haben und nur so tun würde, als hätte ich keine, oder ob ich einfach keine Angst mehr haben würde.

Erickson: Was denken Sie jetzt, wenn Sie auf diese Gedanken zurückblicken?

Patientin: Jetzt weiß ich es.

Erickson: Möchten Sie mir sonst noch etwas über das Schwimmen erzählen?

ROSSI: Anfangs zeigt sie eine Menge Widerstand gegen ihre Pseudoorientierung auf die Zukunft hin, in der sie eine positive Erfahrung mit dem Schwimmen machen wird. Bei ihr treten Verwirrung, Inkonsistenzen, Amnesie und eskapistische Phantasien auf (daß es bei ihrer Schwester kühl ist). Ihre Strategie besteht darin, mit Ihren orientierenden Fragen fortzufahren, die sie nur beantworten kann, wenn sie eine Pseudoerinnerung an ein angenehm verlaufenes Schwimmerlebnis erfindet. Richtig?

ERICKSON: Ja.

ROSSI: Alle Ihre Fragen und Bemerkungen sind Stichwörter und Signale *(prompts and cues)*, die implizieren, daß sie die Erfahrung schon gemacht hat und nur darüber zu erzählen braucht. Würden Sie sagen, daß dies entscheidend für den Erfolg Ihrer Nutzung der Pseudoorientierung in der Zeit ist?

ERICKSON: Wenn man oft genug lügt, glauben einem die Leute.

ROSSI: Vielleicht habe ich deshalb keinen Erfolg damit gehabt. Ich habe noch nie Patienten mit orientierenden Fragen bedrängt, die ständig implizieren, daß sie sich in der Zukunft befinden – bis sie »anbeißen« und das Spiel sozusagen mitspielen.

ERICKSON: [*Erzählt nun ein Beispiel dafür, daß Stichwörter und Signale bei jedem Prozeß der zeitlichen Umorientierung notwendig sind.*]

ROSSI: Wieso haben Sie sie in der Mitte dieses Abschnitts gefragt, ob sie *Luckies* raucht? (»**Sagen Sie, rauchen Sie immer Luckies?**«) Haben Sie so überprüfen wollen, ob Ihre posthypnotische Suggestion noch besteht, derzufolge sie nach dem Aufwachen eine *Lucky Strike* vorziehen werde [Abschnitt 2.23]?

ERICKSON: Offenbar fehlt da [im Transkript] etwas. Ich habe sie über ihre Entscheidung befragt.

3.8 Förderung menschlicher Potentiale durch inneres Proben und kognitiv-behaviorale Integration: Nebeneinanderstellen von Gegensätzen

Patientin: Es war schrecklich heiß im Operationssaal. Wir wären fast geröstet worden. Und alle Ärzte bekommen Eiskragen. Ich wünschte, ich wäre Arzt, weil ich dann auch einen Eiskragen bekäme … Als Ann Ende Juni nicht da war – nicht daß ich dich vermißt hätte! – aber es war eine ziemlich einsame Zeit.

Miss Dey: Danke.

Patientin: Es gab niemanden, mit dem man bis ein Uhr morgens reden konnte, und niemand kam herein und weckte mich um eins und redete mit mir bis zwei.

Erickson: **War das Wasser schön kühl, als Sie schwimmen waren?**

Patientin: Ja, sehr. Es bewegt sich zurück und vor, und man hält den Atem an, bis es einen wieder trifft.

Erickson: Können Sie mir noch etwas anderes erzählen?

Patientin: Ich weiß, daß in diesem Sommer ziemlich viel los gewesen sein muß, denn das ist jeden Sommer so. Aber ich weiß nicht, was ich die ganze Zeit über gemacht habe.

Erickson: Haben Sie eine Menge unternommen?

Patientin: Ja.

Erickson: Zu Ihrer vollen Zufriedenheit?

Patientin: Nein. Ich schaffe es nie, so viel zu unternehmen, wie ich möchte. Die

Tage sind einfach nicht lang genug; die Wochen sind nicht lang genug; und eine Nacht hat nicht genug Stunden.

Erickson: Wann werden Sie wieder schwimmen gehen?

Patientin: Ich kann jederzeit gehen. Allerdings sind die Badeplätze ziemlich überfüllt. Webster Hall ist nicht weit vom Krankenhaus.

Erickson: Es ist jetzt leicht für Sie, das zu sagen, nicht wahr?

Patientin: So ist es.

Erickson: So locker hätten Sie im vorigen Mai nicht darüber reden können, nicht?

Patientin: Nein.

Erickson: Wann werden Sie wieder schwimmen gehen?

Patientin: Ich kann es jederzeit tun. Mutter geht gern zur Crystal Beach. Ich verstehe nicht, warum sie ausgerechnet dorthin so gerne geht.

ROSSI: Sie beginnt diesen Abschnitt mit einem scheinbar zusammenhanglosen Monolog (*non-Sequitur*), indem sie sich über den heißen Operationssaal beklagt und dann über Miss Deys Abwesenheit spricht. Offenbar baut sie bezogen auf Ihre Fragen über Details ihrer Pseudoerinnerungen bezüglich des Schwimmens Widerstand auf. Doch Sie nutzen die Äußerungen über die Unannehmlichkeit des heißen Operationssaales genial, um sie wieder zu ihrer Aufgabe zurückzubringen, indem Sie fragen: **»War das Wasser schön kühl, als Sie schwimmen waren?«** Das ist ein Beispiel für Ihre Neigung, *Gegensätze nebeneinanderzustellen*[1]: Sie nutzen die Unannehmlichkeit der Hitze, um sie zu motivieren, die Annehmlichkeit des Kühlens als positive Begleiterscheinung des Schwimmens zu erforschen. Sie benutzen so viele motivierende, emotionale und sinnesorientierte Fragen, wie Sie können, um in ihrer Phantasie die Konstruktion einer möglichst lebendigen und erfolgreichen Schwimmerfahrung zu vertiefen. Es geht hier aber um mehr als bloße Phantasie; Sie fördern das innere Proben einer Integration möglichst vieler positiver kognitiver, sensorischer, emotionaler und behavioraler Komponenten des Schwimmens, um ihre tatsächlichen Schwimmpotentiale zutage zu fördern.

---

1 Siehe Erickson/Rossi 1980/1995–1998, GS 2, S. 128 f. Die allgemeine Bedeutung »der Gegensätze« für eine Theorie der Funktionsfähigkeit des Geistes hat Jung (1960) erläutert. Eine neuere neurologische Darstellung der Organisation der zerebralen Prozesse als einander entgegengesetzte Systeme stammt von Kinsbourne & Smith (1974).

3.9 Reife als Kriterium für den Erfolg hypnotherapeutischer Arbeit; indirekte soziale Verstärkung psychischer Entwicklung und Reifung

Erickson: Sie haben noch etwas anderes über das Schwimmen herausgefunden, nicht wahr?
Patientin: Noch etwas anderes?
Erickson: Ja. Warum hatten Sie Angst vor dem Schwimmen?
Patientin: Wahrscheinlich war das ein Überbleibsel von all den verrückten Dingen, die ich als kleines Kind getan habe. Ich vermute, ich mußte vor etwas Angst haben, um keine Angst vor Menschen haben zu müssen.
Erickson: **Fühlen Sie sich jetzt älter als letzten Mai?**
Patientin: Nicht viel.
Erickson: Fühlen Sie sich wohler?
Patientin: Ja.
Erickson: In jeder Hinsicht?
Patientin: Ja.

ROSSI: Ich nehme an, Sie nutzen ein subjektives Empfinden stärkerer Reife der Patientin als Kriterium für den Erfolg der therapeutischen Arbeit. Deutet die Tatsache, daß sie sich bei diesem Treffen nicht älter fühlt, darauf hin, daß mehr explorierende und psychodynamische Arbeit erforderlich ist?
ERICKSON: Nein. [*An Dr. Sandra Sylvester gerichtet, die sich zu uns gesellt hat.*] Fühlen Sie sich seit dem Weihnachtsdinner älter? [*Im Augenblick ist März.*]
DR. SYLVESTER: Nein, aber ich fühle mich älter, seit ich gelernt habe, ein Bild zu rahmen [*lacht vergnügt, weil »ein Bild rahmen« ein Schlüssel zu einem Teil ihrer eigenen hypnotherapeutischen Arbeit bei Erickson war*].
ERICKSON: Ich habe Miss S. gefragt: »**Fühlen Sie sich jetzt älter als letzten Mai?**«, um sie von ihrem Erleben wegzuführen. »Ein Bild rahmen« war die Zusammenfassung einer Erfahrung, die es Sandy ermöglicht hat, sich reifer zu fühlen.
ROSSI: Wenn man in der Lage ist, eine durchlebte Erfahrung objektiv zusammenzufassen, fühlt man sich älter und reifer.
ERICKSON: Ja.
DR. SYLVESTER: [*Sie lächelt und strahlt, und Erickson tauscht einen wissenden Blick mit ihr aus. Mir wird klar, daß Erickson die Gelegenheit nutzt,*

indirekt Dr. Sylvesters kürzliche Reifungserlebnisse zu verstärken, indem er sie dazu bringt, diese in meiner Gegenwart zu bestätigen. Während er vorgibt, ihr eine Frage zu stellen, die zur Klärung des Materials des von uns aktuell diskutierten Falls (desjenigen von Miss S.) beitragen soll, befragt Erickson sie tatsächlich indirekt über ihre eigenen kürzlich gemachten hypnotherapeutischen Erlebnisse im Beisein eines Kollegen (das bin ich). Dies ist eine Art, öffentlich ihre Reife und ihre Entwicklung in der interpersonellen Dimension zu bestätigen und zu verstärken (siehe Abschnitt 2.20).]

3.10 Patienten gestatten, Kämpfe zu gewinnen, von denen sie profitieren werden

Erickson: Erinnern Sie sich noch daran, daß Sie im vergangenen Juni herausfinden wollten, ob Estabrooks recht hat oder nicht?
Patientin: Ich wollte sehen, wie Sie darauf reagieren.
Erickson: Und wie habe ich reagiert?
Patientin: Sehr ruhig. Als wäre zu erwarten gewesen, daß ich so etwas versuche. Ekelhaft!
Erickson: Habe ich Sie in eine unangenehme Situation gebracht?
Patientin: Ich hatte mir etwas anderes erhofft.
Erickson: Was?
Patientin: Ich hatte gehofft, Sie würden ziemlich angeekelt dreinschauen, aber Sie haben gar nicht reagiert.

Rossi: In diesem kurzen Abschnitt integrieren Sie indirekt die Feindseligkeit der Patientin Ihnen gegenüber. Werden Sie von nun an Estabrooks immer wieder benutzen, um Feindseligkeit zu enthüllen und zu neutralisieren, wenn Sie das Gefühl haben, diese baue sich in der laufenden Therapiesitzung so stark auf, daß Ihre Arbeit gestört werden könnte?
Erickson: Nein. Ich beweise ihr, daß Estabrooks mit mir übereinstimmen müßte. Es ist mein Sieg. Sie hatte versucht, zwischen Estabrooks und mir eine Barriere zu errichten, und ich habe ihr klar gemacht, daß es solch eine Barriere nicht gibt.
Rossi: Sie erlauben ihr also nicht, Sie wütend zu machen. Warum haben Sie sie diesen Kampf nicht gewinnen lassen? Dazu hätten Sie nur, wie sie es sich wünschte, ein wenig angeekelt wirken müssen.
Erickson: Man läßt Patienten nur dann eine Schlacht gewinnen, wenn es für sie von Wert ist. Im vorliegenden Fall hätte es ihr nichts gebracht.

3.11 Etablieren posthypnotischer Suggestionen; Aufbau eines Assoziationsnetzes: »Wie steht es mit Luckies?«

Erickson: Erinnern Sie sich noch, wie Sie sich eine Zigarette angezündet haben, um Zeit zu gewinnen?

Patientin: Ich habe wohl tatsächlich versucht, Zeit zu gewinnen.

Erickson: Erinnern Sie sich noch, was ich bezüglich der Zigarette getan habe?

Patientin: Oh ja. Sie sagten nur: »Rauchen Sie einfach weiter – es macht nichts« oder etwas ähnliches mit der gleichen Wirkung.

Erickson: Wie hat es denn gewirkt?

Patientin: Gar nicht. Die Zigarette schmeckte gut.

Erickson: Erinnern Sie sich, daß Sie rauchend in Trance gefallen sind [Abschnitt 3.2]?

Patientin: Oh ja. Sie haben mich gefragt, ob ich gern rauchen würde oder ob ich das Rauchen aufgeben wolle, und ich habe nein geantwortet, denn wenn ich es hätte aufgeben wollen, hätte ich es auch aufgegeben.

Erickson: Nun, möchten Sie, daß ich Ihnen als Belohnung für das Schwimmen eine Schachtel Zigaretten gebe?

Patientin: Nein, ich brauche keine Belohnung. Ich habe schon eine bekommen.

Erickson: Wie lange hält eine Schachtel Zigaretten?

Patientin: Wie lange?

Erickson: Ja.

Patientin: Geöffnet oder ungeöffnet?

Erickson: Ungeöffnet.

Patientin: Mal überlegen. Ich habe noch nie eine so lange ungeöffnet gelassen, daß ich weiß, ob sie schnell austrocknen oder nicht. Mit Camels soll man um die Welt reisen können; sie trocknen wahrscheinlich nie aus.

Erickson: Und wie sieht es mit Luckies aus?

Patientin: Ich glaube nicht, daß sie schnell austrocknen. Sie sind in Zellophan verpackt.

Erickson: Diese Packung hier nicht.

Patientin: Wie ungewöhnlich. Ich dachte, sie seien alle in Zellophan verpackt.

Erickson: In den Sommermonaten nicht.

Patientin: Warum nicht?

Erickson: Ungefähr seit vorigem Juni war kein Zellophan darum.

Patientin: Dann kann ich mir nicht vorstellen, daß sie sich besonders lange halten.

Rossi: Für Uneingeweihte sei gesagt, daß dieser Abschnitt so wirken mag, als handle es sich um nichts weiter als Smalltalk über Zigaretten. Tatsächlich bauen Sie darin ein Assoziationsnetz mit *Luckies, Zeit, rauchend in Trance gehen, voriger Juni* und *Zigaretten frisch halten* auf. Dieses Netz wird in einer wichtigen posthypnotischen Suggestion bezüglich des Schwimmens zusammengefaßt, die Sie ihr bald geben werden. Richtig?

Erickson: Ja.

3.12 *Eine »Trance in einer Trance«: Strukturieren von Amnesie und Erzeugen von Verwirrung zur weiteren Entkräftung geistiger Einstellungen und erlernter Einschränkungen*

Erickson: Glauben Sie, Sie könnten heute Abend in Trance gehen?

Patientin: Wahrscheinlich. Aber ich weiß nicht, warum ich das sollte.

Erickson: Möchten Sie in Trance gehen? Können Sie mir übrigens sagen, an welchem Tag und in welchem Monat wir uns momentan befinden?

Patientin: Ich dachte, es sei der 20. August, aber der ist es nicht.

Erickson: Richtig, der ist es nicht.

Patientin: Weiß jemand, was für ein Tag heute ist?

Erickson: Ja, ich weiß es. Aber Sie nicht.

Patientin: Warum sagen Sie es mir nicht?

Erickson: Ich habe das als einen Grund für Sie bestehen lassen, in Trance zu fallen.

Patientin: Sie meinen, Sie glauben nicht, daß ich es herausfinden kann, es sei denn, ich falle in Trance? Ich denke, ich könnte es herausfinden. Ich bin mir sogar sicher, daß ich es kann. Wenn ich morgens aufwache, laufe ich doch auch nicht zu Dr. Erickson und sage ihm, er soll mich in Trance versetzen, damit ich sagen kann, was für ein Tag gerade ist. Ich frage dann einfach jemanden. Meist sagt Ann es mir. Aber jetzt sagt sie es mir nicht.

Miss Dey: Frage nicht Dr. Fink – er schläft.

Erickson: Wie wäre es damit, daß Sie in eine Trance gehen?

Patientin: Warum sollte ich?

Erickson: Ich möchte, daß Sie es tun.

Patientin: Man sollte einen Grund dafür haben, daß man sich in eine Trance versetzen läßt. Und ich habe keinen Grund.

Rossi: Zu Beginn dieses Abschnitts befindet sich die Patientin schon in einer somnambulen Trance, in der sie mit offenen Augen sprechen und so handeln kann, als sei sie wach. [Siehe Abschnitt 3.3, wo diese somnambule Trance initiiert wurde.] Nun strukturieren Sie offenbar eine Amnesie, indem Sie die Patientin durch Ihre einleitende Bemerkung darüber, ob sie glaubt, sie könne heute Abend in Trance fallen, wieder auf den Anfang der laufenden Sitzung hin orientieren.

ERICKSON: Ja.

ROSSI: Sie baut Widerstand gegen diese Vorstellung auf, obwohl sie sich schon in Trance befindet. Dann geben Sie ihr auf völlig verblüffende Weise einen Grund, in Trance zu gehen, indem Sie ihr durch Ihre Frage klar machen, daß sie das aktuelle Datum nicht kennt. Aber welchen Sinn hat es, sie zu motivieren, in Trance zu gehen, wenn sie sich bereits in einer somnambulen Trance befindet? Was haben Sie vor? Versuchen Sie, eine »Trance in einer Trance« zu erreichen? Oder ist dies nur eine Methode, eine Trance zu vertiefen?

ERICKSON: Ich verstärke ihre Desorientiertheit.

ROSSI: Gibt es tatsächlich so etwas wie eine »Trance in einer Trance«? Oder ist das nur eine Redensart?

ERICKSON: Es ist nur eine Redensart.

ROSSI: Sie befindet sich schon in einer Trance, aber Sie tun so, als sei das nicht der Fall und als wollten Sie sie dazu bringen, in Trance zu fallen. Tatsächlich bringen Sie nur ihre Einstellungen durcheinander. Das ist eine Möglichkeit, die Verwirrung zu verstärken und ihre bewußten Einstellungen und erlernten Einschränkungen zu entkräften.

ERICKSON: [*Nickt »ja«.*]

3.13 *Evozieren und Nutzen psychodynamischer Prozesse; die vielen Ebenen des Erinnerns und Vergessens beim Nebeneinanderstellen von Gegensätzen; Nichtwissen, Verwirrung, Staunen und Überraschung*

Erickson: Aber *ich* habe einen Grund dafür.

Patientin: Abgesehen davon, daß ich herausfinden soll, was heute für ein Tag und für ein Datum ist?

Erickson: Erinnern Sie sich, daß Sie vorigen Juni wissen wollten, ob ich Sie in Trance versetzen kann?

Patientin: Ja.

Erickson: Ist Ihre Frage damals beantwortet worden?

Patientin: Grundsätzlich ja. Ich habe Ihnen aber noch eine andere Frage gestellt, die Sie mir nie beantwortet haben. Ich glaube, Sie haben gelacht. Was war das – die Operatorhaltung? Ich habe später, als ich wieder zu Hause war, noch einmal darüber nachgedacht und Ann davon erzählt.

Erickson: Das ist einer von Estabrooks Termini.

Patientin: Den er bezogen auf Sie verwendet.

Erickson: Er hat diesen Begriff erfunden, um zu erklären, warum ich mit meinen Probanden bestimmte Dinge erreichen konnte und warum er nicht.

Patientin: Das ist nicht besonders nett.

Erickson: Ich denke, wir geraten dadurch in die gleiche Situation, in der Estabrooks sich befindet. Ein hübscher Begriff, aber man kann nichts Sinnvolles damit anfangen. Schlafen Sie ein. Schlafen Sie ein. Schlafen Sie tief und gut. Sehr tief und gut. Sehr tief und gut. Sehr tief und gut. Sehr tief und gut. Sehr tief und gut. Sehr tief und gut. Schlafen Sie sehr tief ein. Tiefer und tiefer. Schlafen Sie tief. Und schlafen Sie weiter tief und gut und immer weiter.

Und während Sie tief und gut und fest schlafen, möchte ich, daß Sie langsam und allmählich die gegenwärtige Situation zu verstehen lernen. Ich möchte, daß Sie sich darüber klar sind, daß Sie tief schlafen. Ich möchte, daß Sie wahrnehmen, daß ich für Sie die Zeit verändert habe. Ich möchte, daß Sie sich der Dinge, die Sie mir erzählt haben, bewußt sind, und daß Sie diese glauben. Ich möchte, daß Sie all das ernst nehmen. Und ich möchte, daß Sie begreifen, daß es sich um eine Demonstration dessen handelt, welches Denken in Ihrem Geist wirklich vonstatten geht. Ich möchte, daß Sie wissen, daß jetzt Juni ist, nicht August. Ich möchte, daß Ihnen klar wird, daß Sie Ihren Urlaub scheinbar schon hinter sich hatten, und daß Sie sich an alles, was Sie zu mir gesagt haben, erinnern, damit Sie wirklich wissen, wie Sie im Juni, sehr tief innen, den Verlauf Ihrer Ferien vorweggenommen haben. Verstehen Sie, was ich meine? Und Sie brauchten nicht schwimmen zu gehen, um herauszufinden, welche Einstellung Sie haben würden, nicht wahr? Sie wissen tief innen, welche es ist. Ist das nicht eine Tatsache? Nicht nur Schwimmen im See, sondern vorweggenommen auch Schwimmen im Fluß. So war es doch, oder? Und Sie stellten fest, daß Sie sich darauf freuten, in Webster Hall zu schwimmen. Sie haben herausgefunden, **was Ihre wirkliche Einstellung zum Schwimmen war.**

Über dieses Wissen verfügten Sie bereits, als Sie in diesen Raum kamen, aber das wußten Sie nicht. Richtig? Ich möchte, daß Sie dieses

Wissen im Unbewußten behalten. Verstehen Sie? Ich möchte, daß Sie dieses Wissen im Unbewußten bewahren und es erst zu einem späteren Zeitpunkt diesen Sommer entdecken. Verstehen Sie? So wie Sie in der Vergangenheit schmerzhafte Dinge verdrängt und vergessen haben, möchte ich, daß Sie dieses Wissen verdrängen, bis es zu einem geeigneten Zeitpunkt in Ihr Bewußtsein durchbrechen kann. Denn dann können Sie sich tatsächlich dabei beobachten, wie Sie zum Wasser aufbrechen, ins Wasser gehen und wirklich Freude daran haben. Verstehen Sie? Und ich möchte, daß es eine ungeheuer angenehme Überraschung für Sie wird. So daß Sie, während Sie zum See hinuntergehen, **sich staunend fragen**, wie Sie sich fühlen, und wenn Sie dann ins Wasser gehen, sich immer noch **staunend fragen**, und dann noch tiefer ins Wasser gehen und immer noch **staunen**. Und dann **plötzlich entdecken, daß es Ihnen wirklich Freude macht – damit es eine Überraschung für Sie ist.** Finden Sie meinen Vorschlag [»meine Suggestion«] gut? Und werden Sie mit mir kooperieren? Voll und ganz? So daß Sie wirklich nichts darüber wissen, bis es passiert? Ist das in Ordnung? Und das bedeutet, daß Sie für das, was heute abend hier passiert ist, eine Amnesie entwickeln müssen. Und das wird Ihnen nichts ausmachen. Eine vollständige Amnesie für das, was heute Abend hier geschehen ist. Natürlich können Sie über Estabrooks und jede Information, die nichts damit zu tun hat, nachdenken.

ERICKSON: Ich binde sie rundherum!
ROSSI: Sie setzen ihre bewußten Einstellungen völlig außer Kraft. Es ist verwirrend! Zuerst sagen Sie, daß sie verstehen und sich erinnern wird, und dann sagen Sie, daß sie das nicht tun wird. Bei der Vorbereitung Ihrer wichtigen posthypnotischen Suggestion über das Schwimmen stellen Sie sorgsam *Erinnern* und *Vergessen* nebeneinander, und zwar so, daß offenbar zwei Bedürfnisebenen befriedigt werden: Auf einer Ebene ist das Bedürfnis ihrer Persönlichkeit zu *wissen*, was los ist, und auf einer anderen Ebene ein Bedürfnis nach einer *bewußten Amnesie*, so daß ihr Unbewußtes die Freiheit hat, das tatsächliche Erlebnis des Schwimmens auf seine Weise zu fördern. Dies ist ein klares Beispiel für die Möglichkeit, die Gegensätzlichkeit konträrer geistiger Prozesse zu nutzen, um eine hypnotische Erfahrung zu fördern.
ERICKSON: [*Nickt »ja«.*]

ROSSI: Sie neutralisieren die bewußten Einstellungen, indem Sie ihr *Nichtwissen* bezüglich dessen, wie es geschehen könnte, betonen. Aufgrund dessen kann sie sich *(staunend) fragen*, [wie das gehen könnte], und dadurch bauen Sie ihre *Erwartungshaltung* auf. Richtig?
ERICKSON: Ja.
ROSSI: Wie gewöhnlich, wenn das Unbewußte einen dramatischen Entwicklungssprung vollzieht, merken Sie an, sie werde später »**plötzlich entdecken, daß es Ihnen wirklich Freude macht – damit es eine Überraschung für Sie ist**«. Diese Suggestionen bilden zusammen ein Assoziationsnetz, das eine gewisse Erwartung und Spannung aufbaut, die nur durch das reale Erlebnis des Schwimmens abgebaut werden kann. Sie haben ihr erlaubt, herauszufinden und zu erleben, »**was Ihre tatsächliche Einstellung zum Schwimmen war**« – und zwar durch Pseudoorientierung auf die Zukunft hin, sowie durch die Art, wie Sie eine posthypnotische Suggestion strukturieren, die ihr helfen wird, den möglicherweise immer noch bestehenden bewußten Widerstand zu umgehen.
ERICKSON: Da sie Angst vor dem Schwimmen hatte und wußte, daß sie es lernen sollte, ist ihre Angst davor, es zu lernen, kaum verwunderlich. Nun ermögliche ich ihr zu **staunen**. Und man **staunt** über angenehme Dinge.
ROSSI: **Staunen** wird mit angenehmen Dingen assoziiert. Daß Sie die Furcht in **Staunen** verwandelt haben, ist ein Schritt in Richtung einer positiven Entwicklung. Das hier ist etwas vollkommen anderes als eine einfache, direkte posthypnotische Suggestion mit dem Ziel, eine Verhaltensänderung zu bewirken. Sie richten ihre innere Psychodynamik ständig so aus, daß das gewünschte Verhalten das natürliche Resultat der Spannung ist, die Sie in Bewegung setzen. *Sie evozieren und nutzen psychodynamische Prozesse, statt sie nur zu analysieren und zu kommentieren.* Finden Sie, daß das Ihre Methode auf angemessene Weise beschreibt?
ERICKSON: Ja.
ROSSI: Sie nutzen und aktualisieren die psychodynamischen Prozesse von Patienten, statt sie nur zu analysieren. In zwei frühen Schriften aus dem Jahre 1939 (Erickson 1939a/1980/1997, 1939b/1980/1997) haben Sie gezeigt, wie Sie isolierte geistige Mechanismen und Psychopathologie evoziert und genutzt haben. Aber erst in Ihrem Aufsatz aus dem Jahre 1948 über »hypnotische Psychotherapie« (Erickson 1948/1980/1998)

haben Sie beschrieben und veranschaulicht, wie Sie die Psychodynamik eines Patienten für die Hypnotherapie nutzen. Haben Sie diese Methode als erster angewandt?
ERICKSON: So weit ich weiß ja.

3.14 Posthypnotische Suggestionen bezüglich des Schwimmens mit einer Belohnung zwecks Verstärkung therapeutischer Errungenschaften: Rauchen »direkt danach«

Erickson: Und jetzt möchte ich, daß Sie noch etwas tun, und ich möchte, daß es eine Überraschung für Sie ist. [*Erickson schreibt auf eine Zigarettenschachtel.*] Öffnen Sie die Augen und schauen Sie sich das hier an. Da steht: »**Direkt danach**«. Ich werde Ihnen dieses Päckchen Zigaretten geben. Ich möchte, daß Sie die Schachtel unbewußt schützen. Sie sollen nur neugierig darauf sein, sie aber nicht rauchen. Und wenn Sie dann schwimmen gehen und Ihnen das Schwimmen Freude macht, möchte ich, daß Sie sich an dieses Päckchen Zigaretten als etwas erinnern, das Sie rauchen können, wenn Sie aus dem Wasser kommen. Verstehen Sie?

ROSSI: Offenbar fehlen im Transkript Ihre vollständigen Instruktionen hierzu. Sie fangen nun an, die posthypnotische Suggestion zu präsentieren, mit deren Vorbereitung Sie in Abschnitt 3.11 begonnen hatten.
ERICKSON: Ich ließ sie zu einem Floß auf dem See hinausschwimmen. Sie sollte sich auf das Floß setzen, auf das Wasser hinausschauen und eine geheime wasserdichte Tasche in ihrem Badeanzug entdecken …
ROSSI: … in der sie die Zigaretten aufbewahrte, die Sie ihr gaben, nachdem Sie »**direkt danach**« darauf geschrieben hatten …
ERICKSON: Und Streichhölzer! Sie soll das Rauchen völlig genießen. Sie kann das Rauchen nach dem Schwimmen genießen.
ROSSI: Damit wird der Rauchgenuß vom Schwimmen abhängig gemacht, und er ist sowohl eine Belohnung als auch ein Signal, wenn die Patientin die Worte »**direkt danach**« sieht.
ERICKSON: Dieser Hinweis soll die mit dem Schwimmen verbundenen therapeutischen Errungenschaften sichern.
ROSSI: Woher wußten Sie, daß sie Gelegenheit haben würde, im Urlaub zu einem Floß hinauszuschwimmen?
ERICKSON: Ihre Freundin Ann hatte mir das vorher gesagt, als sie mir von dem geplanten gemeinsamen Urlaub mit Jane erzählte.

3.15 Ein posthypnotisches Assoziationsnetz, das Staunen, Amnesie und Nichtwissen (Geheimnisse) nutzt, um therapeutische Reaktionen zu entwickeln und zu evozieren; nonverbale rechtshemisphärische Direktiven, die Suggestionen vor dem Bewußtsein geheim halten sollen

Erickson: Und Sie sind sicher, daß Sie das tun werden und daß Sie diese Schachtel Zigaretten für den Rest dieses Monats und den ganzen Juli über bis nach dem Schwimmen bei sich haben und sich fragen und wundern werden, warum Sie sie bei sich haben? Und werden Sie gut auf die Schachtel aufpassen? Sind Sie sicher? Ich stecke sie in Ihre Handtasche. Und Sie werden dafür sorgen, daß diesem Päckchen Zigaretten nichts zustößt, nicht wahr? Und wenn etwas passiert, wenn Sie diese Packung Zigaretten verlieren, werden Sie eine Antwort haben, die Sie vom Denken und Sich-Erinnern abhält. Steht Ihnen das jetzt ganz klar vor Augen? Möchten Sie den anderen Arm senken? [*Erickson senkt den Arm der Patientin.*] Möchten Sie mir noch etwas sagen? Während Sie tief schlafen, können Sie erkennen, wie Sie sich auf den Sommer freuen. Aber Sie werden es nicht merken, bevor Sie wieder wach sind, und Sie werden nicht wissen, wann Sie wach sind. Das bedeutet, daß Sie Ihr Geheimnis vor sich selbst hüten, nicht? Und dieses eine Mal sind Sie wirklich in der Lage, ein **Geheimnis** vor sich selbst zu hüten, nicht wahr? Denken Sie einmal über diese Dinge nach, bis sie Ihnen sehr, sehr klar vor Augen stehen. **Und machen Sie im Geist einen Plan, wie Sie dieses Päckchen Zigaretten wegstecken und schützen können** und gleichzeitig sicher sind, daß Sie sie tatsächlich mitnehmen. Und wenn Sie es zufällig doch verloren hätten, was würden Sie dann tun?

Patientin: Ich würde es nicht verlieren.

Erickson: Nein. Aber ich kann Ihnen etwas sagen, das Sie tun können, falls ein Unwetter die Schachtel zerstört. Sie könnten eine neue Schachtel kaufen und sich verwundert fragen, warum sie »**direkt danach**« daraufgeschrieben haben. Sie könnten sich fragen warum. Aber ganz gleich, was passiert, Sie hätten immer noch eine Schachtel Zigaretten. Ist es nicht so? Und da Sie immer noch tief schlafen, haben Sie erstaunlich viel von Ihrer Angst vor Wasser verloren, nicht wahr? Das ist sehr angenehm, nicht? Können Sie mir sagen, welcher Tag heute ist?

Patientin: Juni.

Erickson: Ja, Juni. Können Sie mir auch den Tag nennen?

Patientin: Der 27.

Erickson: Und morgen ist der 28., nicht wahr? Fühlen Sie sich jetzt in Ihrem Unbewußten völlig wohl? Und denken Sie daran, daß Sie im August einen Termin mit mir haben. Ist es nicht so? Oder auch vorher, wenn Sie mir gerne rasch berichten wollen, wie gut sich die Dinge entwickelt haben. Und wenn Miss Dey jemals den Mund öffnen sollte, um Sie auf Dinge aufmerksam zu machen, dann drehen Sie ihren Gedankengang um, nicht wahr?

Patientin: [*Zu Miss Dey*] Ich erwürge dich!

Erickson: Ich bin sehr gespannt, wie Sie es schaffen werden, dieses ganze komplizierte Muster zu vollenden. Geht es Ihnen nicht auch so? Möchten Sie noch über etwas anderes mit mir sprechen?

Patientin: Ich glaube nicht.

Erickson: Erinnern Sie sich, worüber wir gesprochen haben, als wir allein waren? Und ich möchte, daß Sie sich diese generelle Einstellung zu eigen machen. Das werden Sie doch, oder nicht? Also gut. Nun werde ich Sie bald aufwecken, und Sie können von hier fortgehen und sich wundern, was der Sinn und Zweck dieses Besuchs war. **Aber das ist ein Geheimnis, das Ihrem Unbewußten angehört.** Sind Sie bereit aufzuwachen?

Patientin: Ja.

Erickson: Gut. Erwachen Sie angenehm und leicht. **Was heute Abend geschehen ist, ist für Sie ein Geheimnis …** Nun, was wäre eine gute Widmung für dieses Buch?

Rossi: Jetzt setzen Sie das Assoziationsnetz in Bewegung, das zu knüpfen Sie in Abschnitt 3.11 begonnen haben. Die Schachtel Lucky Strike-Zigaretten, auf die Sie »**direkt danach**« geschrieben haben, wird zu einem Signal, das permanent die posthypnotische Suggestion verstärkt: Sie wird die Zigarette genießen, nachdem sie das Schwimmen genossen hat. Zigaretten zu rauchen wird mit dem Genießen des Schwimmens verknüpft. Die mit dem Rauchen assoziierten positiven Gefühle werden mit dem gewünschten Verhalten Schwimmen verbunden. Sie formulieren viele Suggestionen darüber, wie sie »**im Geist einen Plan macht, wie Sie dieses Päckchen Zigaretten wegstecken und schützen können …**« Dadurch evozieren Sie einen aktiven unbewußten Prozeß, durch den sie permanent an etwas arbeitet, das schließlich in die Ausführung der impliziten posthypnotischen Suggestion, erfolgreich zu schwimmen, mündet. Da es für ihr Bewußtsein ein Geheimnis ist (»**Das ist ein Geheimnis, das Ihrem Unbewußten angehört … Was heute Abend geschehen ist, ist für Sie ein Geheimnis.**«), wird diese aktive unbewußte therapeutische Arbeit vor ihren erlernten Einschränkungen und ihrer Kritik geschützt.

Dies ist charakteristisch für Ihr Vorgehen bei posthypnotischen Suggestionen.[1] Sie gehen nicht von der Annahme aus, daß die Patientin, nur weil sie sich in Trance befindet, Ihre posthypnotischen Suggestionen ausführen wird. Vielmehr bauen Sie ein Assoziationsnetz auf, das ihre eigenen Motivationsprozesse nutzt; Sie suggerieren eine ganze Kette von Verhaltensweisen, die unvermeidlich Schritt für Schritt zum gewünschten therapeutischen Ergebnis führen. Stimmen Sie mir da zu?

ERICKSON: Ja. Wo es im Transkript heißt, ich hätte ihren Arm gesenkt, habe ich ihr tatsächlich die Schachtel Zigaretten in die Hand gelegt und ihre Hand so gelenkt, daß sie die Schachtel in den Falten ihrer Bluse verbirgt. Das sollte nonverbal darauf hinweisen, wie sie die Zigarettenschachtel später in ihren Badeanzug stecken und vor sich selbst verbergen würde.

ROSSI: Sie haben also erwartet, daß sie diese nonverbale Suggestion von ihrer Bluse auf den Badeanzug ausweiten (generalisieren) würde. Warum haben Sie ihr das nicht einfach gesagt?

ERICKSON: Um es von ihrem Bewußtsein fernzuhalten und es für ihr Unbewußtes zu reservieren.

ROSSI: Das heißt, wenn Sie etwas nonverbal tun, wird es eher in der rechten Hemisphäre assimiliert und bleibt dadurch dem Bewußtsein verborgen.

ERICKSON: Wenn Sie an einem Festessen mit Hintergrundmusik teilnehmen, achten Sie ja auch eher nicht auf die Musik, oder?

---

1 Siehe Kapitel 4, »Die posthypnotische Suggestion«, in Erickson & Rossi 1979/1981 *(Hypnotherapie).*

SITZUNG IV

Aktive therapeutische Trancearbeit

Anwesend 1945 in der 4. Sitzung: Dr. Milton H. Erickson, Dr. Jerome Fink, die Patientin (auch »Miss S.« und »Jane« genannt) und ihre Freundin, »Ann Dey«. Bei den Kommentaren im Jahre 1979 anwesend: Dr. Milton H. Erickson, Dr. Ernest Rossi, Dr. Sandra Sylvester.

4.0 Beurteilung vorangegangener hypnotherapeutischer Arbeit: Fragen, die Unsicherheit, Zweifel, Staunen, Neugierde und Erwartungen hervorrufen

Fink: Wenn wir hier über interessante Konflikte sprechen, dann kann ich etwas beisteuern. Ein älterer Psychiater im Krankenhaus hat heute morgen ein philosophisches Gespräch mit mir geführt, und er hat mir eine sehr ungewöhnliche Situation geschildert, von der er glaubt, daß sie teilweise die Ursache für seine Konflikte in religiösen Angelegenheiten sei. Seine Mutter ist seit 44 Jahren tot, und als sein Vater starb, mußten nach dem Testament des Vaters die sterblichen Überreste der Mutter exhumiert und im Grab neben seinem eigenen neu bestattet werden. Der Sohn [der Psychiater] war selbst anwesend, als die Überreste exhumiert und in einen anderen Sarg gelegt wurden. Das muß man sich einmal vorstellen! Seine eigene Mutter!

Patientin: Warum mußte er denn anwesend sein?

Fink: Das hat er mir nicht gesagt. Die Sache ging über das Nachlaßgericht und mußte vom Gesundheitsministerium genehmigt werden. Ein ungeheurer bürokratischer Aufwand war erforderlich, bis sie die Aktion überhaupt durchführen konnten. Es war einfach unglaublich.

Erickson: Wo waren Sie im Urlaub?

Patientin: Oh, mal hier, mal da. Ich habe meine Schwester besucht und bin dort eine Weile geblieben. Das war's. Natürlich wollten meine Freunde nicht wegfahren, während ich Urlaub hatte, und natürlich lag auch der V-J-Tag[1] nicht in der Zeit, in der ich Urlaub hatte.

Erickson: Wann sind Sie zurückgekommen?

Patientin: Am Achtzehnten. In der Nacht vom Siebzehnten auf den Achtzehnten bin ich zurückgekommen.

Erickson: **Erinnern Sie sich, was Sie mir am Telefon gesagt haben?**

Patientin: Ja.

Erickson: Was war es?

Patientin: Augenblick. Ich habe Ihnen gesagt, daß es im Urlaub sehr schön war. Ich hätte gern alles noch einmal erlebt. Tatsächlich wäre ich am liebsten am folgenden Tag wieder hingefahren… Oh, dann habe ich Sie noch gefragt, warum Sie nie Urlaub machen.

Erickson: Ja. Sonst noch etwas?

Patientin: Sagen Sie mir, was ich noch gesagt habe. Ist es wichtig?

Erickson: Ja.

Patientin: Das kann nicht sein. An wichtige Dinge erinnere ich mich normalerweise. Sie sagten Hallo, ich sagte Hallo.

Erickson: Sind Sie sich da ganz sicher?

Patientin: Ich nannte meinen Namen, und Sie fragten mich, ob ich einen schönen Urlaub gehabt hätte. Ich sagte, er sei wunderschön gewesen, und fragte Sie, warum Sie nie Urlaub machen. Sie sagten, Sie würden nie Urlaub machen, und ich entgegnete, daß Sie das unbedingt tun sollten. Dann sagten Sie, Sie würden keinen Urlaub machen – Sie würden darauf warten, daß andere Leute Ihnen von ihrem Urlaub berichteten. Ich sagte, das sei ja schön und gut, aber ich fände trotzdem, Sie sollten einmal Urlaub machen. Ich glaube, Sie fragten mich daraufhin, wo ich gewesen sei – nein, das haben Sie nicht getan – doch, genau das haben Sie getan! Und das sagte ich Ihnen dann. Ich glaube, dann habe ich Sie gefragt, wann ich Sie besuchen könne. Sie sagten, Ihr Bruder sei da, und Sie hätten in dieser Woche (in der vorigen Woche) viel zu tun. Dr. Fink sei heute abend in Detroit und könne uns mitnehmen. Daraufhin antwortete ich, das sei in Ordnung. Und wir waren beide der Meinung, daß damit alles geklärt sei. Dann verabschiedeten wir uns. Habe ich etwas ausgelassen?

---

1 Der V-J-Day ist der Tag des amerikanischen Sieges über Japan *(Victory over Japan)*. Anm. d. Übers.

Erickson: Nein, Sie haben tatsächlich nichts ausgelassen. Sie haben wortwörtlich wiederholt, was Sie gesagt haben.

Patientin: **Schaut doch nicht so klug drein, ihr drei.** Sie auch!

Erickson: Sie sagten, ich täte Ihnen leid.

Patientin: Oh ja. Ich sagte, Sie täten mir leid, weil Sie nie Urlaub machten.

Erickson: Nein, das war es nicht, was Sie gesagt haben.

Patientin: Sie taten mir wegen etwas anderem leid?

Erickson: Ja.

Patientin: Warum sollten Sie mir leid tun?

Erickson: Weil ich dasitzen und zuhören müsse, was für einen schönen Urlaub andere Menschen erlebt hätten. Erinnern Sie sich daran?

Patientin: Ja. Weil es nicht sonderlich spaßig ist, sich Geschichten über den Urlaub anderer Leute anzuhören. Sie wissen, wie das ist. Wenn die Mädchen im Schwesternheim aus dem Urlaub zurückkommen, fragt man sie, wo sie waren, und sie erzählen es dann, und man sitzt da und sagt: »Wie schön.« Man fragt sie, ohne groß etwas dabei zu denken – das ist alles.

Erickson: Glauben Sie, daß das hier auch so ist?

Patientin: Bei Ihnen vielleicht nicht, aber bei den meisten anderen Menschen schon.

Erickson: Hat sich seit Ihrem letzten Besuch hier in Ihnen etwas verändert?

Patientin: Nein … Ich habe mich verändert … Meine besten Freunde erzählen mir so etwas nicht … Dr. Fink, wird Ihnen schlecht?

Fink: Nein.

Miss Dey: Das ist schade.

Patientin: Nein, ich glaube nicht, daß ich mich verändert habe. Nicht mehr als jeder andere sich in solch einer Zeitspanne verändert … Ich stecke meine Nase nicht ständig in anderer Leute Angelegenheiten – ich bin nur ein bißchen neugierig.

Fink: Ist es für Sie in Ordnung, wenn ich das hier [*eine Notiz*] Dr. Erickson gebe?

Patientin: Ja. Als ob ich Sie davon abhalten könnte! Ist Ihnen klar, daß ich alles ertragen kann außer unbefriedigter Neugier?

Fink: Wirklich?

Patientin: Na-a-a. Sie versuchen nur, mich wütend zu machen.

Erickson: Wie braun sind Sie geworden?

Patientin: Nur ein bißchen, aber es ist schon wieder verblaßt. Am nächsten Tag war es schon wieder weg.

Miss Dey: Bei mir war es auch so.

Erickson: Wie war es für Sie hierherzukommen?
Patientin: Ich wollte gern kommen. Ich war gespannt darauf.
Erickson: Warum?
Patientin: Neugier.
Erickson: Warum sind Sie neugierig?
Patientin: Die meisten Menschen sind fasziniert von Dingen, über die Sie nichts wissen. So geht es mir auch.
Erickson: Worüber wissen Sie nichts?
Patientin: Über Sie. Genau. Menschen, die denken, faszinieren mich. Sie denken. Deshalb faszinieren Sie mich.

ROSSI: Sie beginnen diese Sitzung mit einer typischen Serie von Fragen, die offenbar darauf abzielen, die Wirkung der vorangegangenen hypnotischen Arbeit zu überprüfen. Doch indem Sie fragen: **»Erinnern Sie sich daran, was Sie mir am Telefon gesagt haben?«**, *fixieren Sie die Aufmerksamkeit* der Patientin von Anfang an durch Fragen und *rufen Unsicherheit und Zweifel hervor.* Durch die Art, wie Sie fragen, bringen Sie sie dazu, alle Details zu erzählen, wobei es unvermeidlich ist, daß sie einiges vergessen hat. Sie versucht, sich bei den anwesenden Gruppenmitgliedern zu beschweren, indem sie sagt: **»Schaut doch nicht so klug drein, ihr drei!«** Das bedeutet, daß sie sich schon in eine Haltung der Unsicherheit und des Zweifels gedrängt fühlt. *Weil ihre gewohnten (bewußten) Einstellungen bereits außer Kraft gesetzt sind, muß sie verzweifelte innere Suchen einleiten, um etwas zu finden, das Sie und die anderen Anwesenden zufriedenstellen könnte.* Das heißt, daß sie während einer scheinbar normalen Unterhaltung tatsächlich in die ersten drei Stufen Ihrer Tranceinduktion hineinmanövriert wird: Sie (1) fixieren ihre Aufmerksamkeit, (2) setzen ihre gewohnten (habituellen) Bezugsrahmen außer Kraft und (3) initiieren unbewußte Suchen. Würden Sie zustimmen, daß dies beim Stellen solcher Fragen Ihre Absicht ist? Daß Sie praktisch eine Exploration initiieren?
ERICKSON: Ja.
ROSSI: Eine natürliche Folge dieser Vorgehensweise ist, daß bei der Patientin Neugier und Erwartung geweckt werden. Korrekt?
ERICKSON: Ja.
ROSSI: Dies wird durch das offensichtliche insgeheime Einvernehmen zwischen den übrigen Gruppenmitgliedern und Ihnen intensiviert,

was darin zum Ausdruck kommt, daß Dr. Fink Ihnen eine Notiz reicht. Wecken Sie dieses Gefühl der Neugierde, des verwunderten Fragens (*wondering*) und der Erwartung absichtlich als Teil des therapeutischen Prozesses? Versuchen Sie hier bewußt, die Patientin zu faszinieren?

ERICKSON: Ja. [*Tauscht wissende Blicke mit Dr. Sandra Sylvester aus, die diese Faszination von Ericksons hypnotherapeutischer Arbeit selbst erlebt hat.*]

DR. SYLVESTER: Das ist wie ein *Déja-vu*-Erlebnis [*Sie berichtet von ihrer eigenen soeben abgeschlossenen Arbeit mit Erickson.*]

4.1 *Symptomauflösung: Ende der Schwimmphobie und verwandter Wasserängste; die »Dominotheorie« der psychischen Probleme; Objektivität entsteht in Zusammenhang mit Reifungssprüngen; eine Frage, die eine Doppelbindung beinhaltet*

Erickson: Also dann. **Soll ich Ihnen weiter im Wachzustand Fragen stellen oder soll ich Sie in Trance versetzen?**

Patientin: Ich denke, ich kann Ihnen im Wachzustand antworten.

Erickson: Dann mal los.

Patientin: Aber es gibt nichts zu erzählen.

Erickson: Nichts zu erzählen?

Patientin: Ich habe mich an alles erinnert.

Erickson: Ja.

Patientin: Ich erinnere mich an alles, was hier an diesem Abend geschehen ist. Und diese Zukunftsprojektion – hätte mich vor sechs Wochen jemand danach gefragt, ich hätte geantwortet, daß es unmöglich ist. Ich hätte gesagt: Nein, das kann nicht sein! Es ist absolut unmöglich!

Erickson: Welche Zukunftsprojektion?

Patientin: Als Sie mich fragten, ob ich im Urlaub schwimmen war. Ich war es *nicht*! Ich hatte nämlich noch gar keinen Urlaub gehabt! Ich habe Ihnen von meinem Besuch bei Ann erzählt, aber ich war ja noch gar nicht dort gewesen. Oh, und dann erinnere ich mich an die Sache mit den Zigaretten. Das war ja völlig verrückt!

Erickson: Erzählen Sie.

Patientin: Ich kam gegen acht Uhr abends dort an. Wir hatten ein Boot und ruderten damit über den See. Ann schaute mich immer wieder an; offenbar erwartete sie, daß ich etwas tun würde. Es geschah aber nichts, und wir fuhren zurück. Am nächsten Morgen gingen wir am öffentlichen Strand baden. Wir schwammen umher, und dann waren wir auf dem Floß, und plötzlich dachte ich: Die Zigaretten! Wie ein Blitz aus heiterem Himmel. Das war unglaublich.

Erickson: Ich würde gern mehr darüber hören.

Patientin: Über meinen Urlaub?

Erickson: Über das Schwimmen und die Zigaretten.

Patientin: Die Zigaretten waren wunderbar.

Erickson: Hatten Sie Schwierigkeiten, die Schachtel Zigaretten bei sich zu tragen?

Patientin: Gar nicht. Zuerst habe ich sie versteckt – um nicht in Versuchung zu kommen. Ich versteckte sie in der Zigarettendose in einer Schublade der Kommode unter Handtüchern.

Erickson: Wie schwer ist es Ihnen gefallen, sie versteckt zu halten?

Patientin: Nicht besonders schwer. Ich nehme an, ich hätte sie auch auf die Kommode legen können, es sei denn, jemand anders hätte sie gesehen und gesagt: »Ah, Zigaretten?« Es war nicht schwer für mich, sie aufzubewahren.

Erickson: Wie haben Sie reagiert, als Sie diese Zigaretten entdeckten?

Patientin: [*Zu Miss Dey*] Ich war im Auto, nicht? Zuerst wußte ich nicht, woher ich sie hatte. Ich glaubte, ich hätte ein Päckchen Luckies gekauft, aber die konnte ich nicht finden. Man stelle sich vor, man kauft etwas und findet es plötzlich nicht mehr. Aber ich dachte: »Irgendwo werde ich sie schon haben«, und das ist wichtig. Und dann sah ich, daß **»direkt danach«** darauf stand, und ich wußte, daß das Ihre Schrift war, denn ich kannte Ihre Schrift. Dann fragte ich dieses Biest [*deutet auf Miss Dey*] darüber aus. Sie sagte: »Ich weiß nicht, woher du sie hast. Frag mich doch nicht, woher dein Krempel stammt.« Da war mir klar, daß sie von Ihnen waren und daß ein Sinn damit verbunden sein mußte. Daraufhin dachte ich: »Irgendwann werde ich es schon herausbekommen, und sei es, daß ich dann schon eine alte Frau mit Brille bin!« Also legte ich die Zigaretten einfach beiseite und wartete ab, was weiter passieren würde.

Erickson: Sie sind also in einem Boot gerudert und am nächsten Tag schwimmen gegangen, und als Sie sich an die Zigaretten erinnerten, waren Sie auf dem Floß. Was haben Sie dann getan?

Patientin: Ich wollte möglichst schnell nach Hause zurück.

Erickson: Wie sind Sie zurückgekommen?

Patientin: Wir sind zurückgerudert. Und sie hat gesagt, ich würde keinen Muskelkater bekommen. Und den hatte ich auch weder an diesem noch am nächsten Tag.

Miss Dey: Ich habe nichts versprochen. Meine Muskeln haben auch nicht geschmerzt.

Erickson: Wie oft sind Sie danach noch geschwommen?

Patientin: Wir sind am Morgen geschwommen – fast den ganzen Morgen – und dann noch einmal, kurz bevor ich zurückgefahren bin.

Erickson: Hat Ihnen das Schwimmen Freude gemacht?

Patientin: Ja, große Freude.

Erickson: Warum?

Patientin: Ich hatte keine Angst mehr. Ich habe zu Ann gesagt, es sei zwar noch nicht so, als könnte ich vom 10-Meter-Brett springen. So mutig bin ich noch nicht. **Aber früher konnte ich, wenn ich über eine Brücke fuhr, gar nicht schnell genug auf der anderen Seite sein. Das ist jetzt endgültig vorbei.** Es gefällt mir immer noch nicht, wenn mein Gesicht naß wird, aber das wird sich mit der Zeit ändern.

Erickson: Macht es Ihnen wirklich Freude?

Patientin: Ja, sehr viel Freude.

Erickson: Erinnern Sie sich noch, wie Sie sich früher bezüglich des Schwimmens fühlten?

Patientin: Ja. Ich habe mir deswegen ständig Sorgen gemacht. Ich konnte gar nicht aufhören, mich zu fragen, ob ich es tun müßte und ob ich eine plausible Ausrede finden könnte, um mich davor zu drücken.

ROSSI: Mein Gefühl ist, daß Sie die Patientin durch Ihre einleitende Doppelbindungsfrage ein wenig bedrohen (**»Soll ich Ihnen weiter im Wachzustand Fragen stellen oder soll ich Sie in Trance versetzen?«**). Diese Frage soll sie in eine therapeutische Richtung fokussieren: Sie hat die Wahl, im Wachzustand gefragt zu werden oder sich in Trance versetzen zu lassen – aber ganz gleich, welche Wahl sie trifft, sie bewegt sich in jedem Fall in eine therapeutische Richtung. Daraufhin berichtet sie munter darüber, daß Ihre posthypnotische Suggestion erstaunlicherweise in Erfüllung gegangen ist. Deshalb hat sie Freude am Schwimmen entwickelt, und offenbar wurde dadurch ihre Schwimmphobie aufgelöst. Man könnte nun meinen, sie müsse angesichts dieser wunderbaren Heilung überglücklich sein. Aber merkwürdigerweise äußert sie sich nur in sehr leisen Tönen darüber. Sie müssen ihr förmlich aus der Nase ziehen, was passiert ist. Warum?
ERICKSON: Es ist schon zu einem Teil von ihr geworden.

ROSSI: Daß sie ihre Schwimmphobie aufgelöst hat, ist schon so zu einem Teil von ihr geworden, daß sie sich davon distanziert?
ERICKSON: Ja. Sie weiß, daß es sich um etwas handelt, das ich ihr gegeben habe und das nun ein Teil von ihr ist.
ROSSI: Ist es schon ein Teil ihrer normalen Identität? Würde sie deswegen herumspringen und jubilieren, so wäre das ein Hinweis darauf, daß es sich um eine noch instabile Neuentwicklung handelte, mit der sie Sie beeindrucken wollte. Das geht in eine ähnliche Richtung wie das, womit wir uns im letzten Abschnitt schon beschäftigt haben: Wir können bezüglich emotionaler Themen der Vergangenheit objektiv und sachlich sein, wenn wir einen echten Reifungssprung über sie hinaus vollzogen haben.

Übrigens fällt mir auf, daß die Patientin die Auflösung einer anderen, verwandten Angst andeutet, indem sie sagt: »**Aber früher konnte ich, wenn ich über eine Brücke fuhr, gar nicht schnell genug auf der anderen Seite sein. Das ist jetzt endgültig vorbei.**« Dies deutet auf die spontane Auflösung eines weiteren wichtigen frühen traumatischen Erlebnisses hin – der Situation, in der Larry sie auf einem Seil über das Wasser getragen hatte (siehe Tabelle 1). Dies veranschaulicht Ihre »Dominotheorie« bezüglich psychischer Probleme und der Entwicklung: Hat man sich erfolgreich mit einem Thema beschäftigt, lösen sich andere, verwandte Probleme häufig spontan von selbst.

4.2 *Therapeutische Hypnose als aktiver Prozeß innerer Arbeit*

Erickson: Was haben Sie über die Projektion in die Zukunft gedacht?

Patientin: Das war lustig. Ich habe Ihnen doch erzählt, daß ich einen gelben Badeanzug haben wollte. Ich hatte ein Mädchen aus dem Schwesternheim einen gelben Badeanzug anprobieren sehen, und er gefiel mir wahnsinnig gut. Dann habe ich Ihnen erzählt, daß ich im Fluß schwimmen gegangen bin. Ich weiß nicht, warum ich Ihnen das erzählt habe. Ich glaube nicht, daß ich das wirklich tun würde. Der Fluß wirkt ziemlich schlammig, und er ist auch nicht tief genug. Er eignet sich einfach nicht zum Schwimmen.

Erickson: Erzählen Sie weiter.

Patientin: Moment mal. Ich weiß gar nicht, warum ich Ihnen das erzählt habe. Eine Projektion müßte sich doch eigentlich auf meine Pläne für die Zukunft beziehen. Sie müßte die Zukunft so darstellen, wie sie sich meiner Meinung nach entwickeln wird.

Erickson: Nein.

Patientin: Nein? Dann erklären Sie mir mal, wie Sie das sehen.

Erickson: Ihre Zukunftsprojektion war **ein Ausdruck der Wünsche, Hoffnungen, Sehnsüchte und Ängste, die Sie in der Vergangenheit entwickelt haben, dargestellt in korrigierter Form**. Jetzt wollen Sie nicht mehr in diesem Fluß schwimmen. Und Sie haben den richtigen und erhofften Grund dafür angegeben. Erinnern Sie sich noch daran, was Sie gesagt haben?

Patientin: Meinen Sie, was ich letztes Mal über den Fluß gesagt habe?

Erickson: Warum wollten Sie nicht hinein?

Patientin: Weil er verschmutzt war? Sie meinen, weil er nicht besonders tief war?

Erickson: Ja.

Rossi: Sie äußern sich hier sehr sorgsam und beharrlich darüber, was Sie mit einer geistigen Projektion in die Zukunft meinen. Es geht dabei nicht um eine Beschreibung der Zukunft, so wie sie glaubte, daß sie werden würde, sondern um einen »**Ausdruck der Wünsche, Hoffnungen, Sehnsüchte und Ängste, die Sie in der Vergangenheit entwickelt haben, dargestellt in korrigierter Form**«. Das heißt, im Zustand ihrer Pseudoorientierung auf die Zukunft hin hat Miss S. nicht einfach passiv eine Phantasie darüber, was sie sich erhoffte, wiedergegeben. Sie war aktiv mit dem Verändern und Korrigieren älterer Bilder, Erwartungen und Verhaltensprogramme beschäftigt. Wollten Sie darauf hinaus? Ihr therapeutischer Ansatz beinhaltet einen aktiven inneren Prozeß, der die geistige Dynamik verändert, statt passiv eine simple Hoffnung oder Phantasie auszudrücken. Ist das richtig?

Erickson: [*Nickt »ja«*]

Rossi: In Ihrem Aufsatz über Pseudoorientierung in der Zeit als hypnotherapeutischer Vorgang (Erickson 1954a/1980/1998) berichten Sie, daß der Patient während der Trancearbeit viele Anzeichen für Anspannung, freudige Erregung und harte Arbeit und nach einer Periode der Pseudoorientierung auf die Zukunft hin Erschöpfungssymptome zeigt. In der letzten Sitzung traten bei Miss S. viel Widerstand sowie Verwirrung und Schwierigkeiten auf. Das war in der aktiven Phase ihrer Pseudoorientierung, in der Sie ihr ständig Fragen stellen mußten, um sie auf ihre

therapeutische Aufgabe zu fokussieren. Eine glückliche, idealistische Phantasie über die Zukunft reicht nicht aus. Die Patienten müssen in der Trance harte aktive Arbeit leisten – ist das richtig?
ERICKSON: Ja.
ROSSI: Demnach ist dies etwas völlig anderes als beispielsweise das, was T. X. Barber sagt, nach dessen Auffassung man in der Hypnose »zusammen mit dem Therapeuten denkt und phantasiert« (Barber 1972, 1978, 1984). Sie charakterisieren den Vorgang als aktives inneres Engagement, nicht als rein passives Erleben von Wünschen. Das muß ein Patient tatsächlich bei der Pseudoorientierung auf die Zukunft hin tun, und ich glaube, das ich selbst deshalb bisher keinen Erfolg damit hatte. Ich habe meine Patienten passiv erzählen lassen, was nach ihrer Ansicht schön wäre. Ihre Trancearbeit ist nicht schlafähnlich, sondern ein aktiver innerer Prozeß.
ERICKSON: [*beschreibt eine vergleichbare Situation, nämlich wenn man einem »Mädchen aus der Stadt« zeigt, wie man eine Kuh melkt. Während das Kind beim Melken zuschaut, kann es mit seiner dominanten Hand und deren Fingern aktive, wenn auch minimale halbbewußte Bewegungen ausführen und so imitieren und üben, wie Hand und Finger beim tatsächlichen Melken einer Kuh bewegt werden.*]
ROSSI: Hmm-Hmm. Das Kind lernt also Schritt für Schritt, übt das Ganze innerlich, bevor es die Aktivität real ausführt. Ebenso beinhaltet Hypnose keine passive Phantasie, sondern aktive Auseinandersetzung und Veränderung des inneren Erlebens mit dem Ziel, die eigenen Potentiale zu aktivieren.

4.3 *Zurückweisung ungeeigneter therapeutischer Hypothesen*

Patientin: Was steht denn nun auf diesem kleinen Blatt Papier, das Dr. Fink Ihnen gegeben hat?
Erickson: Eine von Jeromes Ideen. [*Er gibt Miss S. das Blatt.*]
Patientin: Das ist eine Anzeige für »*Life Buoy*«-Seife. Eine Boje im Wasser.
Fink: Waren Sie im Wasser an *Boys*[1] interessiert?
Patientin: Das ist völlig belanglos und absolut irrelevant.

---

1 Dies ist eine Anspielung auf den Gleichklang von *Buoys* (Bojen) und *Boys* (Jungen). Anm. d. Übers.

ROSSI: Miss S. hat offensichtlich kein Problem damit, eine nach ihrer Auffassung falsche therapeutische Hypothese vom Tisch zu fegen: daß ihre Schwimmphobie irgendwie mit ihrer Angst vor Männern zu tun habe. Deshalb weist sie strikt zurück, daß das *Boje-Boy*-Homonym für sie irgendeine reale psychodynamische Bedeutung haben könnte. Wie sehen Sie das?
ERICKSON: Ich denke, ein Teil ihrer Angst könnte mit Männern zusammenhängen [aber dazu könnte man sicherlich mehr sagen].
ROSSI: Dann ist dies also ein schönes Beispiel dafür, daß eine Patientin eine falsche oder eine zu einseitige therapeutische Hypothese zurückweist. Man kann sich nicht einfach etwas ausdenken und Patienten dann dazu bringen, es zu akzeptieren.

4.4 *Überprüfung therapeutischer Veränderung: Die Ausbreitung von Phobien*

Erickson: Ungefähr wie oft sind Sie schwimmen gegangen?
Patientin: Sie meinen bei Ann? Ungefähr viermal.
Miss Dey: Dreimal.
Erickson: Das letzte Mal kurz vor der Abfahrt Ihres Busses?
Patientin: Ja, wir haben den Bus gerade noch erwischt.
Erickson: Sind Sie seither noch einmal schwimmen gewesen?
Patientin: Ja, ich war in Rouge.
Erickson: Und wie hat Ihre Zigarette geschmeckt, als Sie sie rauchten?
Patientin: Oh, sehr gut. Seither mag ich Luckies besonders gern.
Erickson: Nun, was hat sich in Ihnen geändert? Haben Sie sich verändert, seit wir uns das letzte Mal gesehen haben?
Patientin: Nicht sehr. Ich glaube, daß ich nicht mehr so starke Angst habe.
Erickson: Welche anderen Ängste haben Sie nicht mehr? Die Angst, über eine Brücke zu fahren, haben Sie jedenfalls verloren.
Patientin: Ja.
Erickson: Davon haben Sie mir nie erzählt. Warum nicht?
Patientin: Es ist mir einfach nicht in den Sinn gekommen.
Erickson: Welche Ängste haben Sie sonst noch verloren?
Patientin: Mir war gar nicht klar, daß ich noch andere Ängste hatte. Was habe ich verborgen?
Erickson: Nun, wie lange ist Ihnen denn schon klar, daß Sie Angst vor dem Überqueren einer Brücke hatten?
Patientin: Ich weiß es nicht. Schon ziemlich lange.

Erickson: Haben Sie das nicht mehr oder weniger unter Ihrer Angst vor Wasser verborgen?

Patientin: Wahrscheinlich.

Erickson: Haben Sie noch etwas anderes entdeckt?

Patientin: Nun schaut euch an, wie er seine Zigarre abgekaut hat, damit er sie nicht zuende zu rauchen braucht [*zu Dr. Fink*]!

Erickson: Welche Gewohnheiten haben sich bei Ihnen verändert?

Patientin: Oh, im Moment verändere ich gerade Gewohnheiten.

Erickson: Miss Dey, kennen Sie irgendwelche?

Miss Dey: Ich nehme an, daß ich im Augenblick eine beobachte.

Patientin: In diesem Augenblick?

Miss Dey: Sie sagte, sie habe Zigaretten immer mit der linken Hand geraucht. Sie hat aber gerade eine mit der rechten Hand genommen.

Patientin: Das ist mir auch aufgefallen. Aber ich glaube nicht, daß es von Bedeutung ist.

Erickson: Sollen wir herausfinden, ob es von Bedeutung ist?

Patientin: Lassen Sie mich einmal darüber nachdenken. Vielleicht war ich Linkshänderin.

Erickson: Sonst noch etwas?

Patientin: Hilfe, bitte! Coaching, bitte!

Erickson: Hilfe aus dem Publikum ist erlaubt.

Patientin: Jetzt brauche ich wirklich Hilfe. Schließlich scheint das gesamte Publikum immer mehr zu wissen als ich.

Fink: Können Sie sich an eine Veränderung hinsichtlich Ihrer Einstellung zur Ehe erinnern?

Patientin: Ehe? Mir war gar nicht klar, daß ich eine wie auch immer geartete Einstellung zur Ehe habe. Die Ehe ist ein notwendiges Übel. Einen Moment mal – Veränderung hinsichtlich der Einstellung zur Ehe.

ROSSI: Alle diese Veränderungen finden statt, und sie möchte trotzdem nichts zugeben.

ERICKSON: Erinnern Sie sich noch, wie sehr Sie es gehaßt haben, ein Bad zu nehmen?

ROSSI: Ich? Ich soll es gehaßt haben, ein Bad zu nehmen? Ja, vielleicht. [*Gelächter*]

ERICKSON: Nur »vielleicht«? Warum spielen Sie es jetzt so herunter?

Rossi: Oh, ich verstehe. Es handelt sich um ein längst gelöstes Problem. Ich fühle mich immer noch komisch, wenn Leute mir sagen, daß mein Haar viel besser aussehe, seit ich es regelmäßig schneiden lasse. Ich denke dann immer: »War es denn vorher wirklich so schlimm?« Weil ich dieses Problem nicht gelöst habe, habe ich ihm gegenüber noch keinen Gleichmut entwickelt. Sie meinen also, wenn man in der Lage sei, etwas mit Gleichmut zu betrachten, habe man ein Problem wirklich gelöst.
Dr. Sylvester: Etwas anderes ist daraus geworden. Es ist nun ein Teil von Ihnen.
Rossi: Richtig. Es ist erledigt.

4.5 *Fragen, die automatische ideomotorische Reaktionen aus dem Unbewußten ermöglichen*

Erickson: Sollen wir herausfinden, ob Sie noch andere Phobien verloren haben?
Patientin: Ich war nicht der Meinung, daß ich noch andere hätte.
Erickson: Sollen wir feststellen, ob noch welche übrig sind?
Patientin: Klar. Aber man kann doch nichts verlieren, was man nicht hat.
Erickson: Ich werd's Ihnen erklären! Diese Handschuhe liegen so, daß die Finger in diese Richtung weisen. Wenn Sie sie herumdrehen, bedeutet das, daß Sie noch andere Ängste verloren haben.
Patientin: Das ist ziemlich unwahrscheinlich, meinen Sie nicht auch?
Erickson: Nun, passen Sie auf, Sie haben die rechte Hand frei.
Patientin: Das ist die Macht der Suggestion. Es ist, als würde jemand mir sagen, daß ich mich in jenem Stuhl wohler fühlen würde als in diesem hier. Unabhängig davon, ob das tatsächlich stimmt, würde ich dann aufstehen und zu dem anderen Stuhl hinübergehen.
Erickson: Gut. Wenn die Handschuhe in eine andere Richtung weisen, benennen Sie die Phobie.
Patientin: Ich glaube, ich sollte jetzt rasch an eine Phobie denken.
Erickson: Die Phobie wird Ihnen aber nicht einfallen, bevor der Handschuh seine Position verändert hat – es sei denn, es existiert keine Phobie.
Patientin: Wahrscheinlich gibt es doch eine. Und ich kann nicht daran denken, bevor ich den Handschuh umgedreht habe?
Erickson: Nein.
Patientin: Ich könnte den Handschuh natürlich umdrehen. Ich habe das geerbt.
Miss Dey: Hör' auf, andere zu beschuldigen.

Patientin: Wovor habe ich Angst? Denkt daran: Coaching ist erlaubt. Nun schaut euch dieses neugierige Volk an! Also gut. Wenn ich den Handschuh umdrehe, werde ich an etwas denken, wovor ich Angst gehabt habe. [*Sie dreht den Handschuh um.*]

Erickson: Wir werden es herausfinden.

Patientin: Meine Protzereien mit der Religion?

Erickson: Haben Sie irgendwelche Gewohnheiten verändert? Niemand hier weiß, worauf ich hinaus will.

Patientin: Weiß ich es?

Erickson: Ich versuche, es von Ihnen zu erfahren.

Patientin: Ich rauche mehr.

Erickson: Haben Sie etwas dagegen, wenn ich Miss Dey auf den Flur mitnehme und sie um ein paar Informationen bitte?

Patientin: Nein, machen Sie nur. Ann, denk' daran, daß du vielleicht irgendwann einmal Geld von mir borgen möchtest! Das ist alles so faszinierend.

ROSSI: Anschließend führen Sie mit Miss Dey auf dem Gang ein Gespräch. War das so?

ERICKSON: [*Nickt »ja«*]

ROSSI: Was beabsichtigen Sie damit, an diesem Punkt diese automatische Befragung des Unbewußten zu initiieren?

ERICKSON: Ich versuche herauszufinden, ob ich etwas übersehen habe.

ROSSI: Warum vertrauen Sie ihrem Bewußtsein nicht? Oder haben Sie darauf vertraut, daß ihr Unbewußtes etwas wußte, das ihrem Bewußtsein noch nicht bekannt war?

ERICKSON: [*Nickt »ja«*].

4.6 *Dynamik und Auflösung einer verborgenen »Badewannenfüll«-Phobie*

Erickson: Wie lange waren Sie in Urlaub?

Patientin: Drei Wochen.

Erickson: Und wo waren Sie in diesen drei Wochen?

Patientin: In …

Erickson: Und wo hat Ihnen das Baden am meisten Spaß gemacht?

Patientin: In einer Badewanne. Was ist dagegen zu sagen?

Erickson: Warum nicht in einer Dusche?

Patientin: Ich sitze gern in der Wanne, lese dabei Zeitung und rauche eine Zigarette – ich kann stundenlang so dasitzen, während draußen ständig Leute rufen: »Laß mich endlich rein!« [*Dann sage ich:*] »Tut mir leid, ich bade.«

Erickson: Mochten Sie auch vor dem vergangenen Januar Wannenbäder?

Patientin: Ich habe Wannenbäder immer gemocht, abgesehen davon, daß ich nicht gerne warte, bis die Wanne voll ist. Wenn man einfach einen Knopf drücken könnte, und die Wanne wäre sofort voll, würde mir das gefallen.

Erickson: Und was ist jetzt Ihre Einstellung dazu?

Patientin: Jetzt ist es mir egal. Wahrscheinlich weil ich vor Wasser keine Angst mehr habe – wobei ich vor einer vollen Badewanne nie Angst gehabt habe.

Erickson: Und jetzt macht es Ihnen nichts mehr aus, die Wanne vollaufen zu lassen?

Patientin: Nein. Ich kann ja beim Warten eine rauchen.

Erickson: Das ist eine weitere Phobie, die Sie nicht mehr haben – die Angst vor dem Füllen einer Badewanne.

Patientin: Das ist doch Blödsinn! Davor habe ich keine Angst gehabt. Ich war immer begierig darauf, sie zu füllen. Wäre es Furcht gewesen, warum war ich dann nicht froh, daß es so lange dauerte?

Erickson: Das zwang Sie, Ihre Ängste ins Unbewußte zu drängen. Von Miss Dey wollte ich wissen, welche Regelungen im Schwesternheim für das Baden bestehen. Darüber habe ich mit ihr gesprochen.

Patientin: Es ist wirklich unglaublich.

Rossi: Ich bin von Ihrer Überprüfung der »Badewannen-Füll«-Phobie nicht ganz überzeugt. Vielleicht liegen Sie richtig, aber aufgrund der vorliegenden Informationen erscheint es mir als nicht nachweisbar. Hätte sie es vermieden, eine Wanne vollaufen zu lassen, und statt dessen das Duschen bevorzugt, könnte man das wohl als Beweis für eine »Badewannen-Füll«-Phobie ansehen. Aber Sie argumentieren umgekehrt: Daß sie es kaum abwarten kann, bis die Wanne voll ist, soll nach Ihrer Meinung das gleiche beweisen. Die klassische psychoanalytische Theorie würde dies als Reaktionsbildung der Patientin auf ihre »Wannen-Füll«-Phobie verstehen und erklären, deshalb falle es ihr so schwer abzuwarten, bis die Wanne voll sei. Es ist eine Art Doppelbindung, die unglücklicherweise in die Struktur der psychoanalytischen Theorie integriert ist, so daß sie ihre eigenen Hypothesen in jedem Fall beweisen kann, völlig unabhängig davon, was der Patient tut. Diese Art zu denken macht zwar jede Wissenschaft zunichte, kann aber als therapeutisches Paradox nützlich sein.

ERICKSON: Jedesmal wenn wir die Wanne mit Wasser füllen und darin etwas waschen, sinkt der Wasserspiegel.

ROSSI: Das ist richtig. Der Wasserspiegel sinkt.

ERICKSON: Aber als ihre kleine Schwester rückwärts ins Wasser fiel, stieg das Wasser.

ROSSI: Ach ja, richtig. Deshalb hatte sie Angst vor dem Ansteigen des Wassers. Ich verstehe. Daran haben Sie also gedacht, als Sie annahmen, sie habe eine »Badewannen-Füll«-Phobie. Und tatsächlich wartete sie angespannt darauf, daß die Wanne sich mit Wasser füllen würde, und sie verlor diese Angst, ohne es zu merken, bis Sie das Thema hier zur Sprache brachten. Sie haben offenbar wirklich an all diese Dinge gedacht! Sie haben angenommen: Weil die kleine Schwester von Miss S. rückwärts ins Wasser gefallen war, mußte das Wasser angestiegen sein, und deshalb mußte Miss S. vor dem Ansteigen des Wassers in der Badewanne Angst haben. Sie haben mich überzeugt. Ich habe diese Fallgeschichte so sorgfältig gelesen und trotzdem [die näheren Einzelheiten] dieses frühen Unfalls mit dem Waschbottich vergessen. Mir kam es so vor, als hätten Sie dies völlig aus der Luft gegriffen, und ich konnte mir nicht vorstellen, warum Sie das hätten tun sollen. Aber jetzt leuchtet es mir ein.

4.7 *Die panphobische Natur der meisten Phobien; Reifung der Persönlichkeit; Auflösung der Übertragungsbeziehung*

Erickson: Sie wissen, woher ich den Tip dafür bekommen habe, nicht wahr?

Patientin: Nein. Oh! Was hat sich bei Ihnen verändert, Dr. Fink? Er raucht ja eine Zigarre!

Erickson: Die Art, wie Sie das Wort *lifebuoy* (Rettungsboje) gesagt haben und wie Sie es auseinandergezogen haben.

Fink: Genau, es wurde auseinandergezogen.

Patientin: Ja, das stimmt. Aber was ist denn da so Besonderes dran? Wenn man zwei Wörter sagt, zieht man sie nicht zusammen. Ach, das Leben ist wirklich schön.

Erickson: Nun, ich freue mich, daß Ihnen das Schwimmen jetzt so viel Freude macht. Und Sie haben das implizite Versprechen gehalten, das Sie mir am Telefon gaben, nicht wahr?

Patientin: Welches Versprechen?

Erickson: Schlafen Sie jetzt. Sie werden schlafen, oder nicht? Werden Sie oder nicht, Jane? Schlafen Sie tief und fest. Schlafen Sie tief und fest? [*Patientin nickt »ja«.*] Sie haben mir ausführlich über Ihren Urlaub berichtet. Und Sie sind wirklich schwimmen gegangen. Und Sie haben wirklich den größten Teil jener Angst verloren und haben keine Angst mehr vor Brücken. Und Sie haben keine Angst mehr vor dem Voll-Laufen der Badewanne. Und das gefällt Ihnen sehr. Sie haben eine Menge Sorgen verloren, über die Sie jetzt lieber nicht sprechen möchten, und es ist angenehm, diese Ängste zu verlieren. Und Sie haben sie verloren, nicht wahr? Man kann Dinge mit Hilfe des gesunden Menschenverstandes angehen, und es entspricht dem gesunden Menschenverstand, Ängste zu verlieren, ohne das Leben in Unordnung zu bringen. Und das wissen Sie jetzt wirklich. Sie werden sich nicht mehr von Ängsten überwältigen zu lassen brauchen, nicht wahr? Kann ich nun noch etwas für Sie tun? [*Patientin schüttelt den Kopf.*] Haben Sie das Gefühl, daß Sie mich jederzeit anrufen können? Und würden Sie mir erlauben, Sie gelegentlich anzurufen, wenn ich Ihre Hilfe brauche? [*Patientin nickt offenbar zustimmend mit dem Kopf.*] Sind Sie sicher? Man weiß nie, wann man Hilfe braucht, und es könnte passieren, daß ich Ihre Hilfe brauche, deshalb hätte ich gern Ihre Erlaubnis, Sie dann anzurufen. Und wenn Sie jetzt zurückschauen, sind Sie nur ein halbes Dutzend Monate älter als bei unserem ersten Treffen. Doch was Ihre Erfahrung und Ihren Verständnishorizont betrifft, sind Sie viel älter geworden als nur sechs Monate. Das ist eine der Veränderungen, die man Ihnen ansieht. Gibt es sonst noch etwas, worüber wir heute abend sprechen sollten? Gibt es etwas, das Sie mir privat, allein sagen möchten?

Patientin: [*Lange Pause*] Ich habe jetzt wirklich eine bessere Zigarettenmarke. Die aktuelle Angelegenheit ist abgeschlossen. Sie ist erledigt.

ROSSI: Haben Sie sie aufgeweckt, bevor sie das sagte?

ERICKSON: Es ist eine Pause dazwischen.

ROSSI: Was ist in der Pause geschehen?

ERICKSON: Sie ist aufgewacht und hat ein paar für das Aufwachen typische Bemerkungen gemacht.

Rossi: Ihre feste Überzeugung bezüglich der panphobischen Natur der meisten sogenannten einfachen Phobien ist sehr wichtig. Es ist charakteristisch für Ihre Vorgehensweise, daß Sie stets verwandte Phobien heraussuchen und darauf hinarbeiten, sie zusammen mit den dominierenden Angstproblemen, die Patienten zu Beginn ihrer Behandlung vortragen, zu lösen.
Erickson: Ja. Wir leben nicht isoliert in der Welt.
Rossi: Die Phobie, über welche die Patientin berichtet, ist nur eine von vielen. Weil Ihnen klar ist, daß es viele andere Dinge gibt, versuchen Sie, die Sache insgesamt zu lösen. Eine einfache Phobie gibt es nicht. Stets handelt es sich um eine panphobische Reaktion auf vieles.
Erickson: Jemand mit einer Katzenphobie besucht jemanden mit einer Katze und stellt fest, daß er die Möbel des anderen nicht mag, daß ihm die Kochkünste des Gastgebers nicht zusagen, daß er nichts an der betreffenden Person und an dem Ort, wo sie wohnt, mag. Weshalb sollte er diese Leute nicht mögen?
Rossi: Ich weiß es nicht. Warum denn?
Erickson: Haben Sie schon einmal von Roßhaarpolsterfüllungen gehört?
Rossi: Oh, natürlich.
Erickson: Und Katzen haben ein Fell.
Rossi: Ich verstehe, die Phobie ist also generalisiert worden. Und ebenso werden die meisten Phobien und Ängste generalisiert, ohne daß es den Betroffenen auffällt.
Erickson: Ja.
Dr. Sylvester: Ich habe noch eine andere Frage. Warum haben Sie die Patientin so genau nach all den Dingen ausgefragt, vor denen sie Angst haben könnte? War das eine zusätzliche Methode, die Erfahrung therapeutisch zu integrieren? So wie die rechte Hand nicht weiß, was die linke tut, und Sie die linke Hand deshalb wissen lassen, was die rechte tut – damit eine völlig integrierte Erfahrung entsteht?
Erickson: Ja. Wenn man es laut ausspricht, hilft das dem Bewußtsein zu akzeptieren, was das Unbewußte schon weiß.

Rossi: [1987] Erickson löst die Übertragung auf eine für seine Demonstrationsarbeit typische Weise auf. Da es sich hier um einen Demonstrationsfall handelte, nicht um eine typische klinische Situation, bei der ein Patient einen Therapeuten wählt und für die Therapie bezahlt, hatte Erickson das Gefühl, eine sorgfältige, nicht festlegende Auflösung der Übertragung sei notwendig. Er hatte eine ungewöhnliche, aber sehr angenehme und praktikable Methode entwickelt, die Übertragung in solchen Situationen aufzulösen. Er ließ offen, daß die Patientin ihn in Zukunft jederzeit anrufen könnte, wenn sie Hilfe bräuchte. Gleichzeitig bat er sie, ihm zu erlauben, sie irgendwann selbst um Hilfe zu bitten.

Damit meinte Erickson gewöhnlich, daß er Patienten später einmal um ihre Teilnahme an einem Forschungsprojekt oder einer professionellen Demonstration bitten könnte. Er hielt dies in vielen Fällen für einen fairen Tausch: »Ich habe dir geholfen, indem ich dir eine Therapie ermöglicht habe; jetzt hilfst du mir bei meiner wissenschaftlichen und professionellen Arbeit.« Die unaufgelöste Übertragung und das Gefühl des In-der-Schuld-Stehens – beides hätte die Gratistherapie erzeugen können – wird so »bezahlt«, indem die Patienten gebeten werden, die gleiche Zeit zu opfern, um anderen zu helfen.

Literatur

Barber, T. X. (1972). Suggested (»hypnotic«) behavior: The trance paradigm versus an alternate paradigm. In: E. Fromm & R. Shor (Hg.), *Hypnosis: Research Development and Perspectives* (S. 115–182). Aldine-Atherton, New York.

Barber, T. X. (1978). Hypnosis, suggestions, and psychosomatic phenomena. *American Journal of Clinical Hypnosis, 21*(1), S. 13–27.

Barber, T. X. (1984). Changing unchangeable bodily processes by (hypnotic) suggestions: A new look at hypnosis, cognitions, imagining, and the mind-body problem. *Advances, 1*(2). S. 7–40.

Bateson, G. (1979). *Steps towards an Ecology of Mind.* Ballantine Books, New York; dt. (1985). *Ökologie des Geistes.* Suhrkamp (stw 571), Frankfurt a. M.

Bateson, G., Jackson, D., Haley, J. & Weakland, J. (1956). Toward a theory of schizophrenia. *Behavioral Science, 1*, S. 251–264; dt. (1969). »Auf dem Weg zu einer Schizophrenie-Theorie«, in: *Schizophrenie und Familie*, Suhrkamp (stw 485), Frankfurt a. M.

Erickson, M. (1935/1980). A study of an experimental neurosis hypnotically induced in a case of ejaculatio praecox. In: Erickson/Rossi, *The Collected Papers of Milton H. Erickson on Hypnosis. Bd. III. Hypnotic Investigation of Psychodynamic Processes* (S. 320–235). Irvington, New York; dt. (1997). GS 4, S. 400–420, Studie einer hypnotisch induzierten experimentellen Neurose im Falle einer Ejaculatio praecox. Carl Auer, Heidelberg.

Erickson, M. (1939a/1980). Demonstration of mental mechanisms by hypnosis. In: Erickson/Rossi, *Collected Papers …, Bd. III*, (S. 203–206), a. a. O; dt. (1997). GS 4, S. 254–258, Demonstration psychischer Mechanismen durch Hypnose; a. a. O.

Erickson, M. (1939b/1980). Experimental demonstrations of the psychopathology of everyday life. In: Erickson/Rossi, *Collected Papers …, Bd. III*, S. 190–202, a. a. O; dt. (1997). GS 4, S. 239–253, Experimentelle Demonstrationen der Psychopathologie des Alltagslebens; a. a. O.

Erickson, M. (1948/1980). Hypnotic psychotherapy. In: Erickson/Rossi, *Collected Papers …, Bd. IV. Hypnotherapy: Innovative Approaches* (S. 35–48), a. a. O; dt. (1998). GS 5, S. 61–77, Hypnotische Psychotherapie; a. a. O.

Erickson, M. (1954a/1980). Pseudo-orientation in time as a hypnotherapeutic procedure. In: Erickson/Rossi, *Collected Papers …, Bd. IV. Innovative Hypnotherapy* (S. 397–423), a. a. O.; dt. (1998). GS 6, S. 145–177, Pseudoorientierung in der Zeit als hypnotherapeutische Vorgehensweise; a. a. O.

Erickson, M. (1954b/1980). Special techniques of brief hypnotherapy. In: Erickson/Rossi, *Collected Papers …, Bd. IV*, S. 149–173, a. a. O.; dt. (1998). GS 5, S. 202–232, Besondere Techniken zur Kurzzeit-Hypnotherapie; a. a. O.

Erickson, M. (1964/1980). The »surprise« and »my-friend-John« techniques of hypnosis: Minimal cues and natural field experimentation. In: Erickson/Rossi, *Collected Papers …, Bd. I*, S. 340–377, a. a. O.; dt. (1995). GS 1, S. 474–501, Zwei Hypnosetechniken: Die »Überraschungstechnik« und die »Mein-Freund-John-Technik«; a. a. O.

Erickson, M. (1980). *The Collected Papers of Milton H. Erickson on Hypnosis (4 Bde.)*. E. Rossi (Hg.), Irvington, New York; dt. (1995–1998). *Gesammelte Schriften von Milton H. Erickson* (6 Bde.). E. L. Rossi (Hrsg.). Carl Auer, Heidelberg.

— Bd. I: *The Nature of Hypnosis and Suggestion;* dt. GS 1, *Vom Wesen der Hypnose*; GS 2, *Indirekte Suggestion und Gefahren der Hypnose.*

— Bd. II: *Hypnotic Alteration of Sensory, Perceptual and Psychophysical Processes*; dt. GS 3, *Die Veränderung sensorischer, perzeptueller und psychophysiologischer Prozesse durch Hypnose.*

— Bd. III: *Hypnotic Investigation of Psychodynamic Processes*; dt. GS 4, *Untersuchung psychodynamischer Prozesse mittels Hypnose.*

— Bd. IV: *Innovative Hypnotherapy*; dt. GS 5, GS 6, Innovative Hypnotherapie 1, 2.

Erickson, M., & Rossi, E. (1974/1980). Varieties of hypnotic amnesia. In: Erickson/Rossi, *Collected Papers …, Bd. III*, S. 71–90, a. a. O.; dt. (1997). GS 4, S. 95–119, Varianten hypnotischer Amnesie; a. a. O.

Erickson, M., & Rossi, E. (1975/1980). Varieties of double bind. In: Erickson/Rossi, *Collected Papers …, Bd. I*, S. 412–429, a. a. O.; dt. (1996). GS 2, S. 52–75, Varianten der Doppelbindung; a. a. O.

Erickson, M., & Rossi, E. (1976/1980). Two-level communication and the microdynamics of trance. In: Erickson/Rossi, *Collected Papers …, Bd. I*, S. 430–451, a. a. O.; dt. (1996). GS 2, S. 76–104, Kommunikation auf zwei Ebenen und die Mikrodynamik von Trance und Suggestion; a. a. O.

Erickson, M., & Rossi, E. (1977/1980). Autohypnotic experiences of Milton H. Erickson. In: Erickson/Rossi, *Collected Papers …, Bd. I.*, S. 108–132, a. a. O.; dt. (1995). GS 1, S. 161–194, Selbsthypnotische Erfahrungen von Milton Erickson; a. a. O.

Erickson, M., & Rossi, E. (1979). *Hypnotherapy: An Exploratory Casebook*. Irvington, New York; dt. (1981). *Hypnotherapie – Aufbau, Beispiele, Forschungen*. Pfeiffer, München.

Erickson, M., & Rossi, E. (1980). The indirect forms of suggestion. In: Erickson/Rossi, *Collected Papers …, Bd. I*, S. 452–477, a. a. O.; dt. (1996). GS 2, S. 105–138, Indirekte Suggestionsformen; a. a. O.

Erickson, M., & Rossi, E. (1981). *Experiencing Hypnosis: Therapeutic Approaches to Altered States*. Irvington, New York; dt. (2004). *Hypnose erleben*. Pfeiffer bei Klett-Cotta, Stuttgart.

Erickson, M., Rossi, E., & Rossi, S. (1976). *Hypnotic Realities*. Irvington, New York; dt. (1978). *Hypnose – Induktion, psychotherapeutische Anwendung, Beispiele*. Pfeiffer, München.

Estabrooks, G. (1943). *Hypnotism*. Dutton, New York.

Gazzaniga, M. (1985). *The Social Brain: Discovering the Networks of the Mind*. Basic Books, New York; dt. (1989). *Das erkennende Gehirn – Entdeckungen in den Netzwerken des Geistes*. Junfermann, Paderborn.

Haley, J. (1963). *Strategies of Psychotherapy*. Grune & Stratton, New York; dt. (1978). *Gemeinsamer Nenner Interaktion: Strategien der Psychotherapie*. Pfeiffer, München.

Haley, J. (1973). *Uncommon Therapy*. W. W. Norton, New York; dt. (1978). *Die Psychotherapie Milton H. Ericksons*. Pfeiffer, München.

Haley, J. (1985). *Conversations with Milton H. Erickson* (3 Bde.). Triangle Press, New York.

Hilgard, E., & Hilgard, J. (1975). *Hypnosis in the Relief of Pain*. Kaufmann, Los Altos.

Huston, P., Shakow, D., & Erickson, M. (1934/1980). A study of hypnotically induced complexes by means of the Luria Technique. In: Erickson/Rossi, *Collected Papers …, Bd. III*, S. 292–319, a. a. O.; dt. (1997). Erickson/Rossi, GS 4, S. 366–399, Eine Untersuchung hypnotisch induzierter Komplexe mit Hilfe der Luria-Technik.

Jung, C. (1960). *The Structure and Dynamics of the Psyche, Bd. III, The Collected Works of Carl G. Jung*. (R. F. C. Hall, Trans.) Bollingen Series XX. Princeton University Press, Princeton; dt.: *Die Struktur der Seele*. In: Jung, GW Bd. 8. Walter, Olten.

Kinsbourne, M., & Smith, W. (Hg.) (1974). *Hemispheric Disconnection and Cerebral Function*. Charles C. Thomas, Springfield.

Mead, M. (1977). The originality of Milton Erickson. *American Journal of Clinical Hypnosis, 20(1)*, S. 4–5.

Pribram, K. (1971). *Languages of the Brain: Experimental Paradoxes and Principles in Neuropsychology* (3. Aufl.). Brandon House, New York.

Rossi, E. (1967). Game and growth: Two dimensions of our psychotherapeutic Zeigeist. *Journal of Humanistic Psychology, 8*. S. 139–154.

Rossi, E. (1968). The breakout heuristic: A phenomenology of growth therapy with college students. *Journal of Humanistic Psychology, 8*, S. 16–28.

Rossi, E. (1971). Growth, change and transformation in dreams. *Journal of Humanistic Psychology, 11*, S. 147–169.

Rossi, E. (1972a/1985). *Dreams and the Growth of Personality* (2. Aufl.). Brunner & Mazel, New York.

Rossi, E. (1972b). Dreams in the creation of personality. *Psychological Perspectives, 2*, S. 122–298.

Rossi, E. (1972c). Self-reflection in dreams. *Psychotherapy: Theory, Research, Practice, 9*, S. 290–298.

Rossi, E. (1973a). Psychological shocks and creative moments in psychotherapy. *American Journal of Clinical Hypnosis, 16*, S. 9–22.

Rossi, E. (1973b). Psychosynthesis and the new biology of dreams and psychotherapy. *The American Journal of Psychotherapy, 27*, S. 34–41.

Rossi, E. (1973c). The dream protein hypothesis. *The American Journal of Psychiatry, 130*, S. 1094–1097.

Rossi, E (1977). The cerebral hemispheres in analytical psychology. *The Journal of Analytical Psychology, 22*, S. 32–51.

Rossi, E. (1979). Davina's recent dream. *Sundance Community Dream Journal, 3*, S. 110–113.

Rossi, E. (1980). As above, so below: The holographic mind. *Psychological Perspectives, 11*, S. 155–169.

Rossi, E. (1986a). Altered states of consciousness in everyday life: The ultradian rhythms. In: B. Wolman (Hg.), *Handbook of Altered States of Consciousness*, S. 97–132, Van Nostrand, New York.

Rossi, E. (1986b). *The Psychobiology of Mind-Body Healing*. W. W. Norton, New York; dt. (1991). *Die Psychobiologie der Seele-Körper-Heilung*. Synthesis, Essen.

Rossi, E., & Cheek, D. (1988). *Mind-Body Therapy*. W. W. Norton, New York.

Rossi, E., & Ryan, M. (Hg.) (1985). *Life Reframing in Hypnosis, Bd. 2. The Seminars, Workshops and Lectures of Milton H. Erickson*. Irvington, New York.

Rossi, E., & Ryan, M. (Hg.) (1986). *Mind-Body Communication in Hypnosis, Bd. 3, The Seminars, Workshops and Lectures of Milton H. Erickson*. Irvington, New York.

Rossi, E., Ryan, M., & Sharp, F. (Hg.) (1984). *Healing in Hypnosis, Bd. 1, The Seminars, Workshops and Lectures of Milton H. Erickson*. Irvington, New York.

Sperry, R. (1968). Hemispheric disconnections and unity in conscious awareness. *American Psychologist, 23*, S. 723–733.

Watkins, J. (1949). *Hypnotherapy of War Neuroses*. Ronald Publishing, New York.

Woodworth, R., & Schlosberg, H. (1954). *Experimental Psychology*. Holt, New York.

Nachwort des Übersetzers

Der Februarmann ist das letzte Resultat der Kooperation von Ernest L. Rossi und Milton H. Erickson in ihrem Bemühen, den innovativen Hypnotherapieansatz Ericksons einem breiteren Publikum vorzustellen. Die amerikanische Originalausgabe erschien Ende der 1980er Jahre. Damals existierten in deutscher Übersetzung erst einige von Ernest Rossi, Jay Haley, Sidney Rosen und Jeffrey Zeig herausgegebene kommentierte Transkripte der Arbeit Ericksons. Thies Stahl wählte den Februarmann 1991 für die damals von ihm betreute Reihe »Pragmatismus und Tradition« des Junfermann-Verlags aus, und wir hatten, noch recht jung, das Glück, die Übersetzung des Buches übernehmen zu können. Natürlich zogen wir dabei die bereits auf Deutsch vorliegende Erickson-Literatur zu Rate. Die heute im Carl-Auer-Verlag vorliegende umfassende deutsche Ausgabe »Gesammelter Schriften«, auf die im Februarmann immer wieder verwiesen wird, existierte zu jener Zeit allerdings leider noch nicht.

Seither sind fast 35 Jahre vergangen, in denen wir uns als Übersetzer mit vielen psychotherapeutischen Themen und auch immer wieder mit hypnotherapeutischen Ansätzen beschäftigt haben, und in der Rückschau gibt es nach einer so langen Zeit natürlich ein paar Arbeiten, die uns immer noch besonders am Herzen liegen, und zu diesen zählt eindeutig *Der Februarmann*. Da sich unser Tätigkeitsbereich im Laufe der Jahre auf die Traumatherapie konzentriert hat, lag es nahe, sich auch den Februarmann einmal aus diesem Blickwinkel anzuschauen und neu zu lesen. Tatsächlich geht es ja auch im Februarmann um Traumata – nicht nur um ein *einmaliges* traumatisches Erlebnis, sondern um die Wirkmacht einer Anhäufung und Verstärkung traumatischer Vorfälle. Erstaunt stellten wir fest, daß schon im Februarmann bis heute als wichtig geltende Grundsätze der Traumatherapie anklingen. Ernest L. Rossi schreibt in einem seiner Kommentare:

> »Jede erneute Vergegenwärtigung einer traumatischen Erinnerung in Hypnose ist eine Gelegenheit, das Erlebte zu verwässern, indem man neue, angenehme, nicht-traumatische Inhalte hinzufügt, bis das Trauma schließlich nur noch ein kleiner, unbedeutender Teil des Ganzen ist.« (E. L. Rossi)

Daß jeder Abruf (jede »Vergegenwärtigung«) einer Erinnerung aus dem Gedächtnis die Erinnerung verändern kann, halten heute viele für eine relativ neue wissenschaftliche Erkenntnis. Daß es möglich ist, die Erinnerung an das aus dem Gedächtnis abgerufene Erlebnis zu beeinflussen, war Erickson offenbar schon viel früher – in den 1940er Jahren – klar, und er hat es zu nutzen (oder zu »utilisieren«) gewußt – ebenso wie andere, erst viel später wissenschaftlich gesicherte Erkenntnisse (etwa die von Roger Sperry und Michael Gazzaniga erst in den 1970er Jahren untersuchte Rolle der beiden Hemisphären).

In seiner Einführung zu Beginn des Buches beschreibt Rossi sehr anschaulich, wie dieses Buch entstanden ist, und er spricht vom »letzten Jahrgang Erickson«. Es mag unserer sehr persönlichen Sicht geschuldet sein, aber für uns ist *Der Februarmann* so etwas wie der Dreh- und Angelpunkt der Literatur von und über Milton Erickson und, wenn man das Buch zu nutzen weiß, eine Art Einführung in das Gesamtwerk und in die Philosophie des Genies Milton Erickson. Den Kern des von ihm entwickelten Ansatzes erfaßt der folgende Kommentar Rossis:

> Unser Erziehungssystem lehrt immer noch hauptsächlich mit Hilfe des Stocks und geistlosen Paukens: Statt Kindern beizubringen, den inneren kreativen Prozeß zu erkennen und zu unterstützen, vermittelt das typische Erziehungssystem *Inhalte*, die das Kind »am Stück« herunterschlingen (das »Pauken«) und dann im Rahmen von Prüfungen (der »Stock«) – die angeblich den Lernerfolg dokumentieren – reproduzieren soll.
>
> Bei dieser Art von Wissensvermittlung bleiben die Schüler ihrem eigenen inneren Lernen und Entdecken gegenüber blind – obwohl dieser Prozeß für die Entwicklung jeder Form von Kreativität essentiell ist. Die innere Blindheit führt zu (sogenannten) Geisteskrankheiten und psychischen Fehlentwicklungen, weil die Betroffenen die spontan in ihrem Inneren stattfindenden psychischen Entwicklungen nicht erkennen, verstärken und integrieren können. In diesem Sinne ist das umfassendste und höchste Ziel jeder Psychotherapie, das Verständnis der Entwicklungsprozesse zu fördern, um die Patienten in die Lage zu versetzen, ihre Probleme selbst zu lösen.

Wir danken dem Verlag G. P. Probst und Herrn Gottfried Probst persönlich dafür, daß er die Publikation dieser vollständig überarbeiteten Übersetzung des Buches *Der Februarmann* ermöglicht hat. Vier Jahrzehnte Erfahrung im Umgang mit psychotherapeutischer Literatur haben unsere Sicht dieses Grundlagenwerkes stark verändert und zum Verständnis vieler anfangs rätselhafter Passagen entscheidend beigetragen. Ungeachtet dessen ist es uns wichtig, die Leser des Buches zu bitten, uns auch in dieser Neufassung eventuell noch verbliebene Ungenauigkeiten und Ungereimtheiten nachzusehen.

Theo Kierdorf

TITELLISTE - Auswahl